急危重症

中西医结合救治策略

主编 张 斌 马明远 张云海 邓梦华

天津出版传媒集团

天津科学技术出版社

图书在版编目(CIP)数据

急危重症中西医结合救治策略 / 张斌等主编 . ——天津：天津科学技术出版社，2023.11

ISBN 978-7-5742-1457-6

Ⅰ . ①急… Ⅱ . ①张… Ⅲ . ①急性病—中西医结合—诊疗②险症—中西医结合—诊疗 Ⅳ . ①R459.7

中国国家版本馆CIP数据核字（2023）第139360号

急危重症中西医结合救治策略

JIWEI ZHONGZHENG ZHONGXIYI JIEHE JIUZHI CELÜE

责任编辑：梁　旭
责任印制：兰　毅

出　　版：天津出版传媒集团
　　　　　天津科学技术出版社
地　　址：天津市西康路 35 号
邮　　编：300051
电　　话：（022）23332377
网　　址：www.tjkjcbs.com.cn
发　　行：新华书店经销
印　　刷：北京厚诚则铭印刷科技有限公司

开本 787×1092　1/16　印张 15.5　字数　380 000
2023 年 11 月第 1 版第 1 次印刷
定价：125.00 元

前 言

近年来,重症医学领域知识的更新和技术的进步显著提高了急危重症患者的救治成功率。急危重症救护是对各类急性病、急性创伤、慢性疾病急性发作及危重患者进行抢救与护理,以挽救患者生命,提高抢救成功率,促进患者康复,减少伤残率为宗旨。随着重症医学的迅猛发展,危重症的诊疗在理论方面和临床实际操作方面都有了很多改变,临床上诊疗、护理技术不断改进,各类新型医疗技术不断涌现。为了更好地帮助从事急危重症的同仁熟练、快速地掌握各项急危重症救护技术,我们特组织了一批经验丰富的急危重症救护专家和青年骨干医师精心编写了本书。

全书共两篇,上篇介绍了中西医急诊急救基础理论,各脏器和系统(呼吸、循环、神经、泌尿、凝血、免疫)功能的监测与维护、应急救治相关护理技术等;下篇针对中西医结合治疗比较有优势的病种,系统介绍了临床应对策略。行文方面,以西医病名为纲,对每一病症均从概述、病因病理、临床表现、实验室及其他检查、诊断与鉴别诊断、治疗策略、护理要点等方面进行论述。对疾病在发生、发展及诊治过程中有关重点、难点等诸多问题进行了详细讲解,集中反映了各位编者的临床思想和实践经验,对如何发挥中西医优势有一定指导意义。本书内容丰富,资料新颖,实用性强,力求反映当今中西医结合诊治的成果,可供各级中医师、中西医结合医师临床上参考。

由于编者水平所限,加之编写时间仓促,疏漏或缺陷在所难免,希望广大同仁不吝指教,以便再版时改进完善。

编 者

目　录

上篇　总论

下篇　常见急危重症应对策略

上篇　总论

第一章　中西医结合治疗急危重症的优势与发展

中西医结合急危重症学是在中医药理论指导下结合现代医学,研究中医各科急危重症的病因病机、变化规律、诊疗技术和救护措施的一门学科,是中医临床医学的重要组成部分。急救、急症、急诊是中西医结合急危重症学研究的重要内容。急救,是指抢救患者生命,缓解病情,纠正病势,由逆转顺及预防合病、并病时所采取的紧急医疗救护措施。急症,是指急性发病、慢性病急性发作、急性中毒或意外伤害等需要立即进行紧急医疗处理的病症。急诊,是指紧急、快速、准确地运用四诊,为急诊患者诊察病情,确立救治原则,遣方选药,促使病情转危为安。中西医结合急危重症学运用中医药理论和现代科技手段,发展和完善有中医特色的急救技术和方法,探索中西医结合急危重症诊治规律,是一门跨学科专业的临床医学学科。中西医结合急危重症学的范围包括院前急救、院内急救、急性中毒、急诊医学组织管理及灾害医学。具体内容有猝死、脱证、血证、中风、脏器衰竭、急性中毒等。

中西医结合危重急症学是一个新的医学专用名词,在近20年的学科发展中,它脱胎于传统中西医结合急危重症的范畴,吸收了现代急诊医学的技术和方法,进入了一个新的阶段,产生了质的飞跃。中西医结合急危重症学的实质是突出中医特色,借鉴和吸收现代急诊医学的成果和优势,其在中医学学术发展的历程中占有重要地位,是中医学学术发展和飞跃的突破口。

第一节　中西医结合治疗急危重症的优势

中医在急症中治疗的范围是非常广泛的。在临床上将疾病的程度分为几个等级,急症:疾病发生发展比较紧急,但不一定危及生命;重症:这类疾病比急症带给患者的痛苦要重,而且病情严重,并且很可能威胁到患者的生命;危症:这类疾病一旦发生,患者的生命随时都会受到威胁。中医比较擅长的是对于急症和重症的治疗,如脑血管病、急性热病、急性感染性疾病的治疗上中医是非常有优势的。在抗生素出现以前,一直是中医药治疗急性感染性疾病。随着20世纪抗生素的问世,感染性疾病很快得到了控制,尽管如此,中医在感染性疾病中还是有很多空间可以发挥。因为随着时间的推移,细菌感染引起的疾病出现了大量的耐药菌株,尤其是一些重症感染用抗生素后出现的一些不良反应、二重感染、耐药等情况,现代医学暂时没有很好的解决办法,这正是中医值得花大力气深入研究的问题。通过中医药的介入和应用,二重感染和不良反应等问题很快就能得到改善,甚至对于耐药菌群都可能会有一定的影响,这些问题都有赖于今后的进一步研究和探索。

中医治疗于出血类疾病,尤其是中等量出血的效果非常好,目前中药的使用比较普遍,如消化道出血,特别是溃疡类、肿瘤晚期的出血,通过中药的使用可以很快止血。另外,重症哮喘治疗过程中有许多环节需要中医药参与以弥补现代医学的不足。通过中西医的结合达到良好的治疗目的和效果,可缩短疗程。

目前治疗呼吸衰竭,尤其是慢性呼吸衰竭的急性发作,中医也有很多行之有效的传统方法。呼吸衰竭如果危及患者的生命,可以首先考虑进行机械通气,但是上机以后,就出现了其他问题,如脱机、感染、营养等,这些问题都是机械通气不能解决的,也可能因此使机械通气失败,患者死亡。针对这些,正确使用中医药可以减少上机的比例、缩短上机的时间、减少并发症的发生。同时在中西医结合领域中还有一项重大的成果——急腹症(包括肠梗阻、阑尾炎等)的治疗。

心血管方面的急症包括急性心肌梗死、心力衰竭等,在这些疾病的治疗中,中医不仅有非常重要的地位,还有确切的疗效。获得全国科学大奖的活血化瘀疗法,其成果中最重要的一点就是运用活血化瘀的方法对心血管疾病这一领域的治疗。

由此可以看出,中医在急症治疗的各个领域都有其非常重要的地位和确切的疗效,因此需要我们去积极地思考现代医学和中医学的长处和不足。中西医结合急危重症的最大不足就是急救技术的落后,而治疗手段和药物是非常丰富的,关键是怎样找出一个面,一个着眼点去具体操作。在危重症治疗过程中,如果没有中医的参与,其死亡率会明显增加,中医的合理参与使治疗的成功率和成活率明显提高,使中医在危重症的治疗中"不再可有可无,而是必不可少"。

第二节　中西医结合治疗急危重症的发展前景

一、中西医结合急危重症学科发展战略

中西医结合急危重症学科是一门新兴的学科,以常见急危重症作为研究对象,目的是提高中医药治疗急危重症的成功率。急诊学科的发展既是学科发展的需求,又是社会发展的需要,更是医院发展的必需。就中西医结合急危重症学科内涵的发展来看,第一,加快中西医结合急危重症常见病病名的规范化研究至关重要,此类病名既有别于中医内科及相关学科,又与各学科密不可分,更要突出中西医结合急危重症学科的特点。第二,研究和发掘中西医结合急危重症急救技术,弥补中西医结合急危重症之不足。第三,开展常见病中医急救切入点的研究,奠定中医药在现代急危重症学界的地位。第四,加强中西医结合急危重症医疗人才的培养,这是中西医结合急危重症学科发展的根基。

二、中西医结合急危重症学科发展需求

随着社会的进步、人民生活水平的提高,以及健康观念的变化和医学模式的转变,人们对中医药的需求越来越多,对中医学的要求也越来越高,不再局限于健康保健、慢性病调理方面,对急危重症的中医药治疗也在增加。这就为中西医结合急危重症学科的发展创造了新的空间,从另一方面讲,发展中西医结合急危重症学科也是中医学发展的需要。

三、中西医结合急危重症学科发展目标

1.建立充实一批中西医结合急危重症专科专病科室,使之成为中西医结合急危重症学科发展和临床教学的重要基地,成为国内外合作和交流的基地。

2.形成若干个立足于中医药前沿的中西医结合急危重症知识创新和技术创新基地,成为中医学科技发展创新源,重视中西医结合急危重症原创性的研究,为人类健康服务。

3.以急诊学科常见病为核心,如休克、脓毒症、外感高热、心搏骤停、急性心力衰竭、急性呼吸衰竭、卒心痛等,建立较完善的个体化诊疗方案和评价标准体系。

4.开展临床基础研究,如文献的整理和继承,中西医结合急危重症学科内涵的梳理,中西医结合急危重症常见病病名的规范化研究,探讨中西医结合急危重症诊疗方法学的研究。

5.逐步建立中西医结合急危重症学科的信息数字化网络体系,以文献信息的数字化、网络化为重点,系统建立中西医结合急危重症学科的相关数据库和信息网络、远程教学、远程诊疗等信息平台。

6.逐步建立中西医结合急危重症学科人才培养基地,培养一支结构合理、相对稳定的人才梯队,造就学术造诣较深、具有创新思想、在国内外有重要影响的学科带头人。

四、学科重点领域

1.中西医结合急危重症重大疾病与危重症的研究　外感高热是急诊科最重要的疾病,中医学积累了丰富的临床经验,但外感高热的变迁,导致各个历史时期存在不能解决的问题,从中医学的发展历史中可以看出,中医学真正的飞跃是对外感高热诊治的进展,如张仲景的六经论治、叶天士的卫气营血论治等,无不体现了中西医结合急危重症学科发展的重要地位。虽然当代学科的发展迅速,但对外感高热的研究并未取得突破性进展。因此,加强外感高热的研究是学科发展的需求,应该引起足够重视。

危重脓毒症和脓毒症休克是各种危重症死亡的重要因素,已经引起世界医学界的高度重视。对此,虽然进行了大量的基础与临床研究,但该病证的病死率仍然高达30%~70%。脓毒血症病是一个综合征,运用中医学"整体观""衡动观""辨证论治""治未病"的思想,坚持运用中医学研究疾病变化和病机变化,对于降低病死率具有重要价值。中医学具有该病证的突破性研究潜能,对其研究不仅能够奠定中西医结合急危重症在现代急诊医学的地位,更重要的是能够造福人类。

急性中毒是中西医结合急危重症领域的重要病证,长期以来中西医结合急危重症对该病证的研究没有实质性的突破。近年来,中医药非特异性解毒概念的提出,在急性中毒方面进行了许多有价值的探索,如中药煎剂稀释的洗胃、中药排毒、中药的脏器保护作用等,对于降低急性中毒的病死率显示了价值,值得深入研究。

心肺复苏术是现代急诊医学重要的一项急救技术,几乎成为急诊医学发展的标志。虽然如此,如何提高复苏成功率及复苏后综合征的生存率,成为急诊医学研究的重要领域。中医学的优势就是复苏后综合征的救治,为此,应加强循证医学的研究,建立中医心肺复苏指南,巩固中西医结合急危重症的地位。

对于各科危重症的研究如卒心痛、中风、急性脾心痛、急性出血、急性痛症等,中医学应逐步切入,救治范围应逐步扩大。

2.涉足急性传染病防治研究　2003年"非典"以后,急性传染病成为我国医学界研究的重要领域,加强中西医结合急危重症在急性传染病中的应用对于降低病死率有着重要意义。中医学学术的发展历来重视各种急性传染病的研究,张仲景诊治的"伤寒"、吴又可诊治的"瘟疫"无一不是烈性传染病。可见,中医学的发展与传染病息息相关。流感、禽流感等病毒感染性疾病是当前研究的核心。除此之外,还有其他相关疾病。

3.中西医结合急危重症学科规范化的研究　规范化研究是任何一个学科发展的必经之路。医学科学规范化研究尤为重要,不仅是医学学科传承的根本,更是学科发展的需求。但医学学科规范化的研究必须建立在临床疗效的基础之上,要围绕常见病、多发病及重大疾病,重点加强中西医结合急危重症临床病证诊疗指南的制订、修订等,开展诊疗方案优化的研究,开展中西医结合急危重症临床疗效评价的制订。

五、存在的问题与对策

中西医结合急危重症学科的发展与整个中医学一样存在两个主要问题:一是中西医结合急危重症的服务领域逐步缩小;二是中医药特色和优势淡化,没有创新理论。

1.制约中西医结合急危重症学科发展的因素　西医学的引入、急诊急救技术的长足发展,导致中医学在急危重症诊疗领域逐步缩小,甚至一些中医医院不再设立急诊科。从事中医学急危重症专业食物人员逐步减少,信心逐步丧失。政府虽然提出了"中西并重"的政策,但在实际临床中,中西医结合急危重症急救的方法并没有得到真正的法律保护,往往使用西医思维来判断中医治疗方法的对错。可见制约中西医结合急危重症学科发展的根本因素是中医自身。不敢临床实践,更不敢勇于实践,缺乏自信心,对中西医结合急危重症学科的继承不足,要谈发展谈何容易。

2.中西医结合急危重症学科发展对策的建议　多途径、多形式培养中西医结合急危重症人才,人才是学科生存和发展的根本。中西医结合急危重症学科首先要建立一支完整的、稳定的人才队伍,对此,应多形式地培养中西医结合急危重症人才,同时进行高层次人才的培养。争取更多的科研支持和科研工作是任何学科发展的基本,中西医结合急危重症学科的科研可以说刚刚起步,科研能力和思路不足,甚至学科内部认为中西医结合急危重症没有优势,更没有科研方向,这些也是导致中西医结合急危重症学科人才流失的原因。从事急诊工作既辛苦,又没有科研支持,前程暗淡。因此,从政府层面和科研管理层面,要大力扶持中西医结合急危重症的科研工作,从小到大,从弱到强,最终达到发展中医学的目的。应开展符合循证医学理念的中西医结合急危重症临床研究。临床研究重要的是科学的方法,因此,要努力培养中西医结合急危重症临床医师和临床科研人员的循证医学知识,以开展中西医结合急危重症的临床科研。处理好继承与发扬的关系,继承是发扬的根本,没有很好的继承,发扬就是无本之术。因此,我们要努力学习前人的经验,学习前人的临床思维方法,逐步提高中西医结合急危重症的临床疗效。

第二章　重症患者的综合评估

第一节　重症患者评估

一、系统评估

1.神经系统的评估

（1）意识评估：意识是神经系统疾病最早、最敏感的指标。人类正常的意识活动应包括觉醒状态和意识的内容与行为。判断意识清醒的标准是患者对熟悉的人物、时间和空间能否正确定向。

通过听觉刺激呼唤患者，昏迷患者对此无任何反应。如患者意识损害程度较轻，可现呻吟、睁眼甚至言语，并能认知自我与周遭环境。临床上应用格拉斯哥昏迷量表（Glasgow coma scale，GCS）来描述患者的精神状态，并检查和解释意识水平的变化。GCS 评分表是由英国格拉斯哥大学的两位神经外科教授 Graham Teasdale 与 Bryan J.Jennett 在 1974 年发明的测评昏迷的方法。该方法用于评定患者（如头部外伤）的神经功能状态，包括语言、运动及感觉刺激的反应能力，三者相加表示意识障碍程度，最高 15 分，最低 3 分。8 分以下为昏迷，7 分或更低时标志着严重的神经系统损害。数值越低表明意识障碍越严重、脑死亡或预后极差。GCS 评分表格详见本章第五节危重症评分。

（2）瞳孔评估：观察患者瞳孔大小、形状、对光反射。对无颅脑外伤的危重症患者进行瞳孔观察也是一项重要的基础评估内容。一些患者存在先天性瞳孔不等大或不规则等情况，如在全身评估阶段未评估患者的瞳孔情况，则会干扰之后因其他事件导致瞳孔变化的观察。一侧瞳孔散大，对光反射消失，提示可能有对侧大脑神经损伤；一侧瞳孔缩小，对光反射正常，常伴同侧面部少汗或无汗，眼裂变小，称为霍纳（Horner）综合征，在排除颈部交感神经损伤的可能后应考虑是否存在脑干的局灶性损伤；双侧瞳孔缩小，提示脑桥损伤、蛛网膜下腔出血或吗啡等药物影响；双侧瞳孔时大时小提示中脑及其附近损伤或出血；双侧瞳孔散大，对光反射消失则提示脑疝晚期，预后极差。

（3）神经反射评估：神经反射包括咽反射、角膜反射、巴宾斯基（Babinski）征、布鲁津斯基（Brudzinski）征、凯尔尼格（Kernig）征等。

1）咽反射和角膜反射：是正常的生理反射。咽反射用以检查第 IX 对和第 X 对颅神经，检查方法为嘱患者张口，用压舌板轻触咽后壁，正常情况下可引起作呕反应。角膜反射的检查方法为检查者用细棉签纤维由角膜外缘轻触患者的角膜，正常时被检查者眼睑迅速闭合，称为直接角膜反射；刺激一侧眼角膜对侧出现眼睑闭合反应称为间接角膜反射。角膜反射完全消失见于深昏迷患者。

2）Babinski 征：为病理体征。检查时，被检查者取仰卧位，下肢伸直，检查者一手持握其踝部，另一手用钝针或竹签沿足底外侧缘，由后向前划至小趾根部，再转向内侧。正常人表现为足趾向跖面屈曲，即 Babinski 征阴性；如表现为趾背屈，其余四趾呈扇形展开，为 Babinski 征阳性。见于上运动神经元损伤,如脑血管意外、脊髓横断性损伤等。

3)脑膜刺激征:包括颈项强直、Brudzinski 征阳性、Kernig 征阳双侧深反射对称性亢进、角弓反张。脑膜刺激征阳性一般提示脑膜炎或蛛网膜下隙出血等神经系统疾病。颈部阻力检查时患者仰卧位,检查者以手托扶患者枕部做被动屈颈动作测试颈肌抵抗力,若抵抗力增强为颈项强直。Brudzinski 征检查时嘱患者仰卧,下肢自然伸直,检查者一手置于患者胸前以维持胸部位置不变,另一手托住其枕部使头部前屈,若出现两侧膝关节和髋关节同时屈曲为阳性。Kernig 征检查时嘱患者仰卧,检查者先将其一侧下肢髋关节、膝关节屈曲呈直角并保持不变,再将其小腿尽量上抬伸膝,正常膝关节可伸达 135°以上,阳性表现为伸膝受限并伴有疼痛与屈肌痉挛。

(4)肌力的评估:肌力是肌肉收缩时产生的力量,肌力评估是在肌力明显减弱或功能活动受到影响时检查相关肌肉或肌群的最大收缩力量。肌力评估常用的方法是手法肌力检查,这种方法简单易行,不借助任何器材,仅靠检查者徒手对受试者进行肌力测定。将测定的肌肉力量分为 6 级,具体见表 2-1。

表 2-1　肌力分级

分级	临床表现
0 级	肌肉完全麻痹,触诊肌肉完全无收缩力
1 级	肌肉有主动收缩力,但不能带动关节活动(可见肌肉轻微收缩)
2 级	可以带动关节水平活动,但不能对抗地心引力(肢体能平移)
3 级	肢体可以克服地心引力,抬离床面
4 级	能对抗阻力,但比正常者弱
5 级	正常肌力(肌力正常,运动自如)

2.循环系统的评估　循环系统的主要评估内容是中心循环和周围循环的评价,以判断患者的灌注是否良好。

(1)心率、节律、血压监测:动态、持续地进行心率、节律及血压的监测,及时发现病情变化。血压监测可以根据患者病情采用有创或无创监测。前者被认为是重症患者抢救治疗期间的首选监测方式。不排除个体差异和特殊情况下无创血压与有创血压差值较大。建议最佳策略为有创与无创血压同时监测,床边心电监护注意 ST 段、QT 间期、PR 间期、QRS 波形的变化。

(2)观察皮肤颜色和温度:尤其关注口唇、黏膜和末梢肢体的颜色与温度,评估指甲颜色和毛细血管充盈时间。若再充盈时间大于 3 秒,则被称为"毛细血管再充盈试验阳性"。

(3)水肿的评估:观察是凹陷性还是非凹陷性水肿,如为凹陷性水肿,评估水肿的程度时指压水肿处,评估皮肤的凹陷程度和恢复情况。按水肿的严重程度可分为轻度水肿、中度水肿、中重度水肿、重度水肿。轻度水肿临床表现为凹陷≤2mm,并且迅速恢复;中度水肿临床表现为凹陷 2~4mm,在 10~15 秒恢复;中重度水肿临床表现为凹陷 4~6mm,需要 1 分钟才能恢复;重度水肿临床表现为凹陷 6~8mm,2~5 分钟恢复。全身性水肿常见于慢性心力衰竭、肝硬化、肾病综合征、怀孕;外周性水肿常见于深静脉血栓、淋巴水肿、心力衰竭及肿瘤引起的静脉回流障碍导致的水肿。

(4)脉搏强度:脉搏强度是评价循环的一项重要指标。危重患者应常规评估双侧足背动脉搏动,如果脉搏难以触及,可使用多普勒探测是否存在血流。

（5）颈静脉充盈度:正常成人卧位时颈静脉充盈度不超过锁骨上缘至下颌角距离的下2/3处,而立位或坐位时不见充盈。取 $30° \sim 45°$ 半卧位时颈静脉充盈度超过正常水平,称为颈静脉怒张,提示静脉压增高。

3.呼吸系统评估　通气和氧合是否足够是呼吸系统的主要评估内容。

（1）呼吸频率、节律、深度的评估:观察有无呼吸过快、过缓,有无浅快或深大呼吸;有无发生呼吸节律的变化,如潮式呼吸、呼吸暂停、叹息样呼吸等。

（2）呼吸音听诊:呼吸音听诊是呼吸系统评估中最重要的方法之一。听诊顺序从右肺尖开始,自上而下,由前胸部到侧胸部及背部,在左右对称部位进行对比。听诊时注意听诊音的部位、强度、音调、时相和性质等。

（3）判断有无呼吸困难:吸气性呼吸困难常见于上呼吸道梗阻,可表现为三凹征:胸骨上窝、锁骨上窝、肋间隙向内凹陷。呼气性呼吸困难常见于下呼吸道梗阻。观察经皮血氧饱和度是最直接的方法,对于神志清醒无人工气道的患者,还可以根据患者的主诉及观察患者有无强迫体位判断患者是否存在呼吸困难,结合动脉血气分析,给患者选择合适的给氧方式和氧浓度,评估是否需要使用辅助呼吸机。

（4）人工气道患者:对于已放置人工气道的患者,观察插管的型号和深度,妥善固定插管,气囊压力在 $25 \sim 30cmH_2O$;评估吸引出的呼吸道分泌物的颜色、量、性状,并做好记录以便动态观察;记录呼吸机设置的模式参数,如压力控制模式、给氧浓度、潮气量、每分通气量、呼吸频率、常规的报警设置等;如有条件,持续呼出气二氧化碳浓度监测有助于评价通气状况,通过测定呼出二氧化碳浓度和每分通气量,还可以计算二氧化碳每分钟产生量、有效潮气量、无效腔与潮气量之比等。

（5）胸部常规检查:胸部常规检查包括观察有无胸廓损伤,是否存在伤口或瘀斑;胸廓的形状是否有不对称或畸形;观察呼吸运动以腹式呼吸还是胸式呼吸为主;观察是否存在反常呼吸;触诊胸廓及颈部皮肤有无捻发感,评估有无皮下气肿;留置胸管者应观察置管的刻度、固定是否牢固、周围是否存在皮下气肿、胸管引流的情况、有无气泡等。

4.消化系统评估

（1）营养状况:包括患者的身高、体重、皮肤弹性,生化指标如清蛋白、转铁蛋白等。

（2）腹部观察:腹部是否对称、平坦,有无腹部膨隆;有无外伤痕迹;肠鸣音听诊,腹部的四个象限均需听诊,听诊时间不少于 1 分钟。肠鸣音亢进常见于胃肠道出血,当其音调、频率、强度有明显增强,甚至出现叮当声或金属音时,见于机械性肠梗阻,肠鸣音减弱或消失,见于急性弥散性腹膜炎、电解质紊乱或肠麻痹;触诊腹部是否存在压痛、反跳痛和肌紧张。

（3）不可忽视与症状相关的信息:如与症状相关的发作情况、持续时间、性质、剧烈程度、部位,以及加重因素、缓解因素、用药史和伴随症状。

（4）粪便颜色、性状、量的变化代表不同的临床意义,应具体分析病情程度。

（5）引流管:已放置腹部引流管的患者需观察腹部引流管放置部位有无渗血、渗液,引流液的颜色、性状、量,以及有无特殊的气味及气体溢出,标记所有引流管的类型、刻度,以便于观察引流管是否有滑脱;有造口的患者需观察造口、接口状况并做好记录;留置胃管的患者需确认胃管的位置,并评估是否通畅。

5.泌尿系统评估

（1）尿液：危重症患者采取留置导尿以便于观察单位时间内尿量、尿色和尿液的性质,通过单位时间内尿量的观察来指导危重患者容量复苏,同时也能及时留取异常的尿液标本,监测尿糖、尿蛋白或潜血。尿液的性质和尿量及血电解质、血尿素氮、肌酐等监测是评价肾脏系统的重要化验指标。

（2）导尿管：及时评估是否可以尽早拔除导尿管以预防导尿管相关性感染。

（3）膀胱造口：有膀胱造口的患者需检查造口是否清洁、有无溢漏。

6.其他评估 评估患者有无电解质失衡、代谢紊乱、凝血功能异常,观察全身皮肤颜色有无瘀斑、瘀点和出血,全身有无肉眼可见的出血,以及评估患者体温、血糖、血常规等。

7.皮肤评估 皮肤是人体抵御感染的第一道防线。因此在整体评估时,应仔细评估全身皮肤的完整性,及时做好预防措施,减少皮肤问题的发生。观察皮肤的完整性、颜色、温度和弹性,注意皮肤问题的部位、范围及程度,及时处理问题皮肤,如清洁、消毒或必要时清创、换药等,并做好伤口大小、深度、有无潜行、渗液情况等记录。动态持续关注并护理受损的皮肤,进行班班交接,使得危重患者皮肤护理得以延续。

（1）大小便失禁患者进行失禁风险评估：会阴评估工具(perineal assessment tool,PAT)使用简单方便,其评估表由刺激物类型、刺激时间、会阴皮肤状况及全身影响因素组成,总分4~12分,分数越高表示失禁性皮炎危险性越高,总分在4~6分属于低度危险,7~12分属于高度危险。对于7分以上的失禁患者应及时采取常规预防措施,如及时清理大小便,使用液体敷料保护皮肤等(表2-2)。

表 2-2 会阴评估工具(PAT)

评估项目	1 分	2 分	3 分
刺激物类型	成型的粪便或尿液	软便混合或未混合尿液	水样便或尿液
刺激时间	床单/尿布（每 8 小时 1 次）	床单/尿布（每 4 小时 1 次）	床单/尿布（每 2 小时 1 次）
会阴皮肤状况	皮肤干净、完整	红斑、皮肤合并或不合并念珠菌感染	皮肤脱落、糜烂合并或不合并皮炎
影响因素:低蛋白、感染、鼻饲营养或其他	0~1 个影响因素	2 个影响因素	3 个以上影响因素

（2）其他医源性因素引起的皮肤损伤：如医用黏胶相关性皮肤损伤(medical adhesive related skin injury,MARSI),固定器具(如约束具、腹带、颈托等)、监护设备、气管插管和气管切开固定带、使用控温仪物理降温或升温等引起的器械性皮肤损伤。具有上述高危因素的患者因从入院开始建立全面风险评估策略,包括对任何皮肤完整性的改变进行全面皮肤评估,通过对主要危险因素的理解得出临床判断。

（3）重症患者在全身体格检查时应进行压力性损伤危险因素评分：Braden 评估表被认为是较理想的压力性损伤危险因素评估表。由患者的感觉、移动、活动能力和影响皮肤耐受力的 3 个因素(皮肤潮湿、营养状况、摩擦力和剪切力)等 6 个方面组成,总分 6~23 分,分值越低,压力性损伤发生的危险性越高。18 分是预测有压力性损伤发生危险的最佳诊断界值,其中 15~18 分提示轻度危险,13~14 分提示中度危险,10~12 分及以下提示高度危险。对于

18 分以下的患者应开始采取常规预防措施,如定时翻身、保持皮肤清洁干燥、更换体位时避免拖拉等。存在营养不良的患者需请专业人员会诊。

二、入 ICU 初始快速评估与监护

入 ICU 初始快速评估与监护需在危重症患者入室的最初几分钟内迅速完成。遵循 AB-CDE 原则有助于 ICU 护士在最短的时间内完成危重症患者的评估和监护。患者入室期间,护士即可对其进行一般状况的评估,包括患者是否清醒,是否已连接必要的监护设备(呼吸机、监护仪),是否已使用紧急药物如血管活性药物或抗心律失常药物等,有无采集重要化验标本如血气分析和电解质等。通常会有其他医师或护士参与接诊,此时应尽快连接床边监护仪、人工呼吸机等相应的监护急救仪器,快速给予急救药物,如抗心律失常药物等,立刻采集急需的化验标本。在接收患者的过程中,负责的床边护士应作为指挥者做好人员分工,确保各仪器连接到位,迅速监测和保证静脉通路等通畅,并有条不紊地按 ABCDE 顺序完成评估,以避免遗漏评估内容。

1.A(Airway,气道)　ICU 护士第一眼接触患者时即能得到对危重症患者气道评估的答案。对未建立人工气道的患者首先需评估气道是否通畅,如果存在气道梗阻或不全梗阻,应立即通过抬下颌法开通气道,观察气道内是否有异物、血或呕吐物,如有,须立即清除,必要时放置口咽导气管以保持气道通畅并防止舌根后坠;如果患者在入室时已放置人工气道装置,如气管插管、气管切开套管,应检查气管插管或气管切开装置是否固定妥当,及时吸除呼吸道分泌物,并同时观察患者的咳嗽反射及分泌物的量与性质。

2.B(Breathing,呼吸)　对于有自主呼吸的患者,注意观察其呼吸的频率、深度、形态及是否存在呼吸费力情况;观察有无烦躁、焦虑或意识改变等表现。通过胸部触诊和听诊了解胸廓起伏情况和呼吸音是否正常。根据患者呼吸困难状况给予不同形式的氧气吸入。如果患者已放置人工气道且连接人工呼吸皮囊或呼吸机,须立即连接床边呼吸机,并观察患者自主呼吸情况及与呼吸机的配合状况,通过经皮血氧饱和度监测仪监测患者的指脉搏血氧饱和度。

3.C(Circulation,循环)　入室快速评估时对循环的评估可通过快速触摸脉搏、观察心电监护上呈现的心率和节律,以及立即测定血压等方式。观察皮肤颜色和温度,以及毛细血管充盈时间有助于判断外周循环状况;如果患者存在低血压或者循环不稳定,应立即放置有创测压管道,以获得持续的血压数值;已放置有创压力监测导管的患者应立即连接监测装置,并尽快获得第一次血压的数值。

在患者入室时对其重要脏器如脑灌注可做出简要的评估和判断。如果患者意识清楚,有定向力,并能遵从指令,则说明其脑灌注充分。

4.C(Complaint,主诉)　在入室快速评估阶段,对患者主诉的评估主要针对出现致命症状的脏器及相关伴随症状的评价。如颅脑外伤和胸部外伤已气管插管的患者,应首先评估患者的呼吸系统和神经系统,评价目前针对这两个系统的措施是否恰当,进一步的病史询问则应等到患者致命的症状得到控制后进行。

如果能从患者处直接获得主诉最为理想,但通常危重症患者因种种原因无法提供主诉,此时,ICU 护士应从最直接的旁观者处获得信息。如果不能获得准确的信息,如受伤机制、

疼痛时间等,则需依赖观察到的症状和快速体格检查来判断。

5.D(Disability,意识)、D(Drugs and Diagnostic tests,药物和化验检查)　入室快速评估和监护阶段,首先应用GCS判断患者的意识状态及评估患者的瞳孔对光反射。然后采集患者在入室前已给予的药物、已采集的化验标本和已进行的检查项目等信息,这对进一步处理患者至关重要。如果患者已有微泵给药,须确保药物剂量和浓度的准确;如果没有静脉通路,应尽快建立静脉给药通路,并开始记录出入量。快速回顾患者在入室前已获得的化验结果,关注危急结果是否已得到纠正,如高钾、低钾、严重酸碱平衡失调等,入室前的检查结果是否已得到合理的处理,在快速评估阶段常规采集的化验标本和检查项目有无血电解质、血糖、血常规、凝血全套、血气分析、床边胸部 X 线片等,根据患者入室诊断和主诉决定进一步检查的项目。

6.E(Equipment,仪器)　在连接好常规的监护仪器后,需快速检查患者已放置的各类导管,如有创测压管、胸管、导尿管及其他引流管等是否妥善安置。观察引流液的量与性质,在胸腔引流瓶上做标记,以利观察每小时引流量,确定所有仪器在工作状态中有无合适的标记。

入室快速评估仅需数分钟,但对进一步的采集资料和处理有着十分重要的作用。在遵循 ABCDE 顺序评估后,应立即进入全身系统评估阶段。如果在入室快速评估 ABCDE 阶段任何一阶段存在不稳定的状况,如呼吸道不通畅、急需建立人工气道、不能维持有效循环、严重胸痛、紧急状况未得到处理(如严重的酸中毒、张力性气胸等),则需积极处理上述情况后再进入下一阶段的评估。入室快速评估与监护项目及内容见表2-3。

表 2-3　入室快速评估与监护

评估项目	评估内容
一般状况的评估	患者是否清醒?是否已连接必要的监护设备?紧急药物是否已使用?重要化验标本有无采集?
A-气道	气道是否通畅?人工气道是否妥善固定?
B-呼吸	呼吸频率、深度、形态;呼吸音评估;自主呼吸情况及呼吸机的配合;指脉搏血氧饱和度数值
C-循环	脉搏;心电图检测(心率、心律);血压;毛细血管充盈时间;意识状况
C-主诉	出现致命症状的脏器评价;相关伴随症状的评价
D-意识	应用 GCS 判断患者的意识状态及评估患者的瞳孔对光反射
D-药物和化验检查	回顾入室前已给予的药物、已采集的化验标本;回顾入室前已做好的检查和化验结果是否合理的处理;确保现用药剂量和浓度的准确
E-仪器	各类导管是否已妥善固定?各仪器是否处于工作状态?

第二节　化验报告分析

实验室通过对人体的各种标本进行生物学、微生物学、免疫学、化学、血液学等检查,以获得反映机体功能状态与疾病的病因或病理变化相关的检验结果,对评估病情、诊断疾病、判断预后、制订治疗方案等具有重要作用。

一、血常规

(一)红细胞计数

红细胞计数是贫血诊断主要指标之一。机体发生出血,血液生成障碍,红细胞破坏严重或红细胞异常增生等问题时红细胞数量都可能发生变化。

1.正常参考值　男性:$(4.0\sim5.5)\times10^{12}/L$;女性:$(3.5\sim5.0)\times10^{12}/L$;新生儿:$(6.0\sim7.0)\times10^{12}/L$。

2.临床意义

(1)红细胞增多:红细胞绝对增多,为多种因素引起红细胞数量的增加,如真性红细胞增多症;高原生活者、新生儿生理性红细胞数量相对增加;严重的慢性心肺疾病、阻塞性肺气肿、肺源性心脏病、先天性心脏病等可使红细胞数量病理性增加。

(2)红细胞减少:可分为红细胞生成减少、红细胞破坏过多、大量失血三种。

(二)血细胞比容

1.正常参考值　男:$0.40\sim0.50(40\%\sim50\%)$;女:$0.35\sim0.45(35\%\sim45\%)$。

2.临床意义　临床上常用于对严重脱水患者的血液浓缩程度的估算,并作为计算补液量的参考。血细胞比容降低与各种贫血有关,因红细胞体积大小的不同,血细胞比容的改变与红细胞数量不一定成正比。因此常将血细胞比容、红细胞数和血红蛋白量三者结合起来,计算红细胞各项平均值更有助于贫血的鉴别诊断。

(三)白细胞计数

1.正常参考值　成人:$(4\sim10)\times10^9/L$;儿童:$(5\sim12)\times10^9/L$;新生儿:$(15\sim20)\times10^9/L$。

2.临床意义

(1)增加:生理性增加见于初生儿、妊娠末期、剧烈运动后及极度恐惧与疼痛等;病理性增加常见于大部分化脓性细菌所引起的炎症、严重烧伤、组织损伤、手术创伤后、白血病等。

(2)减少:病毒感染、伤寒、再生障碍性贫血、X线及镭照射、肿瘤化疗后等。

(四)白细胞分类计数

在某些情况下白细胞总数不能完全解决诊断中的问题,必须参考分类的结果做出有效判断。白细胞分类计数的变化与疾病病程有着密切关系,在某些病的初期、急性期、恢复期,各类白细胞比例不断变化,某类白细胞增加的同时另一类白细胞相应会减少,应根据不同情况结合临床具体分析,当疾病恢复时各类白细胞应恢复到正常范围内。

1.正常参考值　相对值(成人)中性粒细胞$50\%\sim70\%$;嗜酸性粒细胞$1\%\sim5\%$;嗜碱性粒细胞$0\sim1\%$;单核细胞$2\%\sim8\%$;淋巴细胞$20\%\sim40\%$。

2.临床意义

(1)中性粒细胞增多:急性化脓性感染、粒细胞白血病、急性出血、溶血、手术后、尿毒症、酸中毒、急性金属汞或铅中毒等。

(2)中性粒细胞减少:伤寒、副伤寒、疟疾、流感、化学药物中毒、放射线照射、化疗、极度严重感染、再生障碍性贫血、粒细胞缺乏等。

(3)嗜酸性细胞增多:见于变态反应性疾病(如过敏性哮喘和药物过敏反应)、寄生虫病、某些皮肤病(如剥脱性皮炎)、某些血液病(如恶性淋巴瘤)、慢性粒细胞白血病、风湿性疾病等。

(五)血小板计数

1.正常参考值　(100~300)×10^9/L。

2.临床意义

(1)血小板减少(<100×10^9/L):血小板生成障碍,如再生障碍性贫血、急性白血病、急性放射病等;血小板破坏增多,包括原发性血小板减少性紫癜、脾功能亢进;血小板消耗过多,弥散性血管内凝血等。

(2)血小板增多(>400×10^9/L):骨髓增生综合征,慢性粒细胞性白血病、真性红细胞增多症等;急性反应,包括急性感染、急性失血、急性溶血等;脾切除术后。

二、凝血功能

凝血四项包括:凝血酶原时间、活化部分凝血活酶时间、凝血酶时间及纤维蛋白原。

(一)凝血酶原时间(prothrombin time,PT)

1.正常参考值　12~16秒。

2.临床意义　凝血酶原时间是检查外源性凝血因子的一种过筛试验,是用来证实先天性或获得性纤维蛋白原、凝血酶原和凝血因子Ⅴ、Ⅶ、Ⅹ的缺陷或抑制物的存在,同时用于监测口服抗凝剂的用量,是监测口服抗凝剂的首选指标。据报道,在口服抗凝剂的过程中,维持PT在正常对照的1~2倍最为适宜。

(1)PT延长:先天性因子Ⅱ、Ⅴ、Ⅶ、Ⅹ缺乏症和低(无)纤维蛋白原血症;获得性见于弥散性血管内凝血(DIC)、原发性纤溶症、维生素K缺乏、肝脏疾病;血循环中有抗凝物质,如口服抗凝剂肝素和纤维蛋白原降解产物(FDP),以及抗因子Ⅱ、Ⅴ、Ⅶ、Ⅹ的抗体。

(2)PT缩短:先天性因子Ⅴ增多症、口服避孕药、高凝状态和血栓性疾病。

(二)活化部分凝血活酶时间(activated partialthromboplatin time,APTT)

1.正常参考值　24~36秒。

2.临床意义　APTT是检查内源性凝血因子的一种过筛试验,是用来证实先天性或获得性凝血因子Ⅷ、Ⅸ、Ⅺ的缺陷或是否存在其相应的抑制物,同时,APTT也可用来检测凝血因子Ⅻ、激肽释放酶原和高分子量激肽释放酶原是否缺乏,由于APTT的高度敏感性和肝素的作用途径主要是内源性凝血途径,所以APTT成为监测普通肝素首选指标。

(1)APTT延长:因子Ⅷ、Ⅺ和Ⅺ血浆水平降低;严重的凝血酶原(因子Ⅱ)因子Ⅴ、Ⅹ和纤维蛋白原缺乏;应用肝素及低(无)纤维蛋白原血症;纤溶活力增强;血循环中有抗凝物质等。

(2)APTT缩短:高凝状态;血栓性疾病等。

(三)凝血酶时间(thrombin time,TT)

1.正常参考值　16~18秒。

2.临床意义　①凝血酶时间延长:超过正常对照3秒以上为异常延长,见于肝素增多或类肝素抗凝物质存在,如SLE、肝病、肾病等;低(无)纤维蛋白血症、异常纤维蛋白原血症、纤维蛋白原降解产物(FDP)增多,如DIC、原发性纤溶等;②凝血酶时间缩短:见于血标本有微小凝块或钙离子存在时。

(四)纤维蛋白原(fibrinogen,FIB)

1.正常参考值　2~4g/L。

2.临床意义　①纤维蛋白原减少(<1.5g/L):见于弥散性血管内凝血、原发性纤溶症、重症肝炎和肝硬化、也见于蛇毒治疗(如蝮蛇抗栓酶、去纤酶)和溶栓治疗;②纤维蛋白原增加:感染,如毒血症、肺炎、长期的局部炎症、无菌炎症等。

三、肝功能

(一)蛋白质代谢功能

蛋白质代谢功能检测包括血清总蛋白(total protein,TP)、清蛋白(albumin,A)、球蛋白(globulin,G)。

1.正常参考值　总蛋白(TP)正常值为60~80g/L,清蛋白(A)为40~55g/L,球蛋白(G)为20~30g/L,清蛋白(A)/球蛋白(G)为(1.5~2.5):1。

2.临床意义　慢性肝炎、肝硬化时常出现清蛋白减少而球蛋白增加,使A/G比例倒置。清蛋白主要在肝脏中制造,一般清蛋白量越多,人体越健康。球蛋白大部分在肝细胞外生成,球蛋白与人体的免疫力有关系,球蛋白要保持一定的量,球蛋白值偏高说明体内存在免疫系统的亢进,偏低说明免疫力不足。

(二)胆红素代谢功能

血清中的胆红素大部分由衰老红细胞被破坏后产生出来的血红蛋白衍化而成,在肝内经过葡萄糖醛酸化的叫作直接胆红素,未在肝内经过葡萄糖醛酸化的叫作间接胆红素,二者的和就是总胆红素。

1.正常参考值　总胆红素 1.71 ~ 17.1μmol/L(1 ~ 10mg/L);直接胆红素 0 ~ 3.4μmol/L(0 ~ 2mg/L);间接胆红素 1.7 ~ 13.7μmol/L(1 ~ 8mg/L)。

2.临床意义　临床上主要用于诊断肝脏疾病和胆道梗阻,当血清总胆红素显著增高时,人的皮肤、眼睛巩膜、尿液和血清呈现黄色,故称黄疸。当肝脏发生炎症、坏死、中毒等损害时均可以引起黄疸,胆道疾病及溶血性疾病也可以引起黄疸。以直接胆红素升高为主,常见于原发性胆汁型肝硬化、胆道梗阻等。以间接胆红素升高为主,常见于溶血性疾病、新生儿黄疸或者输血错误等。肝炎与肝硬化患者的直接胆红素与间接胆红素都可以升高。

特别说明:一般来说总胆红素小于34μmol/L,黄疸视诊不易察出,称为隐性黄疸;总胆红素 34 ~ 170μmol/L 为轻度黄疸;总胆红素 170 ~ 340μmol/L 为中度黄疸;总胆红素 > 340μmol/L 为高度黄疸。

四、血清酶学

(一)谷丙转氨酶(ALT)

1.正常参考值　ALT是最常见的肝功能检查项目,参考值为小于40单位。

2.临床意义　在急性肝炎及慢性肝炎与肝硬化活动时,肝细胞膜的通透性改变,谷丙转氨酶就从细胞内溢入循环血液中,这时抽血检查结果就偏高,转氨酶反映肝细胞损害程度。但ALT缺乏特异性,有多种原因能造成肝细胞膜通透性的改变,如疲劳、饮酒、感冒甚至情绪因素等。上述原因造成的 ALT 增高一般不会高于 60 个单位，AIT 值高于 80 个单位就有诊断价值。另外需要注意，ALT 活性变化与肝脏病理组织改变缺乏一致性，有的严重肝损患者 ALT 并不升高。因此，肝功能损害需要综合其他情况来判断。

（二）谷草转氨酶（AST）

1.正常参考值　0～37U/L。

2.临床意义　当 ALT 明显升高，AST/ALT 比值>1 时，就提示有肝实质的损害。AST 在肝细胞内与心肌细胞内均存在，心肌细胞中含量高于肝细胞，但肝脏损害时 AST 血清浓度也可升高，临床一般常作为心肌梗死和心肌炎的辅助检查。

（三）碱性磷酸酶（ALP）

1.正常参考值　30～90U/L。

2.临床意义　ALP 主要用于阻塞性黄疸、原发性肝癌、继发性肝癌、胆汁淤积性肝炎等的检查。患这些疾病时，肝细胞过度制造 ALP，经淋巴道和肝窦进入血液，同时由于肝内胆道胆汁排泄障碍，反流入血而引起 ALP 明显升高。但由于骨组织中此酶亦很活跃，因此，孕妇、骨折愈合期、骨软化症、佝偻病、骨细胞癌、骨质疏松、肝脓肿、肝结核、肝硬化、白血病、甲状腺功能亢进症时，ALP 亦可升高，应加以鉴别。

（四）谷氨酰转移酶（GGT）

1.正常参考值　健康人血清中 GGT 水平甚低（小于 40 单位）。

2.临床意义　主要来自肝脏，少许由肾、胰、小肠产生。GCT 在反映肝细胞坏死损害方面不及 ALT，但在黄疸鉴别方面有一定意义，肝脏内排泄不畅（肝内梗阻）和肝外梗阻（如胆道系统阻塞）等疾病，急、慢性病毒性肝炎，肝硬化，急性肝炎时，GGT 呈中等程度升高；慢性肝炎肝硬化的非活动期，酶活性正常，若 GGT 持续升高，提示病变活动或病情恶化；急、慢性酒精性肝炎，药物性肝炎时，GGT 可呈明显或中度以上升高（300～1000UL），ALT 和 AST 仅轻度增高，甚至正常。酗酒者在戒酒后 GGT 可随之下降。其他如中毒性肝病、脂肪肝、肝肿瘤均可升高。

五、肾功能

一般情况下正常成人一昼夜（24 小时）排尿 0.8～2.0L，但饮水量、运动、出汗、气温皆可影响尿量。一昼夜尿量>2500mL 为多尿，<400mL 为少尿，<100mL 或 12 小时内完全无尿为尿闭，如夜尿量>500mL，尿比重<1.018 为夜尿量增多。正常人 24 小时尿的比重在 1.015 左右，常在 1.010～1.025 波动。如固定在 1.010 左右，称为等张尿，为肾实质受损，肾脏浓缩及稀释功能降低所致。

（一）肾小球功能

1.内生肌酐清除率

（1）正常参考值：一般情况下成人血浆为 80～120mL/（min·1.73m²）。

（2）临床意义：内生肌酐清除率降至 52～63mL/（min·1.73m²）时为肾小球滤过功能减退，如<31mL/（min·1.73m²）为肾小球滤过功能严重减退。

注意：在慢性肾炎或其他肾小球病变的晚期，由于肾小管对肌酐的排泌相应增加，使其测定结果较实际高。同样,慢性肾炎肾病型者,由于肾小管基膜通透性增加,更多的内生肌酐从肾小管排出,其测得值也相应增高。

2.血尿素氮(BUN)

(1)正常参考值:二乙酰-肟显色法为 18~68μmol/L,尿素酶-纳氏显色法为 3.2~6.1mmol/L。血尿素氮值可以受患者摄入蛋白质多少所影响,所以临床上只作为参考。

(2)临床意义:血尿素氮主要是经肾小球滤过,并随尿液排出体外。当肾实质受损害时,肾小球滤过率降低,血液中血清尿素氮的浓度就会增加。通过测定尿素氮,可以了解肾小球的滤过功能,检测值增高的程度与病情的严重程度成正比,所以对判断肾病和疾病的发展趋向有重要意义。增高主要见于急慢性肾炎、重症肾盂肾炎、各种原因所致的急慢性肾功能障碍(如心力衰竭、休克、烧伤、失水、大量内出血、肾上腺皮质功能减退症、前列腺肥大、慢性尿路梗阻等)。

3.血肌酐　血清肌酐主要由肌肉代谢产生,极小部分来自食物。血清肌酐浓度实际上取决于肾的排泄功能的好坏。体内肌肉代谢产生的肌酐释放进入血液后,则为血肌酐。血肌酐与肌酐清除率并不完全一致,肌酐清除率较血肌酐更为敏感。在肾功能减退早期(代偿期),肌酐清除率下降而血肌酐却正常。当肾小球滤过率下降到正常的 50% 以上时,血肌酐才开始迅速上升,因此当血肌酐明显高于正常时,常表示肾功能已严重损害。由于肌酐清除率还受到肾小球浓缩功能的影响,在肾浓缩功能受损的情况下,血肌酐就是反映肾小球功能的最可靠指标。

(1)正常参考值:男性血肌酐为 53~106μmol/L,女性为 44.2~97.2μmol/L。

(2)临床意义:①血肌酐增高:见于肢端肥大症、巨人症、糖尿病、感染、甲状腺功能减退症、进食肉类、运动、摄入药物(如维生素 C、左旋多巴、甲基多巴等);②血肌酐降低:见于急性或慢性肾功能不全、重度充血性心力衰竭、甲状腺功能亢进症、贫血、肌营养不良、白血病、素食者,以及服用雄激素、噻嗪类药等。

(二)肾小管功能

1.尿浓缩稀释试验

(1)正常参考值:正常成人 24 小时尿量为 1000~2000mL,昼尿量与夜尿量之比为(3~4):1,其中夜尿量<750mL;尿液最高比重应在 1.018 以上;昼尿中最高比重与最低比重之比应>0.009。

(2)临床意义:少尿伴高比重见于血容量不足引起的肾前性少尿。多尿伴低比重或夜尿增多伴比重固定在 1.010,表明肾小管浓缩功能差,见于慢性肾炎、慢性肾衰竭、慢性肾盂肾炎或尿崩症等。

2.酚红(酚磺肽)排泄试验(PSP)

(1)正常参考值:正常情况下为 15 分钟 0.25~0.51(0.53);30 分钟 0.13~0.24(0.17);60 分钟 0.09~0.17(0.12);120 分钟 0.03~0.10(0.06);120 分钟总量为 0.63~0.84(0.70)。

(2)临床意义:肾小管功能损害 0.50(50%)时,开始表现有 PSP 排泄率的下降。PSP 排泄率降低可见于慢性肾小球肾炎、慢性肾盂肾炎、肾血管硬化症、范科尼综合征、心力衰竭、休克、重症水肿、妊娠后期、尿路梗阻、膀胱排尿功能不全等。

六、心肌酶谱

心肌酶谱由肌酸激酶(CK)、肌酸激酶同工酶(CK-MB)、乳酸脱氢酶(LDH)、谷草转氨酶(AST)、α-羟丁酸脱氢酶(α-HBD)组成。

(一)肌酸激酶

肌酸激酶主要存在于胞质和线粒体中,以骨骼肌和心肌含量最多,少量存在于脑组织中。CK 有三种同工酶:CK-MM(肌型)、CK-BB(脑型)、CK-MB(心肌型)。

1.正常参考值　血清(浆)25.0~170.0U/L,CK-MB 活性<10U/L。

2.临床意义　增高主要见于心肌梗死,但此酶总活性持续时间短,下降速度快,故对心肌梗死后期价值不大;还可见于各种类型进行性肌萎缩、骨骼肌损伤、肌营养不良、急性心肌炎、脑血管意外、脑膜炎、甲状腺功能减退症、剧烈运动,使用氯丙嗪、青霉素等药物。

(二)肌酸激酶同工酶

1.正常参考值　血清(浆)2.0~25.0U/L。

2.临床意义　在急性心肌梗死(acute myocardial infarction,AMI)2~4 小时升高,24 小时达到峰值,48 小时恢复正常。CK-MB 是诊断及监测 AMI 患者病情敏感而特异的指标。

(三)乳酸脱氢酶

乳酸脱氢酶是体内能量代谢过程中的一个重要的酶。几乎存在于所有组织中,以肝、肾、心肌、骨骼肌、胰腺和肺中为最多。这些组织中的 LDH 的活力比血清中高得多。所以当少量组织坏死时,该酶即释放入血而使其他血液中的活力升高。测定此酶常用于对心肌梗死、肝病和某些恶性肿瘤的辅助诊断。

1.正常参考值　速率法(LDH-L 法):100~240U/L;比色法:190~310U/L。

2.临床意义　心肌梗死后 9~20 小时开始上升,36~60 小时达到高峰,持续 6~10 天恢复正常(较 AST、CK 持续时间长),因此可作为急性心肌梗死后期的辅助诊断指标。由于测定 LDH 的特异性较差,目前临床上多同时测定乳酸脱氢酶同工酶来判断其组织来源,用于心肌梗死、肿瘤、肝病等的诊断。

(四)α-羟丁酸脱氢酶(α-HBD)

1.正常参考值　72~182U/L。

2.临床意义　α-HBD 与 LD、AST、CK 及 CK-MB 共同组成心肌酶谱,对诊断心肌梗死有重要意义。正常人血清 LD/α-HBD 的比值为 1.3~1.6,但心肌梗死患者血清 α-HBD 活性升高,LD/α-HBD 比值下降,为 0.8~1.2。而肝脏实质细胞病变时,该比值可升高到 1.6~2.5。需要注意,这些比值与各实验室的测定方法或测定条件有关,必须确立本实验室的比值。此外,活动性风湿性心肌炎、急性病毒性心肌炎、溶血性贫血等,因 LD1 活性增高,所以 HBD 活性也可增高。

(五)谷草转氨酶(GOT、AST、SGOT)

谷草转氨酶又名天冬氨酸氨基转移酶,在心肌细胞中含量最高,所以当心肌细胞受到损伤时,大量的酶释放入血,使血清含量增加,临床一般常作为心肌梗死和心肌炎的辅助检查。

1.正常参考值　速率法:8~40U/L。

2.临床意义　心肌梗死发病 6~12 小时显著升高,增高的程度可反映损害的程度,并在发作后 48 小时达到最高值,3~5 天恢复正常。

七、心肌坏死标志物

近年来心肌钙蛋白(cTn)、肌酸激酶同工酶(CK-MB)、肌红蛋白(MG)已作为心肌坏死标志物而成为 WHO 诊断 AMI 的标准之一。

(一)心肌特异性的肌钙蛋白

心肌肌钙蛋白(cardiactroponin,cTn)是心肌肌肉收缩的调节蛋白。由三种不同基因的亚基组成:心肌肌钙蛋白 T(cTnT)、心肌肌钙蛋白 I(cTnI)和肌钙蛋白 C(cTnC)。目前,用于 ACS 实验室诊断的是 cTnT 和 cTnI。

1.正常参考值　正常情况下,外周血 cTnI 的参考值为 0.02~0.13μg/L;>0.2μg/L 为临界值;>0.5μg/L 可作为诊断 AMI 的重要依据。

2.临床意义　cTnI 是诊断心肌坏死最特异和最敏感的首选指标,正常情况下,外周血 cTnI 的水平很低(0~0.3μg/L),AMI 发作后,由于其分子量小,很快释放入血,浓度迅速升高。

有研究以 1μg/L cTnI 作为阳性诊断临界值,可疑 AMI 的患者诊断率可达 94.3%,诊断特异性为 100%。

(二)肌酸激酶同工酶

CK-MB 适于早期(<4 小时)AMI 诊断和再发 MI 诊断。连续测定 CK-MB 还可判定溶栓治疗后相关梗死动脉的开通情况,此时 CK-MB 峰值前移(14 小时以内)。

(三)肌红蛋白

肌红蛋白是一种小分子蛋白质,具有在肌细胞内转运和贮存氧的功能。人体心肌、骨骼肌内含有大量肌红蛋白,正常人的血液中很少,主要由肾脏代谢并排泄。当心肌或横纹肌有损伤时,肌红蛋白便释放入血中,血清中的肌红蛋白即可明显升高。

1.正常值　男性为 19~92μg/L;女性为 12~76μg/L(注:各实验室根据试验方法不同应有不同的参考值)。

2.临床意义　测定血清肌红蛋白可作为早期诊断心肌梗死的指标,但特异性较差。增高见于急性心肌梗死早期、急性肌损伤、肌营养不良、肌萎缩、多发性肌炎、急性或慢性肾衰竭、严重充血性心力衰竭和长期休克等。在心肌梗死后 1.5 小时即可增高,12 小时内达峰,24~48 小时恢复正常,灵敏度为 50%~59%。

第三节　心电图分析

心脏电激动所产生的微小电流可通过人体组织传导至体表,利用心电图机从体表记录心脏每一心动周期所产生电活动变化的曲线图形称为心电图。心电图能够反映心脏兴奋地产生、传导和恢复过程中的生物电变化,但与心脏的机械舒缩活动无直接关系。分析心电图的方法:先看电阻,正常电阻是 1mV,方形,然后分析导联与波形是否正确,一般按 I 、Ⅱ 、Ⅲ 、aVR、aVL、aVF、V1、V2、V3、V4、V5、V6 进行分析。

一、心电原理

1.心肌细胞特性

（1）自动节律性：窦房结 P 细胞和浦肯野细胞具有自动产生节律兴奋的能力,称为自律细胞,自律细胞在没有外来刺激的条件下,能够自动发生兴奋的特性称为自动节律性。

（2）兴奋性：心肌能够接受冲动并发生电机械改变,不同的心动周期兴奋性不同。有效不应期：心肌细胞发生一次兴奋后,无论给予多强的刺激,均不产生动作电位。相对不应期：心肌细胞一次兴奋后,在有效不应期后,用阈上刺激可以引起动作电位。超常期：相对不应期后,用小于阈强度的刺激就能引起心肌细胞产生动作电位。

（3）传导性：心肌细胞具有传导兴奋的能力,心脏内兴奋传播的途径为窦房结→心房肌及"优势传导通路"→房室交界区→房室束及左右束支→浦肯野纤维→心室肌。心脏内兴奋传播的特点：房室交界区细胞的传导性很低,使心房传至心室的兴奋在这里延搁一段时间（房-室延搁）,由房室交界传入心室的兴奋可迅速向左右心室壁传导,使整个心室同步收缩。

（4）收缩性：心肌细胞受到刺激发生兴奋时,首先是细胞膜产生动作电位,然后出现收缩。心肌收缩具有"全或无"特性,即一旦产生收缩,则所有心肌细胞都产生收缩。

2.心脏的静息膜电位　安静时,细胞膜处于外正内负的极化状态,将一个微电极插入心肌内可测得一个 -90mV 的电压,称为静息膜电位。

3.动作电位　当细胞受到刺激时,细胞膜对钠离子的通透性加大,从而造成钠离子快速内流,此时可测得 $+30\text{mV}$ 的电压,这就是动作电压。

4.除极和复极　除极指细胞由静息膜电位转变成动作电位的过程,不消耗能量,其通度较快。复极指动作电位恢复到静息膜电位的过程,消耗 ATP,逆浓度差进行,速度较慢。除极时正电荷在前,负电荷在后（指在细胞外）。

5.综合向量　向量是一种既能表示方向又能表示力量大小的物理学名称,一般用"前矢"表示。心脏是由无数个心肌构成的,综合方向就是它的代数和。

6.容积导电　描记的电压与距离有关,距离近的电压高,距离远的电压低,也与电磁场的大小有关。电磁场强则电压高,电磁场弱则电压低。故心脏肥厚电压高,心肌梗死时电压低；心室电压高,心房电压低。

二、心电图导联

1.定义　在人体不同部位放置电极,并通过导联线与心电图机的正负极相连,这种电路连接方法称为导联。

2.标准导联　属于双极肢体导联,反映 2 个肢体间的电位差变化。分别用 Ⅰ、Ⅱ、Ⅲ 作为标记。Ⅰ把探查电极（正极）放在左手,无关的负极放在右手上；Ⅱ探查电极置于下肢,无关电极放在右手上；Ⅲ探查电极放在下肢,无关负极置于左手上。

3.单肢加压肢体导联　把三个无关的负极用一个线取代,从而使电阻降低而使敏感性上升。把三个探查电极分别放在右手、左手、下肢（注：右手-aVR,左手-aVL,下肢-aVF）。

4.心前区导联（横面观察）　V1 放在胸骨右缘第 4 肋间,V2 放在胸骨左缘第 4 肋间,V3 放在 V2~V4,V4 放在左锁骨中线第 5 肋间,V5 放在 V4 水平的腋前线,V6 放在 V5 水平的腋中线。

三、心向量环

向量,是方向和力大小的单位。每一瞬间心向量都不同,如依次连接它的顶点就形成一个环,把心房除极形成的环称为 P 向量环,把心室除极形成的环称为 QBS 向量环,把心室复极形成的环称为 T 向量环,它们的大方向都是指向左下方。

四、心电图测量

1.心电图纸　为坐标纸,每个小方格的长、宽各为 1mm。心电图纸横向坐标的距离代表时间,记录常规心电图时,心电图的走纸速度为 25mm/s,故每一小格代表 0.04 秒。心电图纸纵向坐标的距离代表电压的振幅,标准电压为 1mV 等于 10mm,每小格电压等于 0.1mV。测量各波时间应从该波起始部的内缘至波形终末部分的内缘,正向波从等位线的下缘测量,负向波从等位线的上缘测量;测量各波的电压正向波从等位线的上缘测量到顶点,负向波从等位线的下缘测量到底端。

2.心率　即心脏跳动的频率,单位为次/分(bpm)。规整的心率测量时,则心率 = 60/心动周期,即心率相当于 60/(P-P 或 R-R 间期),不规整心率的计算时,数 30 个大格内有多少个 R 波,则 R 波的 10 倍就是心率;或心率 = 60/5~6 个(R-R)或(P-P)间隔的平均时间。

五、心电图各波形分析

1.正常心电图波的命名　心房除极 P 波,心室除极 QRS 波群,第一个向下的波为 Q 波,向下波后第一个向上的波为 R 波,R 波之后第一个向下的波为 S 波,如波形的电压 > 0.5mV 用大写字母,如电压 < 0.5mV 用小写字母。

2.心电图的波形及其意义

(1)P 波:代表两心房去极化(除极)过程的电变化,正常 P 波光滑圆钝,可有轻度切迹,在 Ⅰ、Ⅱ、aVF、V4~V6 是直立向上的波,在其他导联可呈倒置、双向或低平。P 波时间小于 0.12 秒;振幅小于 0.25mV。逆行 P 波是线性心律;左心房增大则 P 波呈双峰状、有切迹,时间大于 0.11 秒,常见于二尖瓣病变,即“二尖瓣型 P 波”;右心房肥大则 P 波高尖大于 0.25mV,多见于肺源性心脏病,即“肺性 P 波”。

(2)QRS 波群:代表两心室去极化(除极)过程的电变化,正常情况下,在 Ⅰ、Ⅱ、aVF 导联中 QRS 波群主波方向向上,aVR 导联向下,Ⅲ、aVL 导联变化较多。V1 导联 R < S,呈 rS 型,V3 导联 R = S,呈 RS 型,V5 导联 R > S,呈 Rs 型,正常成人 QRS 时间是 0.06~0.10 秒,最宽不超过 0.12 秒。右室振幅:V1 导联上 R 波 < 1.0mV、aVR 导联上 R 波 < 0.5mV;左室振幅:V5 导联上 R 波 < 2.5mV,V1 导联上 R 波 < 1.0mV。QRS 宽大畸形者多见于室性心律失常;V5 电压超过 2.5mV 示左心室肥厚;右心室肥大时 V1 电压超过 1.05mV。

(3)Q 波:心脏左侧四个导联 Ⅰ、aVL、V5、V6 有 Q 波是正常的,其他导联有 Q 波是不正常的,深度 < 1/4R 波,时间 < 0.04 秒。如 Q 波 > 1/4R 波,时间 > 0.04 秒者称为坏死性 Q 波,见于心肌梗死、心肌病。

(4)T 波:代表两心室复极化过程时的电位变化,与 QRS 波群的主波方向一致,最高振幅不超过 1.5mV,最低不低于 1/10R 波。T 波高尖 > 1.5mV,见于高血钾、急性心肌梗死早期等;T 波低平,T 波 < 1/10R 波,见于低血钾、慢性心肌缺血等。

(5)PR 间期:从 P 波开始到 QRS 波群起点的时间,代表从心房开始去极化至心室开始去极化所需的时间,即兴奋从心房传到心室所需的时间,一般为 0.12~0.20 秒,心率快时 PR

间期相对缩短。PR 间期延长>0.20 秒,见于房室传导阻滞;PR 间期缩短<0.12 秒,见于预激综合征。

(6)OT 间期:从 QRS 波群的起点到 T 波终点的时间,代表心室开始去极直至复极完毕所需的时间,时间为 0.33~0.43 秒,与心率关系密切,心率快时 T 间期相对缩短,反之则延长。QT 间期缩短,见于低血钙或洋地黄中毒;QT 间期延长,见于心肌肥厚。治疗心房颤动时用奎尼丁和胺碘酮过量,也会出现 QT 间期延长,如 QT>0.44 秒,就应停药。

(7)ST 段:自 QRS 波群的终点至 T 波起点的时间,它代表心室已经全部去极。上下移动(看基线):正常心电图上 ST 段抬高,不能超过 0.1mV(但 V1~V3 上可抬高 0.2~0.3mV),下移不能超过 0.05mV。ST 段抬高见于急性心肌梗死,在相应导联上 ST 段抬高,其特点是弓背向上。ST 段下移>0.05mV,见于急性心肌缺血等。

(8)U 波:是在 T 波之后 0.02~0.04 秒方向大体与 T 波一致的振幅很低小的波,发生机制不清,U 波明显增高者见于血钾过低,正常人多无此波,低钾或心肌缺血时可出现 U 波。振幅:0.1~0.3mV。

六、心电图波形综合分析

1.分析 6 秒长度的导联Ⅱ　①分析 QRS 波群的速率、规律及形态;②分析 P 波的速率、规律及形态;③分析 PR 间期及 QRS 间期。然后总结患者有否出现心律失常或房室传导阻滞。

2.分析正面(frontal plane)6 个标准导联(Ⅰ、Ⅱ、Ⅲ、aVR、aVL、aVF)　①分析有否正面电轴偏移;②分析有否分支传导阻滞;③分析有否心房肥大。

3.分析横面(horizontal plane)6 个胸导联(V1、V2、V3、V4、V5、V6)　①分析有否横面电轴偏移;②分析有否束支传导阻滞;③分析有否心室肥大。

4.分析全导联(Ⅰ、Ⅱ、Ⅲ、aVR、aVL、aVF、V1、V2、V3、V4、V5、V6)去找出有否心肌梗死　①分析有否左侧壁心肌梗死(Ⅰ、aVL、V5、V6);②分析有否下壁心肌梗死(Ⅱ、Ⅲ、aVF);③分析有否前壁心肌梗死(V1、V2、V3、V4);④分析有否后壁心肌梗死(检查 V1 有否后壁心肌梗死的倒影,或检查 V7、V8、V9)。

第四节　影像分析

一、成像原理

(一)X 线成像基本原理

1.概念　X 线是波长极短,肉眼看不见的电磁波。波长范围为 0.0006~50nm。与 X 线成像密切相关的特性有穿透性、荧光效应、感光效应和电离效应。

2.X 线特点　人体组织结构根据密度不同可分为三类:高密度的有骨和钙化灶等;中密度的有软骨、肌肉、神经、实质器官、结缔组织及液体等;低密度的有脂肪组织及含有气体的呼吸道、胃肠道、鼻窦和乳突气房等。

当 X 线穿透密度不同的组织结构时,由于吸收程度不同,病变组织密度可与相邻组织密度不同,存在自然对比。例如,肺肿瘤为中等密度,在胸部 X 线片上,于肺黑影的背景上出现代表肺癌的灰白影,因此,与相邻组织密度不同的病变可产生相应的病理 X 线影像。此外,X 线成像与器官结构的厚度也有关系。

数字X线成像(digital radiography,DR)是将X线摄影装置或透视装置同电子计算机相结合,使形成影像的X线信息由模拟信息转换为数字信息,而得到数字化图像的成像技术。数字化图像质量优于传统的X线成像。

X线穿透低密度组织时,吸收减少,剩余X线多,使X线胶片感光多,显影,定影后还原的金属银也多,在X线片上呈黑影,使荧屏所产生荧光多,故荧屏上明亮,高密度组织恰恰相反。X线图像是由从黑到白不同灰度的影像组成,是灰阶图像。这些不同灰度的影像是以光学密度反映人体组织结构的解剖及病理状态。人体组织结构的密度与X线图像上影像的密度是两个不同的概念。前者是指人体组织中单位体积内物质的质量,而后者则指X线图像上所显示影像的黑白。同样厚度的组织结构,密度高者,吸收的X线量多,影像在图像上呈白影;密度低者,吸收的X线量少,影像在图像上呈黑影。因此,图像上的白影与黑影,除与厚度有关外,主要是反映组织结构密度的高低。在工作中,通常用密度的高与低表述影像的白与黑。例如用高密度、中等密度和低密度分别表述白影、灰影和黑影,并表示组织结构密度的高低。

CT不同于X线摄影,它使用X线束对人体层面进行扫描,取得信息,经计算机处理而获得该层面的重建图像,是数字化成像。CT所显示的是断层解剖图像。

(二)CT成像的基本原理

1.CT概念　电脑体层扫描简称CT,它是用X线照射人体,由于人体内不同的组织或器官拥有不同的密度与厚度,故其对X线产生不同程度的衰减作用,从而形成不同组织或器官的灰阶影像对比分布图,进而以病灶的相对位置、形状和大小等改变来判断病情。CT由于有电脑的辅助运算,所以其所呈现的为断层切面且分辨率高的影像。

2.CT特点

(1)CT密度分辨力:CT图像是以不同的灰度来表示,反映器官和组织对X线的吸收程度。因此,与X线图像所示的黑白影像一样,黑影表示低吸收区,即低密度区,如含气体多的肺部;白影表示高吸收区,即高密度区,如骨骼。但是CT与X线图像相比,CT的密度分辨力高,即有高的密度分辨力。因此,人体软组织的密度差别虽小,吸收系数虽多接近于水,也能形成对比而成像,这是CT的突出优点。所以,CT可以更好地显示由软组织构成的器官,如脑、脊髓、纵隔、肺、肝、胆、胰及盆部器官等,并在良好的解剖图像背景上显示出病变的影像。

(2)扫描层面多样:CT图像是层面图像,常用的是横断面。为了显示整个器官,需要多个连续的层面图像。通过CT设备上图像重建程序的使用,还可重建冠状面和矢状面的层面图像,可以多角度查看器官和病变的关系。

(3)CT扫描方式:平扫是指不用造影增强或造影的普通扫描。一般都是先做平扫。造影扫描是先做器官或结构的造影,然后再行扫描的方法。例如向脑池内注入碘曲仑8~10mL,或注入空气4~6mL行脑池造影再行扫描,称之为脑池造影CT扫描,可清楚显示脑池及其中的小肿瘤。造影增强扫描是经静脉注入水溶性有机碘剂(如60%~76%的泛影胺60mL)后再行扫描的方法。血内碘浓度增高后,正常器官与病变内碘的浓度可产生差别,存在密度差,可能使病变显影更为清楚。

(三)MRI成像的基本原理

1.MRI概念　磁共振成像简称MRI,是利用人体中的氢原子核(质子)在磁场中受到射频脉冲的激励而发生磁共振现象,产生磁共振信号,经过信号采集和计算机处理而获得重建断层图像的成像技术。

2.原理　人体各器官、组织的磁共振信号强度不同,正常组织与病变产生的磁共振信号强度也不同,这种信号强度上的差别是 MRI 成像的基础。将人体置于强外磁场中,施加特定频率的射频脉冲,将发生一系列的物理学现象,并产生磁共振信号。磁共振信号有 T_1、T_2 和质子密度等参数,并由这些参数构成 MRI 的图像。

3.MRI 特点

(1)多参数灰阶图像:MRI 成像的主要参数有 T_1、T_2 和质子密度等,故可分别获得同一部位、同一层面的 T_1WI、T_2WI 和 PDWI 图像。图像都是由黑到白不同灰度的灰阶图像。

(2)多方位断层图像:MRI 可直接获得人体横断位、冠状位、矢状位和任意斜位的断层图像,图像的分辨力高,逼真,有利于显示解剖结构和病变。

(3)流空效应:流动的液体,例如心血管内快速流动的血液,在成像过程中采集不到信号而呈无信号黑影,即为流空效应,血管腔不注入对比剂就可显影。

(4)MRI 对比增强效应:应用此效应可行对比增强检查。

(5)伪彩色的功能图像:利用不同的功能成像技术,可使正常组织结构或病变组织以彩色的影像显示在解剖影像的背景上。

二、胸部影像学检查

(一)正常影像学表现

1.胸廓正常胸部 X 线影像　是胸腔内、外各种组织、器官,包括胸壁软组织、骨骼、心脏大血管、肺、胸膜和膈肌等相互重叠的综合投影(图 2-1)。某些胸壁软组织和骨结构可以投影于肺野内形成能与病变相混淆的阴影。

(1)胸壁软组织:胸锁乳突肌和锁骨上皮肤褶皱、胸大肌、乳房及乳头。

(2)骨性胸廓:由胸椎、肋骨、胸骨、锁骨和肩胛骨组成。

(3)胸膜:分为脏层和壁层,两层胸膜之间为胸膜腔。

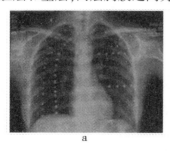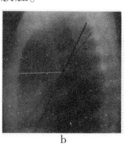

a   b

图 2-1　正常胸部正侧位片

a.前后位:肺野划分如虚线所示;b.侧位:细黑线代表右侧斜裂,白线代表水平裂,粗黑线代表左侧斜裂

2.肺

(1)肺野:充满气体的两肺在胸部 X 线片上表现为均匀一致较为透明的区域称肺野。正位片上,两侧肺野透明度基本相同,其透明度与肺内所含气体量成正比。

（2）肺门：肺门影主要由肺动脉、肺叶动脉、肺段动脉、伴行支气管及肺静脉构成。

（3）肺纹理：在充满气体的肺野，可见自肺门向外呈放射分布的树枝状影，称为肺纹理。

（4）肺叶和肺段：肺叶由叶间胸膜分隔而成，右肺分为上、中、下三个肺叶，左肺分为上、下两个肺叶。肺叶由2～5个肺段组成，肺段常呈圆锥形，尖端指向肺门，底部朝向肺的外围。

（5）气管、支气管：气管在第5～6胸椎平面分为左、右主支气管。气管分叉部下壁形成隆突，分叉角为60°～85°。

（二）基本病变表现

1.肺部病变

（1）支气管阻塞：支气管阻塞由腔内阻塞或外在性压迫所致。腔内阻塞的病因可以是异物、肿瘤、炎性狭窄、分泌物淤积、水肿，也可以是血块等。支气管阻塞可以引起阻塞性肺气肿、阻塞性肺不张等。

1）阻塞性肺气肿：肺气肿是指终末细支气管以远的含气腔隙过度充气、异常扩大，可伴有不可逆性肺泡壁的破坏。

X线片表现：局限性阻塞性肺气肿表现为肺部局限性透明度增加，其范围取决于阻塞的部位。一侧肺或一个肺叶的肺气肿表现为一侧肺或一叶肺的透明度增加，肺纹理稀疏，纵隔移向健侧，病侧横膈下降（图2-2）。

CT表现：局限性阻塞性肺气肿表现为断面图像上肺局限性透明度增加，肺纹理稀疏（图2-2）。CT对局限性肺气肿的检出比X线检查敏感，可显示阻塞的部位，甚至阻塞的原因。

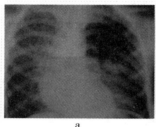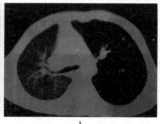

a   b

图2-2　肺气肿

a.胸部X线片，左侧肺透亮度增加，肺纹理减少，肋间隙变窄，纵隔右移；b.胸部CT片，左侧肺透亮度增加，肺纹理减少

2）阻塞性肺不张：阻塞性肺不张为支气管腔内完全阻塞、腔外压迫或肺内瘢痕组织收缩引起，以支气管阻塞最为多见。支气管突然完全阻塞后（如支气管异物或血块），肺泡内气体多在18～24小时被吸收，相应的肺组织萎陷。阻塞性肺不张的影像学表现与阻塞的部位和时间相关，也与不张的肺内有无已经存在的病变有关。

X线片表现：①一侧性肺不张：患侧肺野均匀致密，肋间隙变窄，纵隔向患侧移位；②肺叶不张：不张肺叶缩小，密度均匀增高；③肺段不张：单纯肺段不张较少见；④小叶不张：为多数终末细支气管被黏液阻塞所致，表现为多处小斑片状致密影，多见于支气管肺炎。

CT表现：①一侧性肺不张：不张侧肺缩小，呈均匀软组织密度结构，增强扫面可见明显强化，常可发现主支气管阻塞的部位和原因；②肺叶不张：右肺中叶不张较常见，表现为右心缘三角形软组织密度影，其尖端指向外侧；③肺段不张：常见于右肺中叶的内、外段，表现为右缘旁三角形软组织密度影,边缘内凹;④小叶不张:CT 表现与 X 线片表现相似(图 2-3)。

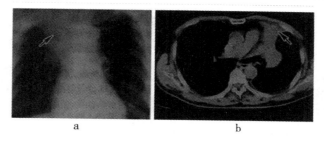

图 2-3 肺不张

a.胸部 X 线片:右上叶肺不张,呈倒三角形(↑);b.CT 纵隔片:左上叶肺不张(↑)并左上肺门肿块

(2)肺实变:肺实变指终末细支气管以远的含气腔隙内的空气被病理性的液体细胞或组织所替代。病变累及的范围可以是腺泡、小叶、肺段或肺叶,也可以是多个腺泡、小叶受累而其间隔以正常的肺组织。

X 线片表现:胸部 X 线片上实变范围可大可小,多数连续的肺泡发生实变,则形成单一的片状致密影;多处不连续的实变,隔以含气的肺组织,则形成多个灶性影。

CT 表现:以渗出为主的急性实变在肺窗上表现为均匀性高密度影,大的病灶内常可见空气支气管征(图 2-4)。

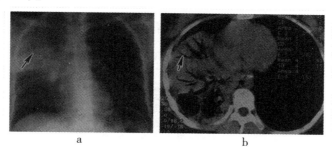

图 2-4 肺实变

a.胸部 X 线片:右上叶实变,其中可见空气支气管征(↑);b.CT,右肺实变,可见空气支气管征(↑)

2.胸膜病变

(1)胸腔积液:多种疾病可累及胸膜产生胸腔积液,病因可以是感染性、肿瘤性、变态反应性,也可以是化学性或物理性。

X 线片表现:①游离性胸腔积液:积液最初仅积聚在位置最低的后肋膈角时,站立后前位检查多难以发现。液量达 250mL 左右时,于站立后前位检查也仅见肋膈角变钝、变浅或填平。随液量增加可依次闭塞外侧肋膈角,掩盖膈顶,进而呈外高内低的弧形凹面。当其上缘在第 4 肋前端以下时,为少量积液。中量积液的上缘在第 4 肋前端平面以上,第 2 肋前端平面以下,中下肺野呈均匀致密影(图 2-5)。大量积液上缘达第 2 肋前端以上,患侧肺野呈均匀致密阴影;②局限性胸腔积液:包裹性积液为胸膜炎时,脏、壁层胸膜发生粘连使积液局限于胸膜腔的某一部位,多见于胸下部侧后胸壁,切线位片上,表现为自胸壁向肺野突出的半圆形或扁丘状阴影,其上下缘与胸壁的夹角呈钝角,密度均匀,边缘清楚,常见于结核性胸膜炎。

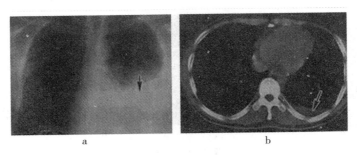

图 2-5 胸腔积液

a.胸部 X 线片:左侧胸腔积液(↑);b.CT 纵隔片:左侧少量胸腔积液(↑)

CT 表现:少量、中等量游离性积液表现为后胸壁下弧形窄带状或新月形液体样密度影,边缘光滑整齐,俯卧位检查可见液体移至前胸壁下。大量积液则整个胸腔被液体样密度影占据,肺被压缩于肺门呈软组织影。

(2)气胸与液气胸:空气进入胸膜腔内为气胸。胸膜腔内液体与气体同时存在为液气胸。

X 线片表现:气胸区无肺纹理,为气体密度(图 2-6)。大量气胸时,气胸区可占据肺野的中外带,内带为压缩的肺,呈密度均匀的软组织影。同侧肋间隙增宽,横膈下降,纵隔向健侧移位,对侧可见代偿性肺气肿。

CT 表现:气胸肺组织有不同程度的受压萎陷,严重时整个肺被压缩至肺门呈球状,伴纵隔向对侧移位,横膈下降(图 2-6)。液气胸由于重力关系,液体分布于背侧,气体分布于腹侧,可见明确的气液平面及萎陷的肺边缘。

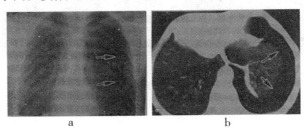

图 2-6 气胸

a.胸部 X 线片,左侧弧带状透亮影(↑);b.CT,外周透亮影(↑),左肺向内受压

(三)胸部影像学检查的比较

1.X 线检查 经济简便,应用广泛,整体感强,是胸部疾病诊断的基本方法。检查的主要目的是:明确胸部是否正常,随访复查可对肺部病变进行动态观察或判断疗效,了解术后改变或术后病变的复发情况。健康普查可早期发现症状不明显的疾病。X 线检查的不足之处是微细病灶易漏诊,对病变的定位及定性诊断均较难。

2.CT 检查 易于发现胸部病变和显示病变特征,可用于胸部 X 线片诊断困难的所有病变检查。CT 检查可显示胸部 X 线片上心影后及后肋膈角等处隐匿性病灶,减少漏诊,提高病变检出率。多层 CT 的低辐射剂量扫描可用于肺癌的普查。应用增强动态扫描可了解病变的血供情况,提高病变的诊断准确率。

3.MRI 检查　胸部 MRI 空间分辨率不如 CT;难以显示胸部骨折及气胸;心跳和呼吸运动易引起伪影,影响图像的观察与分析。

X 线、CT、MRI 和超声检查在胸部的应用各有其优势和限制,彼此间可以互相补充、互相印证,进行胸部影像学检查时要进行优选。

三、脑部影像学检查

脑是中枢神经系统的重要组成部分,深藏在骨骼包围的颅腔内,一般物理学检查不易达到,而飞速发展的现代影像技术如数字减影血管造影(digital substraction angiography,DSA)、CT、MRI 等提供了高分辨力和高对比度的直观图像,极大提高了脑部疾病的诊断水平。脑血管造影是将有机碘对比剂引入脑血管以显示脑血管的办法,包括颈动脉造影和椎动脉造影,常用 DSA 技术摄取脑动脉期、静脉期和静脉窦期图像。脑部 CT 检查包括四种方式,分别为平扫 CT、增强 CT、CTA、CT 灌注成像。

(一)正常影像学表现

1.正常脑 CT　颅骨为高密度,颅底层面可见其中低密度的颈静脉孔、卵圆孔、破裂孔等;脑实质分为大脑额、颞、顶、枕叶及小脑、脑干,皮质密度略高于髓质,分界清楚,其他还可见到脑室系统及蛛网膜下隙。

2.正常 MRI　除可见颅骨和脑实质外,还可见脑脊液结构、血管等。

(二)基本病变表现

1.CT 检查

(1)平扫密度改变

1)高密度病灶:见于新鲜水肿、钙化和富血管性肿瘤等。

2)等密度病灶:见于某些肿瘤、血肿、血管性病变等。

3)低密度病灶:见于炎症、梗死、水肿、囊肿、脓肿等。

4)混合密度病灶:为各种密度混合存在病灶,见于某些肿瘤、血管性病变、脓肿等。

(2)增强扫描特征

1)均匀性强化:见于脑膜瘤、转移瘤、神经鞘瘤、动脉瘤和肉芽肿等。

2)非均匀性强化:见于胶质瘤、血管畸形等。

3)环形强化:见于脑脓肿、结核瘤、胶质瘤、转移瘤等。

4)无强化:见于脑炎、囊肿、水肿等。

(3)脑结构改变

1)占位效应:由颅内占位病变及周围水肿所致,表现为局部脑沟、脑池、脑室受压或闭塞,中线结构移向对侧。

2)脑萎缩:范围可以是局限性或弥散性。

3)脑积水:交通性脑积水时,脑室系统普遍扩大,脑池增宽;梗阻性脑积水时,梗阻近侧脑室扩大,脑池无增宽。

2.MRI 检查

(1)肿块:一般肿块含水量高,呈长 T_1 和长 T_2 信号改变,脂肪类肿块、含顺磁性物质肿块、钙化和骨化性肿块则伴有不同的 T_1、T_2 信号改变。

（2）囊肿：含液囊肿长 T_1 和长 T_2 信号改变；而含黏液蛋白和类脂性囊肿则呈短 T_1 和长 T_2 信号改变。

（3）水肿：脑组织发生水肿时 T_1 和 T_2 值延长，T_1WI 呈低信号，T_2WI 呈高信号。

（4）出血：因血肿时期而异，急性血肿、亚急性血肿、慢性血肿及囊变期 T_1WI 和 T_2WI 信号可发生不同的改变。

（5）梗死：超急性期脑梗死在扩散成像上呈高信号，T_1WI 和 T_2WI 信号多正常；急性期由于脑水肿、坏死和囊变，呈长 T_1 和 T_2 异常信号；纤维修复期呈长 T_1 和短 T_2 或长 T_2 信号。

3.疾病诊断

（1）星形细胞脑肿瘤：属于神经上皮组织肿瘤，是神经胶质瘤中最常见的类型，也是颅内最常见的肿瘤，成人多发生于大脑。按细胞分化程度不同可将肿瘤分为 Ⅰ～Ⅳ 级，Ⅰ 级分化良好，呈良性；Ⅲ 级、Ⅳ 级分化不良，呈恶性；Ⅱ 级是一种良恶交界性肿瘤。Ⅰ 级肿瘤的边缘较清楚，部分 Ⅰ 级、Ⅱ 级肿瘤易发生囊变；Ⅲ 级、Ⅳ 级肿瘤呈弥散性浸润生长，肿瘤轮廓不规则、分界不清，易发生坏死、出血，肿瘤血管丰富且分化不良。临床上常伴有局灶性或全身性癫痫发作及颅压增高等表现。

CT 表现：病变多位于白质。Ⅰ 级肿瘤通常呈低密度灶，分界清楚，占位效应轻，无或轻度强化。Ⅱ～Ⅳ 级肿瘤多呈高、低或混杂密度的肿块，可有斑点状钙化和瘤内出血，肿块形态不规则，边界不清，占位效应和瘤周水肿明显，可呈不规则环形伴壁结节强化（图 2-7）。

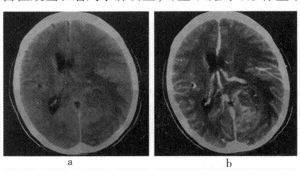

图 2-7　星形细胞肿瘤 Ⅱ～Ⅲ 级

a.CT 平扫，左侧顶枕叶呈低密度，同侧侧脑室三角部受压闭塞；b.CT 增强扫描，肿瘤呈不均匀强化，同侧脉络丛向前移位（T）

（2）脑外伤：脑外伤是一种严重的损伤，急性脑外伤死亡率高。自 CT 和 MRI 应用以来，脑外伤诊断水平不断提高，极大降低了死亡率和致残率。由于受力部位不同和外力类型、大小、方向不同，可造成不同程度的颅内损伤，如脑挫裂伤，脑内、脑外出血等，脑外出血又包括硬膜外、硬膜下和蛛网膜下隙出血。

1）脑挫裂伤：病理为脑内散在出血灶，静脉淤血和脑肿胀；如伴有脑膜、脑或血管撕裂，则为脑裂伤。二者常合并存在，故统称为脑挫裂伤。

CT 表现：低密度脑水肿区内，散布斑点状高密度出血灶，伴有占位效应。有的表现为广泛性脑水肿或脑内血肿。

MRI 表现：脑水肿 T_1WI 呈低信号，T_2WI 呈高信号。

2)脑内血肿:多发生于额叶、颞叶,位于受力点对冲部位脑组织内,与高血压性脑出血好发于基底核和丘脑区不同。

CT表现:呈边界清楚的类圆形高密度灶。

MRI表现:血肿信号变化与血肿期龄有关。急性血肿,T_1WI 和 T_2WI 呈等或低信号;亚急性血肿,T_1WI 和 T_2WI 血肿周围信号增高并向中心部位推进;慢性血肿,T_1WI 和 T_2WI 呈高信号。

3)硬膜外血肿:多由脑膜血管损伤所致,脑膜中动脉常见,血液聚集硬膜外间隙。硬膜与颅骨内板粘连紧密,故血肿较局限,呈梭形。

CT表现:颅板下见梭形或半圆形高密度灶影,多位于骨折附近,不跨越颅缝。

4)硬膜下血肿:多由桥静脉或静脉窦损伤出血所致,血液积聚于硬膜下腔,沿脑表面广泛分布。

CT表现:急性期见颅板下新月形或半月形高密度影,常伴有脑挫裂伤或脑内血肿,脑水肿和占位效应明显。亚急性或慢性血肿,呈稍高、等、低或混杂密度灶。CT图像上等密度血肿,MRI常呈高信号,显示清楚。

5)蛛网膜下隙出血:儿童脑外伤常见,出血多位于大脑纵裂和脑底池。

CT表现:表现为脑沟、脑池内密度增高影,形成铸型。大脑纵裂出血多见,表现为中线区纵行窄带形高密度影。

(3)脑血管疾病

1)脑出血:脑出血属于出血性脑血管疾病,多发于中老年血压和动脉硬化患者。自发性脑内出血多继发于高血压、动脉瘤、血管畸形、血液病和脑肿瘤等。以高血压性脑出血常见,出血好发于基底核、丘脑、脑桥和小脑,易破入脑室。血及伴发的脑水肿引起脑组织受压、软化和坏死。血肿演变分为急性期、吸收期和囊变期,各期时间长短与血肿大小和年龄有关。

CT表现:急性期血肿呈边界清楚的肾形,类圆形或不规则形均匀高密度影,周围水肿带宽窄不一,局部脑室受压移位(图2-8)。

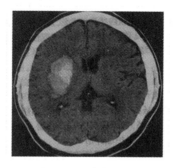

图2-8 脑内血肿

2)脑梗死:脑梗死是缺血性脑血管疾病,其发生率在脑血管疾病中占首位。脑梗死为脑血管闭塞所致脑组织缺血性坏死。其原因有:①脑血栓形成,继发于脑动脉硬化、动脉瘤、血管畸形、炎性或非炎性动脉炎等;②脑栓塞:如血栓、空气、脂肪栓塞;③低血压和凝血状态。病理上分为缺血性脑梗死、出血性脑梗死和腔隙性脑梗死。

CT表现:①缺血性梗死,平扫CT在病发后1天内常难以显示病灶,灌注成像则能发现异常。其后平扫 CT 上表现为低密度灶,部位和范围与闭塞血管供血区一致,皮髓质同时受累,多呈扇形,可有占位效应;②腔隙性脑梗死,是深部髓质小动脉闭塞所致。缺血灶为 10~15mm 大小,好发于基底核、丘脑、小脑和脑干,中老年人常见

(4)颅内感染:脑脓肿是化脓性细菌进入脑组织引起的炎性改变,进一步导致脓肿形成。脑脓肿以耳源性常见,多发于颞叶和小脑;其次为血源性、鼻源性、外伤性和隐源性等,病理上分为急性炎症期、化脓坏死期和脓肿形成期。急性期常伴发全身中毒症状。

CT 表现:急性炎症期呈大片低密度灶,边缘模糊,伴占位效应,增强无强化;化脓坏死期,低密度区出现更低密度坏死灶,增强呈轻度不均匀强化;脓肿形成期,平扫见等密度环,内为低密度并可有气泡影,增强呈环形强化,代表脓肿壁,其一般完整、光滑、均匀,部分脓肿可为多房分隔状。

MRI 表现:脓腔呈长 T_1 和长 T_2 异常信号,Gd-DTPA 增强呈光滑薄壁环形强化。

第五节　危重症评分系统

重症患者评分系统可以给临床提供量化、公平的指标,用以评价疾病严重程度,评价不同 ICU 单位的治疗效果,评价临床研究中不同组别的病情危重程度,评价新药及新治疗措施的有效性,或者用来进行质量控制,资源分配。

一、评分系统模型的建立与评价

1.建立方法　临床经验总结,选择临床参数,并给以分值,或收集各种可能影响预后和病情的因素,进行 Logistic 回归分析,筛选出与病情和预后密切相关的指标。

2.评价指标　可采用 AUROCC 评价,大于 0.8,或进行 CAL 适合度检验来检测。

二、ICU 常用评分系统

常用的评分系统有:非特异性病情严重程度评分,如 APACHE Ⅱ、TISS;多脏器功能障碍病情评分,如 MODS、SOFA、LODS;特定器官功能障碍评分,如 Ranson、Ramsay,下面分别予以介绍。

1.急性生理与慢性健康评分(acute physiology and chronic health evaluation,APACHE)此评分是由 Knaus 于 1981 年建立第一代,1985 年提出 APACHE Ⅱ,至 2005 年推出第四代。APACHE Ⅱ 因为简便可靠,设计合理,预测准确,且免费,目前使用最为普遍。作为重症患者病情分类和预后的预测系统,分值越高,表示病情越重,预后越差,病死率越高。

APACHE Ⅱ 由 A 项、B 项及 C 项三部分组成(表 2-4)。

(1)急性生理学评分:共 12 项。前 11 项由临床最常用的生命体征、血常规、血液生化和血气分析指标构成,各项指标依据其偏离正常值的程度分别计为 1~4 分,正常为 0 分。在评价肺氧合功能时如吸氧浓度(FiO_2)<0.5,用动脉氧分压(PaO_2)作为评分指标;如 $FiO_2 \geq 0.5$,则用肺泡-动脉氧压差[($A-a$)DO_2]作为评分指标。对血液酸碱度的测定仍首选动脉血 pH,如无血气分析则记录静脉血 HCO_2。如为急性肾衰竭,则血肌酐(Cr)项的记分加倍。第 12 项为 Glasgow 评分(GCS),主要反映中枢神经系统功能,其评分越高,表示病情越轻,正常为 15 分(表 2-5)。以 15 减去 GCS 实际得分后再计入急性健康评分。

(2)年龄评分:从 44 岁以下到 75 岁以上共分为 5 个阶段,分别评为 0、2、3、5、6 分。

(3)慢性健康评分:有下列器官或系统功能严重障碍或衰竭的慢性疾病,如行急诊手术

或未手术治疗者加 5 分,择期手术治疗者加 2 分。①心血管系统:休息或轻微活动时出现心绞痛或心功能不全的表现,如心悸、气急、水肿、肝大、肺部啰音等,或符合美国纽约心脏病协会制订的心功能Ⅳ级标准;②呼吸系统:慢性限制性、阻塞性或血管性肺部疾病所致患者活动严重受限,不能上楼梯或做家务,或有慢性缺氧、高碳酸血症、继发性红细胞增多症、严重肺动脉高压(>5.33kPa),或需呼吸机支持;③肝脏:活检证实肝硬化,伴门静脉高压,以往有门静脉高压致上消化道出血、肝衰竭、肝性脑病或肝性脑病史;④肾脏:接受长期透析治疗;⑤免疫功能障碍:接受免疫抑制剂、化学治疗、放射治疗、长期类固醇激素治疗,或近期使用大剂量类固醇激素,或患有白血病、淋巴瘤或艾滋病等抗感染能力低下者。

有专家认为,患有上述慢性疾病和器官功能障碍时,急诊手术较择期手术病死率高,且未手术者的病死率也高,这可能与未手术者因病情重而不能承受手术治疗有关,因此未手术和急诊手术同样计分。

以上 A、B、C 三项之和即为 APACHE Ⅱ评分

表 2-4　急性生理与慢性健康评分

A.急性生理学评分

变量	4	3	2	1	0	1	2	3	4	得分
体温(℃)	≥41	39.0~40.9		38.5~38.9	36.0~38.4	34.0~35.9	32.0~33.9	30.0~31.9	≤29.9	
平均动脉压(mmHg)	≥160	130~159	110~129		70~109		50~69		≤49	
心率(bpm)	≥180	140~179	110~139		70~109		55~69	40~54	≤39	
呼吸频率(次/分)	≥50	35~49		25~34	12~24	10~11	6~9		<5	
PaO_2（FiO_2<50%）Aa-DO_2（FiO_2≥50%)	≥500	350~499	200~349		>70 <200	61~70		55~60	<55	
动脉 pH	≥7.70	7.60~7.69		7.50~7.59	7.33~7.49		7.25~7.3	7.15~7.24	<7.15	
血浆 HCO_3	≥52	41.0~51.9		32.0~40.9	22.0~31.9		18.0~21.9	15.0~17.9	<15.0	
血浆钠(mmol/L)	≥180	160~179	155~159	150~154	130~149		120~129	111~119	≤110	
血浆钾(mmol/L)	≥7	6.0~6.9		5.5~5.9	3.5~5.4	3.0~3.4	2.5~2.9		<2.5	

（续表）

A.急性生理学评分

变量	4	3	2	1	0	1	2	3	4	得分
肌酐（mg/L）（急性肾衰竭加倍）	≥3.5	2.0~3.4	1.5~1.9		0.6~1.4		<0.6			
HCT（%）	≥60		50.0~59.9	46.0~49.9	30.0~45.9		20.0~29.9		<20	
WBC	≥40		20.0~39.9	15.0~19.9	3.0~149		10~2.9		<1	
GCS	E:		V:		M:		GCS=（ ）		15—GCS	

总急性生理评分（APS）=12 项评分总和

B.年龄评分		C.慢性健康评分:器官功能严重不足或免疫力低下患者的评分: a.不能手术或急诊手术者 5 分 b.择期手术者 2 分	APACHE Ⅱ 评分 = A + B + C 的和 A:APS 评分 B:年龄评分 C:慢性健康评分
年龄（岁）	评分值		
<44	0		
45~54	2		
55~64	3		
65~74	5		
≥75	6		

表 2-5 Glasgow 昏迷评分（GCS）

睁眼（E）		语言（V）		运动（M）	
自主睁眼	4	语言正常	5	遵嘱动作	6
语言刺激睁眼	3	语言混乱	4	疼痛定位	5
疼痛刺激睁眼	2	用词不恰当	3	疼痛刺激屈曲	4
不睁眼	1	声音无法理解	2	疼痛（异常）屈曲	3
		无语言	1	疼痛伸展	2
				疼痛无反应	1

APACHE Ⅱ 的临床应用:动态危重疾病评分评价医疗措施的效果;医疗质量和医疗费用控制评价;评估病情,有利于制订治疗方案;用评分选择手术时机;科研或学术交流,控制对照组间的病情可比性;预测预后,公式为 Ln（1/R-R）= -3.517+（APACHE Ⅱ 得分×0.146）+病种风险系数+0.603（仅用于急诊手术者）。

2.治疗干预评价系统（Therapeutic Interention Scoring System,TISS,表 2-6）　治疗干预评价系统是由 Cullen 于 1974 年建立的,其目的是对重症患者进行分类,确定医疗护理的劳动强度,以便安排工作量。

使用注意事项:每天同一时间由一名观察者收集资料;确认是否为前 24 小时内完成的治疗措施;总分应与病情一致,如与 APACHE 等不一致,应检讨治疗措施是否适当;不得重复记分;对同一目的进行的多项干预,记录最高分。

表 2-6 治疗干预评价系统

评分	标准	
4 分	1.心搏骤停或电除颤后(48h 内)	10.人工低温
	2.控制呼吸,用或不用 PEEP	11.加压输血
	3.控制呼吸,间断或持续用肌肉松弛药	12.抗休克裤(MAST)
	4.食管静脉出血,三腔管压迫止血	13.输血小板
	5.持续动脉内输液	14.主动脉内球囊反搏(IABP)
	6.放置肺动脉漂浮导管	15.充分反映手术(24 小时内)
	7.心房和(或)心室起搏	16.急性消化道出血灌洗
	8.病情不稳定者行血液透析	17.急诊行内镜或纤维支气管镜检
	9.腹膜透析	18.应用血管活性药物(>1 种)
3 分	1.静脉营养(包括肾心肝胃营养液)	15.电转复治疗心律失常
	2.备用起搏器	16.应用降温毯
	3.胸腔引流	17.动脉置管测压
	4.IMV 或辅助通气	18.48 小时内快速洋地黄化
	5.应用 CPAP 治疗	19.测定心排血量
	6.经中心静脉输高浓度钾	20.快速利尿治疗体液超负荷或脑水肿
	7.经鼻或口气管内插管	21.积极纠正代谢性碱中毒
	8.无人工气道者行气管内吸引	22.积极纠正代谢性酸中毒
	9.代谢平衡复杂,频繁调整出入量	23.紧急行胸腔、腹膜后或心包穿刺
	10.频繁或急量动脉血气分析、出凝血指标(>4 次/班)	24.积极抗凝治疗(最初 48 小时)
	11.频繁成分输血(>5U/24h)	25.因容量超负荷行静脉放血
	12.非常规静脉单次注药	26.静脉应用 2 种以上抗生素
	13.静脉滴注一种血管活性药物	27.药物治疗惊厥或代谢性脑病(发病 48 小时内)
	14.持续静脉滴注抗心律失常药物	28.复杂性骨牵引
2 分	1.监测 CVP	6.鼻饲
	2.同时开放 2 条静脉输液	7.因体液丢失过多行补液治疗
	3.病情稳定者行血液透析	8.静脉化疗
	4.48 小时内的气管切开	9.每小时记录神经生命体征
	5.气管内插管或气管切开者接 T 形管或面罩自主呼吸	10.频繁更换敷料

（续表）

评分	标准	
1分	1.监测 ECG	11.压疮
	2.每小时记录生命体征	12.留置导尿管
	3.开放1条静脉输液	13.吸氧治疗（鼻管或面罩）
	4.慢性抗凝治疗	14.静脉应用抗生素（<2种）
	5.常规记录24小时出入量	15.胸部物理治疗
	6.急查血常规	16.伤口、瘘管或肠瘘需加强冲洗、包扎或清创
	7.按计划间歇静脉用药	17.胃肠减压
	8.常规更换敷料	18.外周静脉营养或脂肪乳剂输入
	9.常规骨牵引	11.压疮
	10.气管切开护理	12.留置导尿管

3.多脏器功能障碍评分（Multiple Organ Dysfunction Score，表2-7）　此评分由 Marshall 于1995年提出，Richard 于2001年改良。

优点：参数少，评分简单，对病死率和预后预测准确。

不足：只反映6个常见器官功能的一个指标，不能全面反映其功能状态；对其他影响预后的因素没有考虑。

表2-7　多脏器功能障碍评分

器官衰竭	变量	0分	1分	2分	3分	4分
呼吸系统	PaO_2/FiO_2，mmHg	≥301	226~300	151~225	76~150	<76
血液系统	血小板，10^9/L	≥150	<150	<100	<50	<20
肝脏	胆红素，μmol/L	≤20	21~60	61~120	121~240	>240
PAHR 压力调整心率	HR（CVP/MAP）	≤10	10.1~15	15.1~20	20.1~30	>30
中枢神经系统	Glasgow coma score	15	13~14	10~12	7~9	≤6
肾脏	肌酐，μmol/L	<100	101~200	201~350	351~500	>500

* PAHR［pressure-adjusted heart rate，PAHR＝心率×右房压（或中心静脉压）/平均动脉压］

4.全身性感染相关性器官衰竭评分（sepsis-related organ failure assessment，SOFA，表2-8）　1994年，欧洲重症医学会提出此评分系统。强调早期、动态监测，包括6个器官，每项0~4分，每天记录最差值。目前研究显示最高评分和评分差值对评价病情更有意义。此评分方法后来也被称为"序贯器官衰竭评分"（sequential organ failure assessment，SOFA）。

表 2-8　全身性感染相关性器官衰竭评分

器官衰竭	变量	0 分	1 分	2 分	3 分	4 分
呼吸系统	PaO$_2$/FiO$_2$,mmHg	≥400	<400	<300	<200	<100
血液系统	血小板,10%/L	≥150	<150	<100	<50	<20
肝脏	胆红素,mg/dL	<1.2	1.2~1.9	2.0~5.9	6.0~11.9	>12.0
心血管系统	平均动脉压,mmHg		<70			
	多巴胺,ug/kg/min			≤5	>5	>15
	多巴酚丁胺,ug/kg/min			≤5		
	肾上腺素,pg/kg/min			任何剂量	≤0.1	>0.1
	去甲肾上腺素,ug/kg/min				≤0.1	>0.1
中枢神经系统	Glasgow coma score	15	13~14		6~9	<6
肾脏	肌酐,mg/dL	<1.2	1.2~1.9	10~12	3.5~4.9	≥5.0
	尿量,mL/d	≥500		2.0~3.4	<500	<200

5.器官功能障碍逻辑性评价系统(logistic organ dysfunction system,LODS,表 2-9)　1996年由 Le Gall 创建,其中每个变量都经过 Logistic 回归筛选,权重经过 Logistic 回归方程计算,包括 6 个器官,每项 0~5 分,最高 22 分,每天记录单个器官中的最差分值,其总分数与病情严重程度密切相关。

表 2-9　器官功能障碍逻辑性评价系统

器官衰竭	变量	0 分	1 分	3 分	5 分
呼吸系统	PaO$_2$/FiO$_2$, mmHg MV 或 CPAP(机械通气或持续气道正压通气)	无 MV 或 CPAP	≥150	<150	
血液系统	血小板,109/L	≥50	<50		
	白细胞,10%/L	2.5~49.9	1~2.4≥50	<1	
肝脏	胆红素,mg/dL	<34.2	≥34.2		
	PT 超过标准值(秒)或百分比	≤3 秒(≥25%)	>3 秒(<25%)		
心血管系统	收缩压,mmHg	90~239	70~89240~269	40~69≥270	<40
	心率,bpm	30~139	≥140		<30
中枢神经系统	Glasgow coma score	14~15	9~13	6~8	<6

（续表）

器官衰竭	变量	0分	1分	3分	5分
肾脏	肌酐, μmol/L	<106	106~140	≥141	
	血清尿素或尿素氮, mmol/L	<6	6~6.9	7~19.9	≥20
	尿量, L/d	0.75~9.99		0.5~0.7 ≥10	<0.5

6.特定器官功能障碍评分（表2-10） 该评分是指对特定器官功能进行评价，如肺损伤评分、肺部感染评分、心力衰竭评分、重症胰腺炎评分、DIC评分、肾衰竭评分、镇静评分等。

例如：Ranson评分，用来判断急性胰腺炎的严重程度Ranson评分。

表2-10 特定器官功能障碍评分

入院时	入院48小时
·年龄>55岁	·血细胞比容>10%
·白细胞>16×10⁹/L	·血尿素氮上升>1.785mmol/L
·血糖>11.2mmol/L	·血钙<2mmol/L
·乳酸脱氢酶>350IU/L	·氧分压<60mmHg
·谷草转氨酶>250IU/L	·碱缺失>4mol/L
	·失液量>6L

第三章　危重症监测技术

第一节　呼吸监测技术

呼吸和循环支持着一个人的生命,因此呼吸功能的支持和治疗是ICU的主要工作,有的ICU甚至配备专门的呼吸道治疗物理师。在ICU内接受呼吸支持治疗的有两类患者:一类是初期复苏成功的患者;另一类是危重患者,由于原发或继发的肺部损害而表现出呼吸功能不全。对于这两类患者,只有努力改善肺的通气和氧合能力,才能使病情好转。因此,ICU的呼吸护理以临床观察、呼吸功能监测、保持呼吸道通畅及机械呼吸的护理为重点。其中,根据病情观察、血气分析结果及呼吸功能监测指标,来调节呼吸机参数,保持呼吸道通畅,保证PaO_2和$PaCO_2$在正常范围,是ICU呼吸监测的重点工作内容。

一、一般监护

注意患者呼吸困难和发绀程度,咳嗽、咳痰及痰量和痰液性质、呼吸的气味、咯血和胸痛的情况等。要观察患者的呼吸运动,呼吸的频率、节律,球结膜有无充血和水肿,肺部叩诊音和呼吸音的变化,肺部啰音增多或减少,有无三凹征和水肿等。

二、呼吸功能测定

呼吸功能的监测项目很多。从测定呼吸生理功能的性质分为肺容量、通气功能、换气功能、呼吸动力功能、小气道功能监测、血气分析及特殊检测项目等。不同监测指标对于诊断与治疗的意义各有侧重,实际工作中不可能同时对所有项目进行监测,临床上应根据情况灵活运用。常用呼吸功能监测参数见表3-1。

表3-1　常用呼吸功能监测参数

参数	正常值	机械通气指征
潮气量(V_T、mL/kg)	5～7	–
呼吸频率(RR,BPM)	12～20	>35
无效腔量/潮气量(V_D/V_T)	0.25～0.40	>0.60
二氧化碳分压($PaCO_2$,mmHg)	35～45	>55
氧分压(PaO_2,mmHg)	80～100	<70(吸O_2)
血氧饱和度(SaO_2,%)	96～100	–
肺内分流量(Qs/Qt,%)	3～5	>20
肺活量(VC,mL/kg)	65～75	<15
最大吸气力(MIF,cmH_2O)	75～100	<25

注:$1mmHg = 0.133kPa$,$1cmH_2O = 0.098kPa$

三、脉搏氧饱和度(SpO₂)监测

SpO₂监测是利用脉搏氧饱和度仪(pulse oximetry,POM)测得患者的血氧饱和程度,从而间接判断患者的氧供情况,被称为第五生命体征监测,且能够无创持续经皮监测血氧饱和度。临床上SpO₂与SaO₂有显著的相关性,相关系数为0.90~0.98,故被广泛应用于多种复合伤及麻醉过程中监测。

1.监测方法　利用氧合血红蛋白和还原血红蛋白吸收光谱的不同而设计的脉搏血氧饱和度仪测定。脉搏血氧饱和度仪随着动脉搏动吸收光量,故当低温(<35℃)、低血压(<6.67 kPa)或应用血管收缩药使脉搏搏动减弱时,可影响SpO₂的正确性。另外当搏动性血液中存在与氧合血红蛋白及还原血红蛋白可吸收光一致的物质和亚甲蓝、Methb、COHb时也影响其结果的正确性。此外,不同测定部位、外部光源干扰等也影响其结果,因此临床应用时应注意干扰因素的影响。

2.意义　脉搏血氧饱和度监测能及时发现低氧血症,指导机械通气模式和吸入氧浓度的调整。正常SpO₂>94%,<90%常提示有低氧血症。

四、呼气末二氧化碳监测(expiratory CO₂ monitoring,$P_{ET}CO_2$)

比脉搏血氧饱和度仪早问世几十年,目前临床使用的一系列二氧化碳监测仪主要根据红外线原理、质谱原理、拉曼散射原理和图-声分光原理而设计,主要测定呼气末二氧化碳。

1.监测方法　最为常用的是红外线旁气流和主气流测定法,其他有质谱仪法和比色法等。

2.意义　无明显心肺疾病的患者,$P_{ET}CO_2$的高低常与$PaCO_2$数值相近,可反映肺通气功能状态和计算二氧化碳的产生量。另外,也可反映循环功能、肺血流情况、气管导管的位置、人工气道的状态,及时发现呼吸机故障、指导呼吸机参数的调整和撤机等。

五、动脉血气标本采集技术规范

动脉血气分析是通过对人体动脉血液中的pH、氧分压(PO₂)和二氧化碳分压(PCO₂)等指标进行测量,从而对人体的呼吸功能和血液酸碱平衡状态做出评估的一种方法。

1.适应证

(1)各种疾病、创伤、手术所导致的呼吸功能障碍者。

(2)呼吸衰竭的患者,使用机械辅助呼吸治疗时。

(3)抢救心肺复苏后,对患者的继续监测。

2.禁忌证

(1)有出血倾向者,穿刺部位皮肤有炎症或股癣等。

(2)动脉炎或血栓形成者。

(3)有出血倾向,穿刺局部有感染。

(4)桡动脉穿刺前应进行Allen试验,阳性者不应做穿刺。

3.目的

(1)可以用来动态判断患者通气和氧合状态:判断有无呼吸衰竭及呼吸衰竭类型的最客观的指标。主要看两项即PaO_2和$PaCO_2$,若仅PaO_2<60mmHg为Ⅰ型呼吸衰竭,若PaO_2<60mmHg且$PaCO_2$>50mmHg为Ⅱ型呼吸衰竭。

(2)了解机体的酸碱平衡情况:动态的动脉血气分析对于判断危重患者的呼吸功能和酸

碱失衡类型、指导治疗、判断预后均有重要的作用。

（3）是监测呼吸机治疗效果的重要指标之一。

（4）为制订治疗方案和护理计划提供了依据。

4.准备

（1）用物准备：医嘱单、血气分析报告单、无菌治疗盘、血气分析专用套包1个、检查手套、安尔碘消毒液、棉签、利器盒、洗手液，检查用物的有效期，物品处于备用状态。

（2）环境准备：病室安静整洁，光线充足，适宜操作，关闭门窗（或窗帘），请无关人员回避，保护患者隐私。

（3）护士准备：衣帽整洁，洗手戴口罩。

（4）患者准备：患者处于安静状态，配合操作。

5.操作流程

（1）素质准备：服装整洁。

（2）评估：桡动脉（Allen试验）。嘱患者握拳，观察两手指尖，同时压迫桡、尺动脉，然后再放松压迫尺动脉的同时，让患者松拳，观察手指的颜色。如5秒内手掌由苍白变红，表明桡动脉侧支循环良好，Allen试验阴性，如长于5秒手掌颜色仍不变红，则表示动脉侧支循环不佳，Allen试验阳性。

（3）洗手-戴口罩：七步洗手法正确洗手。

（4）物品准备：①医嘱单、血气分析报告单；②无菌治疗盘、血气分析专用套包1个；③检查手套、安尔碘消毒液、棉签；④利器盒、洗手液。

（5）解释核对：采用两种身份识别的方法进行患者身份确认（腕带、反问式）。

（6）体位准备：仰面平卧位。

（7）穿刺肢体放置：护士站在穿刺侧，取站立位，视线保持在采血部位区域内。上肢伸直略外展，腕部背曲30°。

（8）一指定位：距掌纹线2~3cm，动脉搏动最强处通过"一按一提"，仔细感觉动脉的搏动。

（9）放置治疗巾：手不触及无菌治疗巾内侧。

（10）消毒：以动脉搏动最强点为圆心，消毒范围大于5cm×5cm，消毒2遍。

（11）戴手套：严格按照戴手套方法进行操作。

（12）拆血气分析专用注射套包：将动脉采血器推至底部再拉至预设位置，除去针头护套。

（13）进针：采血者用左手示指固定桡动脉，右手以执笔式的方法把持注射器，手的小鱼际贴在患者的大鱼际处，针头斜面向上，沿示指边缘45°~90°刺入皮肤。

（14）采血：见回血后，固定注射器，血液自动涌入采血器，空气经孔石装置排出，血液液面达到预设位置孔石会自动封闭。

（15）拔针：拔出针头，将动脉采血器针头垂直插入橡皮塞中，如血液未达到预设位置，则缓缓推动采血器针栓将气泡融入孔石排气。

（16）处理针头：①丢弃针头和针塞；②螺旋拧上安全针座帽；③脱手套。

（17）轻转：①轻轻转动注射器；②保证血液与抗凝剂完全混合。

（18）观察宣教：①穿刺结束后观察穿刺部位有无渗血、肿胀；②血液循环障碍并交代注意事项。

（19）整理床单位：①取舒适体位；②妥善放置呼叫铃。

（20）医嘱处理：打铅笔勾，签名签时间。

（21）记录：在检验申请单上注明采血时间、氧疗方法与浓度、持续时间和体温马上送检。

6.注意事项

（1）告知患者家属采血前应嘱患者平卧或静坐5分钟，帮助患者缓解紧张情绪，防止过度通气或屏气；如患者给氧方式发生改变，应在采血前等待20~30分钟，以达到稳定状态，保证检测结果的准确性。

（2）严格无菌操作，预防感染。

（3）采血后穿刺部位按压5~10分钟，如有出血倾向则延长按压时间，防止血肿发生。

（4）标本应隔绝空气，避免混入气泡或静脉血。

（5）为避免细胞代谢造成的错误检测结果，采血后应立即送检，并在30分钟内完成检测；如进行乳酸检测，须在15分钟内完成检测。

（6）标本在运送过程中，应避免使用气动传送装置，避免由于剧烈震荡导致血标本溶血，以及PO_2等检测值的不准确。

（7）下肢静脉血栓患者，避免从股动脉及下肢动脉采血。

（8）填写血气分析申请单时注明采血时间、患者体温、吸氧方法、氧浓度及呼吸机各参数等。

六、床旁动脉血气检测技术规范

床旁动脉血气检测是指在患者床旁使用便携式仪器进行检验，并具有操作简便、能快速得到检测结果的检测方式，对人体动脉血液中氧分压（PO_2）、二氧化碳分压（PCO_2）、血氧饱和度，以及测定血液酸碱度（pH）、碳酸氢盐、阴离子间隙等指标进行测量，通过分析判定了解肺的通气与换气功能、呼吸衰竭类型与严重程度，以及各种类型的酸碱失衡状况做出评估的一种手段。

1.适应证

（1）病情危重、急需查看检验结果，应用于急诊急救、重症监护及其相关临床科室。

（2）各种疾病、创伤、手术所导致的呼吸功能障碍者。

（3）呼吸衰竭的患者，使用机械辅助呼吸治疗时。

（4）抢救心肺复苏后，对患者的继续监测。

2.禁忌证

（1）有出血倾向者，穿刺部位皮肤有炎症或股癣等。

（2）动脉炎或血栓形成者。

（3）有出血倾向，穿刺局部有感染。

（4）桡动脉穿刺前应进行Allen试验，阳性者不应做穿刺。

3.目的

（1）可以用来动态评估病情，判断患者通气和氧合状态：判断是否存在呼吸衰竭及呼吸衰竭类型的最客观的指标。主要看两项即PaO_2和$PaCO_2$，若仅$PaO_2<60mmHg$为Ⅰ型呼吸衰竭，若$PaO_2<60mmHg$且$PaCO_2>50mmHg$为Ⅱ型呼吸衰竭。

（2）了解机体的酸碱平衡失调情况：动态的动脉血气分析对于判断危重患者的呼吸功能和酸碱失衡类型、指导治疗、判断预后均有重要的作用。

（3）了解机体的电解质情况:动态的动脉血气分析对于判断危重患者的电解质失衡类型、指导治疗及用药、判断预后均有重要的作用。

（4）了解机体乳酸含量:动态评估危重患者是否存在微循环障碍,指导治疗、用药及预后效果。

（5）是监测呼吸机治疗效果的重要指标之一。

4.准备

（1）用物准备:医嘱、血气条码、动脉血气针、检查手套、安尔碘消毒液、棉签、利器盒、洗手液,检查用物的有效期,物品处于备用状态。

（2）电脑准备:血气分析仪在备用状态。

（3）环境准备:病室安静整洁,光线充足,适宜操作,关闭门窗(或窗帘),请无关人员回避,保护患者隐私。

（4）护士准备:衣帽整洁,洗手戴口罩。

（5）患者准备:患者处于安静状态,配合操作。

5.操作流程

（1）素质准备:服装整洁。

（2）打印条码:处理医嘱、打印条码。

（3）评估桡动脉(Allen试验):嘱患者握拳,观察两手指尖,同时压迫桡、尺动脉,然后再放松压迫尺动脉的同时,让患者松拳,观察手指的颜色。如5秒内手掌由苍白变红,表明桡动脉侧支循环良好,Allen试验阴性,如长于5秒手掌颜色仍不变红,则表示动脉侧支循环不佳,Allen试验阳性。

（4）物品准备:医嘱单、无菌治疗盘、血气分析专用套包1个、检查手套、安尔碘消毒液、棉签、利器盒、洗手液。

（5）洗手戴口罩:七步洗手法正确洗手。

（6）解释核对:采用两种身份识别的方法进行患者身份确认(腕带、反问式)。

（7）体位准备:仰面平卧位。

（8）穿刺肢体放置:护士站在穿刺侧,取站立位,视线保持在采血部位区域内。上肢伸直,略外展,腕部背曲30°。

（9）一指定位:距掌纹线2~3cm,动脉搏动最强处通过"一按一提",仔细感觉动脉的搏动。

（10）放置治疗巾:手不触及无菌治疗巾内侧。

（11）消毒:以动脉搏动最强点为圆心,消毒范围大于5cm×5cm,消毒2遍。

（12）戴手套:严格按照戴手套方法进行操作。

（13）拆血气分析专用注射套包:将动脉采血器推至底部再拉至预设位置,除去针头护套。

（14）进针:采血者用左手示指固定桡动脉,右手以执笔式的方法把持注射器,手的小鱼际贴在患者的大鱼际处,针头斜面向上,沿示指边缘45°~90°刺入皮肤。

（15）采血:见回血后,固定注射器,血液自动涌入采血器,空气经孔石装置排出,血液液面达到预设位置孔石会自动封闭。

（16）拔针:拔出针头,按压穿刺点至少5分钟,盖上防刺伤盖,如血液未达到预设位置,则缓缓推动采血器针栓将气泡排出。

（17）处理针头:分离针头,螺旋拧上针座帽。

（18）轻转：轻轻转动注射器，保证血液与抗凝剂完全混合。

（19）观察宣教：穿刺结束后观察穿刺部位有无渗血、肿胀及局部血液循环障碍并交代注意事项。

（20）信息处理：在电脑桌面点击一般检验，输入自己工号登录，点击信息处理界面，选择已做最后一个样本信息，点击下一样本，扫描条码以录入申请单ID。

（21）开机，准备采样：在待机状况下，仪器默认标本类型为动脉血，点击开始键。

（22）再次混匀血样：操作人员将血液标本抽取到注射器后须将注射器上下翻转至少5次，然后将注射器置于股掌之间揉搓至少5次充分地使其混合。

（23）排出第一滴血：测定前将针座帽取下，排出第一滴血，以防止在注射器的顶端形成小凝块。

（24）吸血样：等吸样针伸出时，手持血气针靠近，使得吸样针插入样本中，点击OK键，此时采样器靠近注射器活塞的底部，但是不能有接触。

（25）离开血样垃圾处理：当听到"嘀嘀嘀"声响提示吸样结束，移开样本，作为生物污染垃圾处理。

（26）输入患者参数：点击编排码，扫描条码以录入；手工输入患者体温、吸氧流量参数；点击OK键。

（27）等候结束：测定完成后，仪器自动显示。

（28）样本接收：在信息处理界面中点击数据接收按钮。

（29）打印结果：选定样本，审核并打印。

（30）查看结果：将血气单交于医师查看结果。

6.注意事项

（1）对患者的采血状态做出全面评估，及时调整相关可控因素，使患者静卧10~15分钟，机械通气者在调整呼吸参数30分钟内尽量不要采血；意识清醒者，告知相对静脉穿刺而言，动脉穿刺的疼痛感更加明显，做好心理疏导，使患者尽量保持稳定的情绪，以免其由于心理状态不稳定而影响检测结果，保证检测结果的准确性。

（2）选择合理的采血部位：血气分析采血部位首选桡动脉作为穿刺血管。其他股动脉由于位置较深、侧支循环差，易出现误入股静脉的现象，且采血后按压时间较长，一般适用于休克的患者或周围循环衰竭的患者。

（3）严格无菌操作，预防感染。

（4）采血后穿刺部位按压5~10分钟，如有出血倾向则延长按压时间，防止血肿发生。

（5）标本应隔绝空气，避免混入气泡或静脉血。

（6）由于血气分析的特殊性，标本要求在10分钟内进行检测。如遇特殊情况，应放置0~4℃的冰水混合物中储存，保存时间不超过30分钟。

（7）下肢静脉血栓患者，避免从股动脉及下肢动脉采血。

（8）做血气分析过程中要输入患者体温、吸氧方法、氧浓度及呼吸机各参数等。

（9）床旁血气分析仪接受的样本是全血，标本中可能存在凝血丝或凝血小块，要求充分混匀样本，发现血凝块，进行校准，如校准后仍然阻塞，联系专业人员进行检测。

七、呼气末二氧化碳监测技术规范

呼气末二氧化碳(end-tidal carbon dioxide, $ETCO_2$)指呼气终末期呼出的混合肺泡气含有的二氧化碳分压或二氧化碳浓度,可反映肺通气,还可反映肺血流。在无明显心肺疾病且V/Q比值正常时,$ETCO_2$可反映$PaCO_2$(动脉血二氧化碳),正常$ETCO_2$为5%,相当于5kPa(38mmHg)。

1.适应证

(1)证实人工气道位置。

(2)心肺复苏术。

(3)程序性镇静和镇痛。

(4)肺疾病(阻塞性肺疾病、肺栓塞)。

(5)心力衰竭。

(6)代谢紊乱(糖尿病酮症酸中毒、胃肠炎)。

(7)休克。

(8)改善创伤的分级。

2.禁忌证　如果监测所获得的数据是用于评估并考虑到患者的临床状况,患者应用呼气末二氧化碳监测并无绝对禁忌证。

3.目的

(1)可以用来反映肺的气体交换状况、通气血流分布情况及循环状态等指标。

(2)临床上通过测定$PetCO_2$反映$PaCO_2$的变化,以监测患者的通气功能。

4.准备

(1)用物准备:描记仪或监测仪主机及配件(如气道适配器、采样管,视仪器而定)。仪器应按照操作手册的建议进行校准。

(2)环境准备:病室安静整洁,光线充足,适宜操作,关闭门窗。

(3)护士准备:衣帽整洁,洗手戴口罩。

(4)患者准备:患者处于安静状态,配合操作。

5.操作流程　测量方法有两种:主流和旁流/微流。

(1)主流式:直接将CO_2传感器放置在患者呼吸管路导管中,直接对呼吸气体中的CO_2进行浓度转换,然后将电信号送入监护仪进行分析处理得到CO_2值。

(2)旁流/微流式:配置一个泵,通过采样管将患者的呼出气体抽出来,由内置监护器内的CO_2传感器及CO_2模块对其进行分析与测量。既能用于插管患者也能用于非插管患者。

6.注意事项

(1)CO_2传感器预热到工作温度方可进行测量,否则测量的准确度会有轻微的降低。

(2)为保证测量的准确性,消除测量过程中基线漂移对结果的影响需进行校零。在主流式测量过程中,当更换适配器或传感器重新与CO_2模块连接时需要对传感器进行校零,注意要先将传感器与患者管路断开。

(3)对于旁流/微流CO_2模块一般不需要进行日常校验,但每年或测量数值偏差较大时必须进行校验。

(4)采用旁流方式测量CO_2时,应定期检查水槽,防止因水滴或水槽中过滤材料的失效而引起管路堵塞,最好一个月更换一次水槽。

7.前沿进展

(1)测量技术发展:微型化、低功耗、高可靠是呼气末二氧化碳测量技术的发展趋势。最新的测量系统在测量的精确度、响应速度和采样管路改进方面都取得了革新。

1)精确度:CO_2光潜探测技术;耗材包括过滤器及集水器以保证测量小受到其他气体的影响(O_2、N_2O、氦气及其他麻醉气体)。

2)响应速度:快速进入连续监测以适用于急诊及突发状况;无须组装的集成式耗材;单次使用无须归零及标定。

3)采样管路改进:多种耗材类型选择;张口呼吸也能采样;微内径、低采样量、低无效腔。

(2)监测应用:《中国麻醉学指南与专家共识》中多次提到,应积极主动地将呼气末二氧化碳监测广泛应用于器官插管或喉罩全身麻醉以外的麻醉/深度镇静患者中,提高口鼻式采样呼气末二氧化碳监测技术和设备在中心手术室外麻醉场所的应用,如无痛胃肠镜室、无痛人流室、介入室。

第二节　循环监测技术

循环功能监测是由专业监护人员通过有创或无创的手段,依据物理学定律,结合生理学和病理生理学的概念,对循环中血液运动的规律性进行定量、动态、连续地测量与分析,以判断患者的循环状态,获得的数据为分析病情和指导临床治疗提供依据。近年来循环功能监测技术的不断进步,方法和手段不断更新,选择恰当的监测手段实现临床监测目标,凸显监测手段的重要性。

一、无创血压监测

无创血压监测(noninvasive bloodpressure,NIBP)简单易行,不需要特殊设备,是临床上最常用的测压方式。无创测压法根据袖带充气方式的不同,分为手动测压法和自动测压法两类。手动测压法包括听诊法和触诊法,自动测压法包括自动间断测压法和自动连续测压法。手动测压法因不能连续监测动脉血压及设定报警范围,且因袖带或听诊等因素而较易产生误差,故不适宜危重症患者的血压监测。

1.自动间断测压法　又称自动无创性测压(automated noninvasive blood pressure,ANIBP),是应用最为广泛的无创动脉血压监测方法,主要采用振荡技术通过充气泵定时使袖带充气和放气来测定血压。ANIBP能够通过监护设备自动定时测量和显示收缩压、舒张压、平均动脉压和脉率,并能设定报警范围,其对伪差的检出较可靠,如肢体抖动时袖带充气即暂停,稳定后自动重新开始进行充气测压。测量过程手臂不能有挤压;患者正在移动、发抖或痉挛,测量数值将会不准确,甚至不能进行测量;除非病情需要,不必频繁测量血压,频繁测量将影响结果的准确性;心律失常也会影响血压的测量值。ANIBP的优点在于无创性、重复性,操作简单、易于掌握,适用范围广泛。

2.自动连续测压法(continuous noninvasive arterial pressure,CNAP)　主要是通过红外线、微型压力换能器或光度测量传感器等实现对瞬时血压的测量,可以反映每个心动周期动脉血压的变化,但由于需要与标准的NIBP法校对,因而尚未在临床上得到广泛应用。

血压计袖带过大或过小是临床上影响血压测量值的最常见问题。有研究表明袖带气囊的长度和宽度应该分别为上臂臂围的80%和40%(长宽比2∶1)。绝大多数患者的右臂上臂围在27~34cm,选择袖带气囊为13cm×34cm为宜。2005年美国心脏学会血压测量指南推荐不同臂围的血压计袖带尺寸,具体见表3-2。

表3-2 2005年美国心脏学会血压测量指南推荐不同臂围的血压计袖带尺寸

上臂臂围(cm)	分类	血压计袖带气囊尺寸(cm)
22~26	小个成人	12.0(宽)×22.0(长)
27~34	标准成人	13.0(宽)×30.0(长)
35~44	大个成人	16.0(宽)×36.0(长)
45~52	大腿袖带	16.0(宽)×42.0(长)

二、心电监测

心电监测是重症患者监测的基本内容之一,通过监护仪持续监测患者的心电活动,临床医护人员可以从中获得患者心电活动的变化情况,从而及早采取相应措施,处理可能发生危及患者生命的恶性事件。

1.准备物品 监护仪、心电监护电缆线、电极片、0.9%氯化钠棉球。

2.操作步骤

(1)监护仪准备:接心电监护仪电源,监护仪电源指示灯亮,打开监护仪开关,检查监护仪工作状态是否正常。

(2)患者准备:患者平卧或半卧位,并向患者说明监测的项目、必要性及注意事项。

(3)电极片粘贴位置:根据三导联或五导联心电监测,确定电极片的粘贴位置。

1)五导联电极片安放位置:①右上导联(RA):右锁骨中线第一肋间;②右下导联(RL):右锁骨中线剑突水平处;③中间导联(C):胸骨左缘第四肋间,或者临床需要的监测胸导联的位置;④左上导联(LA):左锁骨中线第一肋间;⑤左下导联(LL):左锁骨中线剑突水平处。

2)三导联电极片安放位置:①右上导联(RA):右锁骨中线第一肋间;②左上导联(LA):左锁骨中线第一肋间;③右下导联(RL):右锁骨中线剑突水平处;④右上导联(RA):右锁骨中线第一肋间;⑤左上导联(LA):左锁骨中线第一肋间;⑥左下导联(LL):左锁骨中线剑突水平处。

(4)电极片粘贴:清洁患者胸部皮肤,贴好电极片。

(5)导联选择:将心电导联线与电极片连接,监护仪屏幕心电示波出现后,选择ECG菜单栏"导联选择"。根据临床监测需要选择合适导联。

(6)监测设置:设置ECG波形大小、心率报警的最低限及最高限、心律失常报警范围及报警强度等。

3.主要观察指标

(1)心率和心律。

(2)P波是否存在且规则,其形态、高度和宽度有无异常。

(3)ORS波群。

(4)ST-T段及T波。

（5）有无异常波形出现。

4.心电监测常见问题分析及处理

（1）监护仪不能开机：可能原因为电源供电不正常或电池容量不足，应检查心电监护仪采取哪种供电方式及供电是否正常、电池容量是否充足。

（2）严重的交流电干扰：可能原因为电极片脱落，导线断裂折断及（或）导电糊干涸等，应检查电极片和导联线，如有问题及时进行调整和更换，电极片每24小时更换1次，避免导电糊干涸。

（3）基线漂移：可能原因为患者活动或电极固定不良，检查患者情况，提醒尽量减少活动并确认电极片是否固定良好。

（4）严重的肌电干扰：电极放于胸壁肌肉较多的部位时可能发生肌电干扰，可移动电极片到肌肉比较少的部位。

（5）心电图振幅低：可能为正负电极间距离太近或两个电极之一正好放在心肌梗死部位相应的体表，应调节振幅设定。

（6）ECG波形增益不能调节到最大：波形显示的空间太小，应调节ECG界面为常规显示，再进行调节增益。

（7）心电不正常：可能为导联线连接不正常，电极片粘贴不正确，导联设置错误，患者过度肥胖，应检查导联线连接或电极片粘贴是否正确，检查导联设置是否正确，是否将五导联的导线当作三导联使用，如果患者过度肥胖，尝试更改电极片粘贴的位置。

5.常见心电异常

（1）分析QBS波群的速率、规律及形态；分析P波的速率、规律及形态；分析PR间期及QRS间期。然后总结患者有否出现心律失常或房室传导阻滞。如发现频发（>5次/分）、多源性、成对或RonT现象的室性期前收缩，室性心动过速，预激伴发心房颤动，窦性停搏，二度Ⅱ型或三度房室传导阻滞等，立即报告医师。

（2）分析ST段位置，T波形态、振幅。结合临床症状总结患者有否存在心肌梗死或电解质紊乱等情况。如发现有ST段明显抬高、压低，或T波高尖、低平、倒置等，立即汇报医师。

三、心阻抗血流图及临床应用

心阻抗血流图（impedance cardiography，ICG）是一种无创心排血量测量术，采用胸腔阻抗法（thoracic electrical bio-impedance，TEB）可以实时连续获取血流动力学和心功能评价参数，并具有简便、无创、成本低廉的特点。

心阻抗血流图是以生物电抗技术为基础的无创血流动力学和心排血量监测系统，在患者颈部、胸部两侧各贴一对电极并输入相关数据，即可在心阻抗血流图仪上连续监测相关血流动力学参数，监测数据包括心排血量（CO）、每分钟心跳次数（BPM）、心排指数（CI）、每搏输出量（SV）、每搏输出量变异（SVV）、每搏指数（SVI）、心室射血时间（VET），以及通过测量胸腔电阻抗来跟踪胸腔液体变化的胸腔液体含量（TFC），同时还能够记录无创血压（NIBP）和总外周阻力（TPR）。

四、有创动脉血压监测

有创动脉血压监测（invasive blood pressure，ABP）是直接在动脉内测量血压的方法。因其准确、直观、易取动脉血等特点，确立了其危重患者中常用且为"金标准"的地位。重症医学科中 ABP 是一个基础血流动力学监测技术,能持续观察循环系统的动态变化,连续、准确提供动脉收缩压、舒张压、平均压的数据。直接动脉测压可以反映呼吸和容量之间的关系,如正压通气时,收缩压下降,可能存在低血容量。通过观察压力波形,可以间接估计血容量、心肌收缩力、心排血量等,估计体外循环停机困难程度、是否需要正性肌力药物等。

在周围动脉不同部位测量有创性动脉压要考虑到不同部位的动脉压。人体仰卧时,测定主动脉、大动脉及其分支和周围动脉压力时,收缩压依次升高,而舒张压逐渐降低,脉压相应增宽。决定血流的平均动脉压从主动脉至周围小动脉则逐渐降低。足背动脉离心脏的距离约为桡动脉离心脏距离的 2 倍。平卧时测量此二处血压可见波形(离主动脉越远,由高频成分组成的脉搏波切迹就越不明显)及压力数值存在差异。股动脉收缩压较桡动脉高 10~20mmHg,而舒张压低 15~20mmHg。足背动脉收缩压可较桡动脉约高 10mmHg,而舒张压约低 10mmHg。

1.适应证

(1)血流动力学不稳定或有潜在危险的患者。

(2)危重患者的监护。

(3)复杂心胸、腹部大手术和器官移植的围术期监护。

(4)外科手术中需控制性降压时。

(5)需反复取动脉血样的患者。

(6)需用血管活性药进行血压调控的患者。

(7)呼吸、心跳停止后复苏的患者。

(8)无创血压测量困难的患者。

2.禁忌证

(1)Allen 试验阳性者。

(2)穿刺局部或周围存在感染的患者。

(3)血管疾病的患者,如血栓闭塞性脉管炎等。

(4)手术操作所涉及的部位。

(5)严重凝血功能障碍患者,但并非绝对禁忌证。

3.临床意义

(1)提供准确、可靠和连续的动脉血压数据,适用于严重低血压、休克、重大手术及周围血管收缩或痉挛等患者的诊断和治疗。

(2)正常动脉压波形:可分为收缩相和舒张相。主动脉瓣开放和快速射血入主动脉时为收缩相,动脉压波迅速上升至顶峰,即为收缩压。血流从主动脉到周围动脉,压力波下降主动脉瓣关闭,直至下一次收缩开始,波形下降至基线为舒张相,最低点即为舒张压。动脉压波下降支出现的切迹称重搏切迹。身体各部位的动脉压波形有所不同,脉搏冲波传向外周时发生明显变化,越是远端的动脉,压力脉冲到达越迟,上升支越陡,收缩压越高,舒张压越低,但重搏切迹不明显。

(3)压力上升速率(dp/dt):通过动脉压波测量和计算左右心室及主动脉 dp/dt,是一个心肌收缩性的粗略指标,方法简单易行,可连续测量。心功能正常的患者 dp/dt 为 1200mmHg/s 左右;心脏病及心功能较差者 dp/dt 为 500~800mmHg/s。

（4）异常动脉压波形

1）圆钝波：波幅中等度降低，上升和下降支缓慢，顶峰圆钝，重搏切迹不明显，见于心肌收缩功能低下或容量不足。

2）不规则波：波幅大小不等，期前收缩波的压力低平，见于心律失常患者。

3）高尖波：波幅高耸，上升支陡，重搏切迹不明显，舒张压低，脉压宽，见于高血压及主动脉瓣关闭不全。主动脉瓣狭窄者，下降支缓慢及坡度较大，舒张压偏高。

4）低平波：上升和下降支缓慢，波幅低平，严重低血压，见于休克和低心排血量综合征。

4.动脉穿刺置管操作步骤　动脉穿刺途径通常首选桡动脉，也可选用肱动脉、足背动脉、股动脉或腋动脉。桡动脉穿刺置管法如下。

（1）掌弓侧支循环评估：腕部桡动脉位于桡侧屈肌腱和桡骨下端之间的纵沟内，桡动脉构成掌深弓，尺动脉构成掌浅弓。两弓之间存在侧支循环，掌浅弓的血流88%来自尺动脉。桡动脉穿刺前常用 Allen 试验法判断来自尺动脉掌浅弓的血流是否足够。

1）前臂抬高，术者用双手拇指分别摸到桡、尺动脉搏动。

2）嘱患者做 3 次握拳和松拳动作，压迫阻断桡、尺动脉血流，直至手部变苍白。

3）前臂放平，解除尺动脉压迫，观察手部转红的时间。正常为 5~7 秒；0~7 秒提示掌弓侧支循环良好；8~15 秒属可疑；>15 秒提示掌弓侧支循环不良，禁忌选用桡动脉穿刺插管。对于昏迷的患者则可采用改良 Allen 试验。具体的做法是：举高穿刺侧手臂，双手同时按压尺、桡动脉至氧饱和度波形及数值消失，随即放低手并松开对尺动脉的压迫，若 7 秒内屏幕出现规则的氧饱和度波形及数值表示阴性，反之则为阳性。

（2）穿刺用物准备

1）聚四氟乙烯套管针，成人用 18~20G，小儿用 22G。

2）冲洗装置：测压管道系统、换能器、加压袋（充气压力应大于 300mmHg）、0.9%氯化钠溶液或含肝素的 0.9%氯化钠冲洗液。

3）电子测压系统。

（3）穿刺步骤

1）常选用左手，固定手和前臂，腕下放垫布或纸巾，背屈或抬高60°。

2）定位：腕部桡动脉在桡侧屈肌腱和桡骨下端之间纵沟中，桡骨茎突上下均可摸到搏动。

3）术者左手中指摸及桡动脉搏动，示指在其远端轻轻牵拉，穿刺点在搏动最明显处的远端约 0.5cm。

4）常规消毒、铺巾，严格遵循无菌技术。

5）套管针与皮肤成 30°~40°，对准中指摸到的桡动脉搏动方向，当针尖接近动脉表面时刺入动脉，直到针尾有血溢出为止。

6）抽出针芯，如有血喷出，可顺势推进套管，血外流通畅表示穿刺置管成功。

7）如无血流出，将套管压低成 30°，并将导管徐徐后退，直至尾端有血畅流为止，然后将导管沿动脉平行方向慢速旋转推进。

8）排尽测压管道通路的空气，边冲边接上连接管，装上压力换能器（调整好零点）和监测仪，加压袋压力保持在 300mmHg。

9）用粘贴敷料固定以防滑出，用 0.9%氯化钠溶液冲洗 1 次，即可测压。

10）目前在临床上还可采用超声技术以实现可视化穿刺，在操作前可以先用超声探知动脉具体深度、动脉管壁直径、动脉搏动情况等,也可采用边超声边穿刺的方法,保证穿刺的成功率,减轻患者的痛苦。

5.常见并发症及其防治

(1)常见并发症:常见并发症有血栓形成与动脉栓塞、动脉空气栓塞、渗血、出血和血肿、局部或全身感染。血栓形成与动脉栓塞是最主要的并发症,血栓形成发生率为20%~50%,原因有:①置管时间较长;②导管过粗或质量差;③穿刺技术不熟练或血肿形成;④严重休克和低心排出重综合。动脉栓塞发生率,桡动脉为17%,肱动脉为44%,颞动脉和足背动脉则较低。

(2)发症防治

1)动脉栓塞防治方法:①Allen试验阳性或并存动脉病变者,避免用桡动脉穿刺插管;②严格无菌操作;③减少动脉损伤④排尽空气;⑤发现血块应及时抽出,严禁注入;⑥测压肢体末梢循环不良时,应及时更换测压部位;⑦导管妥加固定,避免移动;⑧定时用0.9%氯化钠溶液冲洗;⑨发现血栓形成和远端肢体缺血,应立即拔除测压导管,必要时可手术取血栓,以挽救肢体。

2)严防动脉空气栓塞,换能器三通和管道必须充满0.9%氯化钠溶液,排尽空气,应选用袋装盐水,外围用气袋加压冲洗装置。

3)动脉置管期间严格执行无菌操作,置管时间最长1周,如需继续应更换置管部位。

6.护理

(1)动脉置管期间保持肢体和传感器在同一水平,每逢翻身或抽血后需重新调零。

(2)每次抽血时需做好接口的消毒,不残留血迹。

(3)动脉置管穿刺点确保严格无菌,局部消毒1周2次,选择大小适合的敷贴,如穿刺点有渗血,需及时消毒并更换敷贴。置管时间最长1周,如需继续监测血压应更换置管部位。

(4)如测压肢体末梢循环不良时,应及时更换穿刺部位。

(5)护理过程中需经常检查压力袋的压力是否在300mmHg,以起到冲洗作用,保持管路的通畅。

(6)拔管后需沙袋压迫20~30分钟,如有凝血功能障碍的患者需更长时间。

五、中心静脉压监测

中心静脉压(central venous pressure,CVP)是指右心房及上、下腔静脉胸腔段的压力,临床通过CVP判断患者血容量、心功能与血管张力等的情况,是判断和指导抢救的重要数据之一。CVP测量的适应证有:①严重创伤、各类休克及急性循环衰竭等重症患者;②各类大手术中,尤其是心血管、头颅和腹部大手术;③需长期输液或完全胃肠外营养治疗的患者;④需接受大量、快速输液的患者。

目前测量CVP最常用的监测途径为经中心静脉导管。中心静脉导管(central venous catheter,CVC)是经颈内静脉、锁骨下静脉或股静脉穿刺。经外周静脉置入中心静脉导管(peripherally inserted central catheter,PICC)是经外周静脉穿刺的中心静脉导管。临床使用PICC测量CVP的情况逐渐增多。一些研究者对PICC能否替代CVC准确测量CVP展开研究,对于留置PICC的患者在病情突然发生变化时,若能经该通路进行CVP监测,则可及时为临床决策提供依据;同时,若能够使用PICC替代CVC进行CVP监测,则可充分发挥PICC

在导管相关性感染发生率较低、各种留置并发症少、留置时间长等方面的优势。临床上仍需要进一步的观察来说明应用 PICC 与应用 CVC 进行 CVP 监测的一致性问题。

1.测量 CVP 的装置

（1）换能器测压：是 ICU 最为常用的方法，换能器测压可连续记录静脉压和描记压力波形。

（2）水压力计测压：用一个直径为 0.8～1.0cm 的玻璃管和刻有 cmH_2O 的标尺一起固定在盐水架上，接上三通开关，连接管内充满液体，排出空气泡，一端与输液器相连，另一端连接中心静脉穿刺导管，标尺零点对准腋中线右心房水平，阻断输液器一端，即可测 CVP，这种测量 CVP 的装置可自行制作，操作简易，结果准确可靠。

2.临床意义

（1）正常值：CVP 的参考值为 5～10cmH_2O，<5cmH_2O 提示血容量不足，15～20cmH_2O 提示输液过多或心功能不全。

（2）影响因素

1）病理因素：CVP 升高见于左或右心室衰竭、输血补液过量、肺梗死、支气管痉挛、纵隔压迫、张力性气胸及血胸、慢性肺部疾病、心脏压塞、缩窄性心包炎、腹内压增高的各种疾病及先天性和后天性心脏病等。CVP 降低的原因是失血和脱水引起的低血容量，以及周围血管扩张，如分布性休克等，还包括心肌收缩力增强。

2）神经体液因素：交感神经兴奋，儿茶酚胺、血管升压素、肾素和醛固酮等分泌增加，血管张力增加，使 CVP 升高。相反，降低交感神经兴奋时，使血管张力减少，血容量相对不足，则 CVP 降低。

3）药物因素：快速输液、应用去甲肾上腺素等血管收缩药物，CVP 明显升高；用扩血管药物或心功能不全患者使用洋地黄等强心药物后，CVP 下降。

4）其他因素：有缺氧和肺血管收缩，患者挣扎和躁动，控制呼吸时胸膜腔内压增加，腹腔手术和压迫等均使 CVP 升高、麻醉过深或椎管麻醉时血管扩张，CVP 降低。

（3）CVP 波形分析

1）正常波形：有 3 个正向波 a、v、c 和两个负向波 x、y。a 波由心房收缩产生；c 波代表三尖瓣关闭；v 波由右心房主动充盈和右心房收缩时三尖瓣向右心房突出形成；x 波反映右心房舒张时容量减少；y 波表示三尖瓣开放，右心房排空。正常右心房平均压为 5～10mmHg。

2）异常波形：①压力升高和 a 波抬高和扩大：见于右心室衰竭、三尖瓣狭窄和反流，心脏压塞、缩窄性心包炎、肺动脉高压及慢性左心衰竭，容量负荷过多；②v 波抬高和扩大：见于三尖瓣反流，心脏压塞时舒张期充盈压升高，a 波与 v 波均抬高，右心房压力波形明显，x 波突出，而 y 波缩短或消失，但缩窄性心包炎的 x 波和 y 波均明显突出；③呼吸时 CVP 波形：自主呼吸吸气时，压力波幅降低，呼气时增高，机械通气时随呼吸变化而变化。

3.CVP 测量的护理要点及注意事项

（1）中心静脉置管可作为输液途径，故不测压时须持续输液以保持通畅。

（2）只能通过液面下降来测压，不可让静脉血回流入测压管使液面上升来测压，以免影响测量值。

（3）测压管路中防止空气进入，管路系统连接紧密，测压时护士不能离开，因为当 CVP 为负时较易吸入空气。

（4）预防感染，穿刺部位每天消毒、更换敷料1次，测压管每天更换，有污染时随时更换。

（5）以患者平时所处病床角度测压为宜，不应故意把患者平卧，会令CVP变得偏高，患者改变体位要重新调节"0"点。

（6）正压通气、腹腔高压可影响CVP值，测压时应充分考虑这些因素的存在，并尽量减少这些因素的影响。

（7）咳嗽、咳痰、呕吐、躁动、抽搐均影响CVP值，应于安静后10~15分钟再行测量。

（8）疑有管腔堵塞时不能强行冲洗，以防栓塞。

六、脉搏指示连续心排血量监测

1954年，GeorgeFegler提出用温度稀释的方法测量心排血量。1970年，Swan和Ganz首先研制成顶端带有气囊的导管，并于1972年首先将此导管应用于临床，通过监测肺毛细血管嵌顿压来反映左心室充盈压。1992年，连续温度稀释法被应用于临床，脉搏指示连续心排血量（pulse indicator continuous cardiac output，PiCCO）监测技术应运而生。历经10余年发展与修正，PiCCO逐渐被广大临床工作者所认同。相较漂浮导管，其优势在于所测量的是心腔内的容量而非压力，所以其血流动力学参数不会受呼吸机正压影响。

1.监测的适应范围　任何原因引起的血流动力学不稳定，或存在可能引起这些改变的危险因素，或存在可能引起血管外肺水增加的危险因素。凡需要心血管功能和循环容量状态监测的患者，包括休克、急性呼吸窘迫综合征、急性心功能不全、肺动脉高压、严重创伤等，均可进行PiCCO监测。该项技术的优势如下：①使用方便，不需要应用漂浮导管，只用一根中心静脉和动脉通道，就能提供多种特定数据，如CCO、SV、SVV、SVR、CO、ITBV、EVLW、CFI等，同时反映肺水肿的情况和患者循环功能情况；②将单次心排血量测定发展为以脉搏的每搏心排血量为基准的连续心排血量监测，其反应时间快速而直观，为临床能及时地将多种血流动力学数据进行相关比较和综合判断，提供了很大方便；③血管外肺水比肺动脉楔压在监测肺水肿的发生与程度方面更具准确性与合理性；④成人及小儿均可采用，使用方便、持续时间较长，及时准确指导治疗，缩短了患者住院时间与花费；⑤PiCCO操作简单，损伤小，避免了肺动脉导管的损伤与危险。

2.适应证及禁忌证

（1）适应证：外科、内科、严重烧伤及需要中心静脉和动脉插管监测的患者，例如休克、急性呼吸窘迫综合征、急性心功能不全、肺动脉高压、心脏及腹部大手术、骨科大手术、严重创伤、脏器移植手术等。

（2）禁忌证：如出血性疾病、主动脉瘤、大动脉炎、动脉狭窄肢体有栓塞史、肺叶切除、肺栓塞、胸内巨大占位性病变，体外循环期间、体温或血压短时间内变化过大、严重的心律失常、严重气胸，心肺压缩性疾病、心脏肿瘤、心肺分流。以上有些是相对禁忌证，有些是测定值变异过大而列入其中。

3.护理

（1）物品准备齐全：置管困难需要B超引导下穿刺，用超声引导进行置管，减少反复插管试探次数和机械并发症，超声引导技术仅供接受过全面培训的人员使用。穿刺导管时提供最大无菌屏障。

（2）妥善固定：透明敷料，便于观察，欧尼胶带加强固定，预防意外拔管。

（3）双腔中心静脉导管：一腔连接注射液温度探头容纳管，注射液温度电缆与 PiCCO 模块相连接，另一腔连接压力传感器测量 CVP；动脉热稀释导管一腔连接测压管路（加压袋的压力在 300mmHg 以上），另一腔连接温度测量电缆与 PiCCO 模块。

（4）换能器调零：患者平卧位，换能器位置与患者腋中线第 4 肋水平齐平，股动脉换能器与中心静脉换能器分别调零。调零方法：与大气相通，按监护仪调零键，直至数值为零，再转三通开关使换能器与各导管相通，调零完成，一般每 8 小时进行一次调零。

（5）定标方法准确：每次定标至少 3 次，定标液一般为<8℃冰盐水 15mL，4 秒内匀速注入，注射完毕立即关闭三通开关，等待测量结果出现之后方可触摸或移动患者导管。首次定标测量前需暂停中心静脉输液 30 秒以上。

（6）保持导管通畅：密闭压力袋的压力维持在 300mmHg，2~4IU/mL 肝素盐水持续冲洗管道，导管内有凝血应及时抽出血块。如果进行采血等操作，首先要确定朝向动脉端的三通阀是关闭的，连接上注射器后再转动三通阀，使动脉端与注射器连通，完成操作并立即肝素盐水冲洗。不轻易打开密闭的管路。

（7）预防感染：做好手卫生，采血、注射冰盐水之前要先消毒接口，再打开接口，一次性使用压力换能器每 96 小时更换，不可通过压力监测装置输注含葡萄糖或胃肠外营养液体，一般 PiCCO 导管留置时间不超过 10 天。

（8）穿刺侧肢体护理：患者取平卧位，穿刺侧肢体保持伸直、制动，观察穿刺点局部有无渗血、渗液、出血、血肿，定时给予按摩，促进血液循环。

（9）并发症观察（肢体缺血、栓塞）：观察术肢足背动脉搏动，皮肤温度、皮肤颜色，观察肢体有无肿胀，必要时测量大腿围周径，一旦发现患者术肢足背动脉搏动较弱、皮肤温度明显低于另一侧者，可立即采取保温、被动活动肢体等措施，必要时予以拔除导管。

（10）拔管护理：患者病情稳定，血流动力学各项指标正常，可考虑拔出导管，拔管后穿刺点局部按压 15~30 分钟，绷带加压包扎，沙袋压迫 6~8 小时。观察手术肢体局部有无出血、血肿，观察手术肢体温度、颜色及足背动脉搏动情况，必要时测大腿围周径。

4.如何准确获得测量数据

（1）保证管路连接牢固：PiCCO 监测的准确性除了准确定标、正确调零外，很大程度上依赖于较好的、正常的动脉脉搏波形监测，为获得精确的动脉压力波形，应使用专用的测压管，保证三通、管路及换能器等连接牢固。

（2）减少体位对测量数值的影响：低于或高于左心房实际水平每 1cm 的液气界面，0.74mmHg 的流体静水压力就要被减去或增加。

（3）常见动脉波形故障处理：波形低平时应检查管道位置，明确是否有管尖贴壁、管道打折，检查测压系统中是否有气泡（1mm 的微小气泡可产生严重的波形变化），部分堵塞，冲管前必须先回抽。数值过高或过低应调整换能器位置或重新调零。

第三节　神经系统监测技术

中枢神经系统或脑与人的知觉、记忆、情感、思维、语言、行为等心理过程息息相关，是人体一切意识和行为的唯一控制系统，其结构和功能十分复杂也十分重要。临床上各种原因或各种疾病的终末期均可造成中枢神经系统的严重损害，甚至是不可逆的损伤。

一、一般监护

内容包括生命体征的监测,以神经系统功能监测为主,其中意识水平的监测更为重要。

1.意识 意识变化的观察是病情观察的重要内容。意识表示大脑皮质机能状态是疾病严重与否的标志之一,如肝性脑病、脑溢血、脑炎、脑肿瘤都可以引起程度不同的意识障碍。意识清醒的患者,思维条理,语言清晰表达准确,对时间、地点、人物判断记忆清楚。意识障碍可根据其程度不同分为下列几种。

(1)意识模糊:为轻度意识障碍,表情淡漠,对周围漠不关心反应迟钝,对时间、地点、人物的定向力完全或部分发生障碍。

(2)谵妄:意识模糊,知觉障碍,表现语无伦次,幻视、幻听躁动不安,对刺激反应增强,但多不正确,多见于感染性高热或昏迷之前。

(3)嗜睡:患者整日处于睡眠状态,但可以唤醒,醒后可以回答问话,但很快又入睡。

(4)昏迷:高度的意识障碍,按其程度分为浅昏迷和深昏迷。浅昏迷是虽然意识丧失,对周围事物无反应,但压迫眶上神经可出现痛苦表情,各种反射均存在。深度昏迷对外界任何刺激均无反应,各种反射均消失,全身肌肉松弛,血压下降,呼吸不规则,大小便失禁。

2.瞳孔变化的观察 瞳孔是虹膜中央的小孔,正常直径为 $2 \sim 5mm$。瞳孔变化是许多疾病,尤其是颅内疾病、药物中毒等病情变化的一个重要指征。认真观察瞳孔的变化,对某些疾病的诊断、治疗及危重患者的抢救都有极其重要的意义,观察瞳孔主要是观察其对光反应与瞳孔异常。

(1)瞳孔对光反应:对光反应是检查瞳孔功能活动的测验。正常人瞳孔对光反应灵敏,用电筒光直接照射瞳孔,瞳孔立即缩小,移去光线或闭合眼睑后瞳孔增大。垂危和昏迷的患者可出现迟钝和消失。

(2)瞳孔异常:正常人瞳孔等大正圆,自然光下直径为 $2.5 \sim 3mm$,小于 $2mm$ 为缩小,大于 $6mm$ 为扩大。双侧瞳孔散大多见于颅压增高、颠茄类药物中毒等。双侧瞳孔缩小多见于有机磷农药中毒、吗啡、氯丙嗪等药物中毒。单侧瞳孔扩大、固定见于同侧硬脑膜外血肿等。危重患者突然瞳孔散大,常表示病情加重与恶化。

3.生命体征 一般应每 $0.5 \sim 1$ 小时测 1 次血压、脉搏、呼吸、体温,并详细记录,以便动态观察。颅内血肿的典型生命体征变化是脉搏缓慢而洪大,血压升高,呼吸慢而深(简称为两慢一高),尤其以前二者更为显著。后颅窝血肿呼吸障碍明显,可突然停止呼吸。

脑疝晚期失代偿阶段,出现脉快而弱,血压下降,呼吸异常,体温下降,一般呼吸先停止,不久心跳也很快停止。闭合性颅脑损伤早期一般不出现休克表现,若出现血压下降,心跳加快,要尽快查明有无合并损伤,尤其应除外胸腹腔内脏出血。

伤后很快出现高热,多因视丘下部损伤或脑干损伤所致,为中枢性体温调节障碍。伤后数日体温逐渐增高,多提示有感染性并发症,最常见的是肺炎。

4.呕吐 发生于颅脑损伤后 $1 \sim 2$ 小时,由于迷走神经刺激而出现呕吐,多为一过性反应,如频繁呕吐,持续时间长,并伴有头痛者,应考虑有蛛网膜下隙出血,颅内血肿或颅压增高的可能。

5.局部症状 脑挫裂伤后常出现肢体乏力,单瘫、偏瘫或运动性失语等大脑半球局部功能障碍。如出现共济失调,去大脑强直等症状,说明损伤位于中脑或小脑,下视丘损伤多表现为尿崩症,中枢性高热和血压的改变,视力、视野、听力障碍表示神经的局部损伤。

二、昏迷指数测定

昏迷指数(Glasgow coma score,GCS)是以衡量颅脑损伤后意识状态的记分评价标准,GCS 是 Glasgow 大学制订的观察头部损患者意识状态的标准,目前已被 WHO 定为颅脑损伤昏迷状态测定的国际统一方法。实践证明此标准是评定颅脑损伤意识状态的一种准确、简便、快速的方法,对急性脑外伤的病情发展、预后,指导临床治疗等提供了较为可信的数字依据。

1.测评方法

(1)GCS 法:临床采用的国际通用的格拉斯哥昏迷分级,简称昏迷指数法,不仅可以统一观察标准,在外患者中还有预测预后的意义。GCS 的分值越低,脑损害程度越重,预后亦越差,而意识状态正常后应为满分。

按此评分法,患者总分在 13~15 分,昏迷时间一般小于 30 分钟,相当于我国头部外伤定型标准的轻型;总分在 9~12 分,伤后昏迷 0.5~6 小时,相当于中型颅脑外伤;总分在 3~8 分,伤后昏迷时间大于 6 小时者,相当于重型颅脑外伤;其中总分 3~5 分属特重型,总分低于 3 分,相当于脑死亡。

(2)GCS-PB 法:在 GCS 的临床应用过程中,有人提出须结合临床检查结果进行全面分析,同时又强调脑干反射的重要性。为此,Pittsburgh 在 GCS 昏迷评定标准的基础上,补充了另外 4 个昏迷观察项目,即对光反射、脑干反射、抽搐情况和呼吸状态,合计为 7 项 35 级,最高 35 分,最低为 7 分,在颅脑损伤中,35~28 分为轻型,27~21 分为中型、20~15 分为重型、14~7 分为特重型。此法不仅可判断昏迷程度,亦反映了脑功能受损的水平。

2.意义 GCS 法可估价中枢神经系统状况,判断脑功能水平。此法简便易行,应用于临床时,对急救、移运、接收新患者都可按此估计,严重者做好抢救准备。GCS 法还可用于护理病历书写及任何护理记录如特别护理记录单,以及病区护理交班报告。对 3 岁以下幼儿、听力丧失老人、不合作者情绪不稳定者、语言不通时可能打出低分,因此,要结合病史体检和其他有用的检查进行综合考虑。

三、颅压监测

1.测压方法

(1)脑室内测压:在无菌条件下,经颅骨钻孔后,将头端多孔的硅胶导管插入侧脑室,然后连接换能器,再接上监护仪即可测试颅压。

(2)硬膜外测压:将压力换能器放置于硬膜外,避免压迫过紧或过松,以免读数不准,一般高 1~3mmHg(0.133~0.4kPa),此法颅内感染的机会大大减少,可作长期监测,但装置昂贵,不能普遍应用。

(3)腰部蛛网膜下隙测压:即腰椎穿刺法,此法操作简单,但有一定危险,颅压增高时不能应用此法,同时颅压增高时,脑室与蛛网膜下隙间可有阻塞,测出的压力不能代表颅压。

(4)纤维光导颅压监测:是一种比较先进的监测仪器。颅骨钻孔后,将传感器探头以水平位插入 2cm,放入硬脑膜外,此法操作简单,可连续监测,活动时对压力影响不大,常使用。正常成人平卧时颅压为 10~15mmHg(1.33~2kPa),轻度增高 15~20mmHg(2~2.7kPa),中度增高 20~40mmHg(2.7~5.3kPa),重度增高>40mmHg(>5.3kPa)。

2.颅压监测的适应证　迄今尚无一致接受的适应证,神经科领域内,适于有较显著的颅压增高,而病情不稳定,需要严密观察,以便及时处理者。

(1)头部外伤,特别是广泛脑挫裂伤,弥散性轴索损伤,颅内血肿清除术后病情尚不稳定。

(2)蛛网膜下隙出血,有助于观察再出血。

(3)脑瘤术后。

(4)脑室出血。

(5)高血压脑出血术后。

(6)隐源性脑积水。

(7)巴比妥昏迷治疗。

(8)瑞氏综合征及其他中毒性脑病。

(9)其他原因的颅压增高,病情不稳定者。

3.影响颅压监测的因素

(1)$PaCO_2$脑血管反应:不受 CO_2 直接影响,而是由于脑血管周围细胞外液 pH 的变化而产生作用。$PaCO_2$ 下降时,pH 升高,脑血流量减少,颅压下降;$PaCO_2$ 增高时,pH 下降,脑血流和脑容量增加,颅压增高。脑外科手术时,如用过度通气以降低 $PaCO_2$,使脑血管收缩,脑血流量减少,颅压降低。但若 $PaCO_2$ 过低,致使脑血流量太少,则可引起脑缺血、缺氧,导致脑水肿,其损害加重。

(2)$PaCO_2$:$PaCO_2$ 下降至 50mmHg(6.65kPa)以下时,脑血流量明显增加,颅压增高。如长期有低氧血症,且常伴脑水肿,即使提高 PaO_2 至正常水平,颅压也不易恢复正常,PaO_2 增高时,脑血流及颅压均下降。

(3)其他方面影响:气管内插管、咳嗽、喷嚏均可使颅压升高,颈静脉受压,也能使颅压升高。体温每降低 1℃,颅压下降 5.5%～6.7%,颅压与体温高低有关。其他还有血压,颅压随着血压的升高而升高。

四、其他辅助检查项目

1.颅骨 X 线片　通过颅骨 X 线片可以了解有无骨折、颅缝分离、颅内积气、金属异物,有无松果体钙斑移位等。急性颅脑损患者,只要病情允许均应争取做此项检查。常用的投照位置如下。

(1)正位:可显示全颅,尤其是颅顶部颅骨,并可经眼眶观察岩骨及内听道。

(2)侧位:可显示全颅的密度及结构、颅缝、蝶鞍、颅内钙斑和颅底的侧面观。

(3)视神经孔位:主要显示视神经孔有无骨折及变形。

(4)切线位:主要显示颅骨凹陷骨折的凹陷深度。

(5)汤氏位(30°前后位):可显示枕骨鳞部、人字缝、岩骨、内耳孔及枕大孔后部。

2.腰椎穿刺　腰椎穿刺术可抽取脊椎液以助诊断,还可以测定颅压并了解蛛网膜下隙内有无阻塞,从鞘内注射药物及进行腰椎麻醉,或进行脊髓腔内造影或气脑造影等。

(1)注意事项

1)严格无菌操作,避免交叉感染。

2)穿刺时要缓慢进针,不可用力过猛,以免断针及损伤马尾神经。

3)有颅压增高或疑有颅压增高者,暂不要做腰穿,如果必须需要做腰穿时,当针头刺入蛛网膜下隙后,应谨慎向外拔针芯,留取脑脊液时,应半堵塞状态下不宜过快。以免脑脊液压力突然降低,形成脑疝。

4)在穿刺过程中,要注意观察患者呼吸、脉搏、瞳孔及神志,客观异常,立即停止操作,进行抢救。

5)留取脑脊液的标本,应及时送检,放置时间长,影响检查的结果。

(2)术后护理:术后去枕平卧4~6小时,最好24小时内勿下床活动,并多进饮料,以防穿刺后反应如头痛、恶心、呕吐等发生。颅压较高者不宜多饮水。此外,应严密观察意识、瞳孔及生命体征的变化,以及早发现脑疝前驱症状。

3.脑血管造影术　通过脑血管造影以判断颅内占位性病变的位置及血管的形态和病变。

(1)适应证和禁忌证

1)适应证:脑血管疾病、颅内占位性病变。

2)禁忌证:对碘过敏,全身有严重性疾病,如肾脏功能较差、严重高血压及动脉硬化者禁用。

(2)术前准备

1)物品准备:常规皮肤消毒用品一套、脑血管造影包(脑血管穿刺针2个、巾钳4个、孔巾、纱布、5mL和10mL注射器,7号、9号、16号针头各2个)。如行全脑血管造影,另备切开缝合包、动脉穿刺针及相应型号的导管、无菌手套。其他用品包括2%普鲁卡因、血管造影剂(泛影酸钠、泛影葡胺、碘肽葡胺等,浓度35%~60%)、0.9%氯化钠溶液、肝素及急救物品。

2)患者准备:①向患者解释脑血管造影的意义,并嘱在穿刺及注射造影剂时,保持头部固定勿乱动;②穿刺部位的皮肤要求清洁,如行全脑血管造影经肱或股动脉插管,应按外科手术前的要求准备皮肤;③术前6~8小时禁食。做普鲁卡因和碘过敏试验,术前按医嘱给药。

(3)操作方法

1)颈或椎动脉造影,患者取仰卧位,肩下稍垫高,使颈部适当过伸,充分暴露颈动脉,全脑室造影患者仰卧位,肩下无须垫高。

2)常规消毒穿刺部位,协助局麻,固定患者头部使其保持固定卧位,当穿刺成功注入造影剂后,注意患者意识、面色、血压、心率的变化。

3)造影完毕,拔出针头时,立即压迫穿刺部位5~10分钟。

(4)注意事项:术后患者平卧12~24小时。肱动脉穿刺点应用沙袋压迫止血6~24小时。观察穿刺部位,是否有血肿形成,如血肿引起呼吸困难,做好清除血肿或气管切开的准备。

4.脑电图监测　脑的自发性电生理活动可从头皮上记录,称为脑电图(EEG)。也可从暴露的皮层记录,则是皮层电图,还可用深部电极从脑的深部记录。

(1)监测方法:考虑到连续脑电监测应便于床旁使用,便于阅读分析,同时不干扰正常医疗和护理工作,常采用10导联系统,即双耳、双顶、双额、双颞及双枕共10个电极。由于单极导联波幅高而恒定,便于标准化和阅读分析,故选择单极导联。监测时间根据临床需要而定。

(2)临床意义:脑电对脑细胞缺血缺氧、代谢紊乱,以及脑细胞间突触活动变化异常敏感,其反应脑功能损伤状态远远早于临床症状体征的观察,并能跟踪脑功能损伤演变的全过程。由于脑电的敏感性、非侵入性、可操作性、可阅读性和可预测性,成为 ICU 不可缺少的脑功能监督项目。

5.脑诱发电位检查

(1)脑干听觉诱发电位(BAEP):短声刺激可以在头颅表面记录到一个包括脑干成分的听觉诱发电位,这种电位是对第Ⅷ颅神经和脑干听觉通路的神经电反应的一种远场记录,也称远场电位,因为记录电极和脑干内实际电活动之间,距离相对较远。正常人 BAEP 特征是在刺激传入后最初数微秒(<10ms)后发生的 5~7 个垂直的正波:Ⅰ波起源于听神经,可能主要是乳突骨质内接近耳蜗神经节的一段;Ⅱ波起源于听神经颅内段和(或)耳蜗神经核;Ⅲ波起源于脑桥上橄榄核;Ⅳ波起源于外侧丘系;Ⅴ波起源于中脑四叠体小丘;Ⅵ波起源于丘脑内侧膝状体;Ⅶ波起源于丘脑皮质听放射。

脑干诱发电位除常用于听神经瘤、肿瘤压迫脑干病变的诊断外,急诊可用于监测脑外伤及其他各种原因导致的脑死亡。

(2)体感诱发电位(SEP):SEP 是指给皮肤或末梢神经以刺激,神经冲动沿传入神经传至脊髓感觉通路、丘脑至大脑皮质感觉区(中央后回),在刺激对侧相应部位的头皮上所记录到的大脑皮质电位活动。

正常波形是一组多相电位。把向下的波用 P、向上的波用 n 表示。按先后顺序命名为 P1,P2,P3,P4……及 n1,n2,n3……4 以后波峰变动较大,较难判断。也有以峰潜伏期命名,即刺激开始到出现第一个正性波 P 潜伏期平均 14ms,第一个负性波 n 潜伏期平均 18ms,依次命名为 P14,n18……

急诊用于判断脊髓病变及末梢神经病变,可见波峰潜伏期延长,严重者 SEP 缺如。运动神经元疾病 SEP 正常。

6.脑血流监测 脑是对缺血缺氧最敏感的器官,脑血流供应对维持脑功能极为重要。目前,临床上应用最多的是经颅多普勒超声(transcranial Doppler ultrasound,TCD)技术,通过测定脑动脉血流速度间接了解脑血流量变化。

(1)监测方法:将 2MHz 脉冲式探头放在颅骨较薄处(颞部眼眶及枕骨大孔),当声波抵达血管时,可反射出红细胞流动的信号,入射频率与反射频率之差,与红细胞的运动速度成正比,根据多普勒方程式即可计算出红细胞的运动速度,即血流速度。现已证明,血流速度与血流量之间有显著相关性,脑血流速度的变化能较准确地反映脑血流量,并能间接地反映脑血流自动调节能力和对 CO_2 的反应性。

(2)临床意义:TCD 可对任何原因引起的重症脑功能损伤,特别是对影响到脑血管、脑血流、脑灌注的患者进行连续监测,并反馈治疗信息。此外,TCD 还可反映颅压增高的情况,指导降颅压治疗。当 TCD 显示颅内循环停止时,则提示预后不良。

7.CT 扫描 CT 在颅脑损伤救治中已成为极为重要的检查手段。它可以直接、迅速而准确地显示出脑内、外损伤的部位、程度,例如血肿的位置、大小、形态、范围、数量及有无脑疝发生等情况。除此之外,还可判断预后,CT 提示预后不良的表现有:①广泛脑挫裂伤、脑干挫伤、多发性颅内血肿;②中线结构移位>1.2cm;③基底池和第三脑室受压消失。

CT 检查时常用的 CT 单位正常值(Hu)如下:空气-1000,脑脊液 3~14,白质 28~32,灰质 32~40,血肿 60~80,骨 1000。

8.磁共振成像 目前所用磁共振扫描仪按磁产生的机制分为三型,即电阻磁体、永久磁体和超导磁体。电阻磁体价格便宜,目前主要用于低场强(0.15~0.20T)及普及型。永久磁体优点是不耗电力,不需维护,安全可靠,缺点是温度性能差,重量太大,场强为 0.3~0.4T。超导磁场需要液氮冷却系统,造价维护费都高,但能产生很高的磁场强度(0.5~2T)。中枢神经系统位置固定,不受呼吸、心跳、胃肠蠕动及大血管搏动的影响。运动伪影很少,而磁共振又无骨质伪影的干扰,所以 MRI 对脑与脊髓病变的效果最佳。一般来说,中枢神经系统的器质性病变往往都有相应的磁共振特征,有的表现为形态学改变,有的表现为信号异常,有的信号与形态都有改变,结合病史临床改变与化验检查,大多数病例可以做出定位与定性诊断。

第四节　消化系统监测技术

一、胃肠功能的监护

胃肠功能的监护对于危重症患者十分重要。包括:常规的粪便监测、胃肠内容物的潜血试验、胃液 pH 和胃黏膜内 pH 监测;对于部分高危患者,动态监测腹内压,以便及时发现腹腔高压、腹腔间隔室综合征,并指导治疗;其他监测包括常规的体检等。

1.粪便的监测　包括粪便的颜色、形状和次数。在 ICU 的患者,肠内和肠外营养效果判断的一个重要指标就是粪便的颜色和次数。粪便的细菌培养对于 ICU 留置胃管的患者可帮助判断感染的位置和来源。在 ICU,由于患者较长时间使用广谱抗生素,因而艰难梭菌感染导致的抗生素相关性腹泻和假膜性肠炎的发生率较高,如没有及时诊治,可能会导致严重并发症。因此,对于 ICU 高危患者,在使用抗生素数天后,一旦出现腹泻,解大量水样便或绿色黏液、恶臭粪便,要高度怀疑抗生素相关性腹泻的可能。粪便中除白细胞外,乳铁蛋白的测定可作为白细胞的标志,用作筛选检查。

2.消化道出血的监测　粪便的潜血试验监测有助于消化道出血的诊断。一般认为成人每天消化道出血 5~10mL,粪便隐血试验可出现阳性;每天出血量 50~100mL 可出现黑便;胃内储积血量在 250~300mL 可引起咯血。

3.胃肠黏膜内 pH　指胃肠黏膜的酸碱度。危重症患者尤其是严重创伤、感染、休克等,随之导致的多脏器功能障碍综合征(MODS),其主要原因为组织缺血和氧供不足。

(1)液体分压测定仪监测:液体分压测定仪(Tonometry)的基本结构包括一根细长的鼻胃导管和一个硅胶球囊,二者相连接,球囊可以通透二氧化碳。使用方法:插入鼻胃管后,向球囊内注入 0.9%氯化钠溶液,60~90 分钟后可达到平衡,盐水中的 $PaCO_2$ 即为胃黏膜内的 $PaCO_2$。球囊内盐水运用血气分析仪测定 $PaCO_2$(代表胃黏膜内 PCO_2,即 $PiCO_2$),同时取动脉血行动脉血气分析检查,动脉血碳酸氢根(HCO_3^-)代表胃肠黏膜内的 HCO_3^-。最后根据上述结果,运用 Henderson-Hasselbalch 平衡方程式或特定的计算尺计算出。

(2)无创胃肠张力监测仪监测:无创胃肠张力监测仪能间断或连续监测。具体方法为定时向气囊内注入空气,当胃黏膜内的 CO_2 和气囊内的 CO_2 达弥散平衡时,监护仪会自动抽取气囊内的气体样品,通过红外线测量器测定 CO_2 分压,同时获得动脉血气分析数据,并输入监护仪,自动算出 pHi 和 $PaCO_2$ 值(即 $PiCO_2-PaCO_2$ 差值)。

4.胃液 pH　胃内 pH 通常维持在 1~2,呈显著酸性。准确监测胃内 pH 在 ICU 对于判断制酸药物的疗效和指导用药有很大帮助。

5.体格检查　包括有无腹胀、腹痛、腹腔积液,肠鸣音情况,以及有无胃肠蠕动波、肠型等。此外需观察局部有无出血点及瘀斑,如急性胰腺炎的 Grey-Turner 征(两侧肋腹部瘀斑)、Cullen 征(脐周发绀)、皮肤红色结节(皮下脂肪坏死引起)。

6.腹内压监测　对于有 LAH/ACS 高危因素的患者,建议常规行腹内压监测。腹内压的测定方法可分为直接法与间接法两种。前者是直接置管于腹腔内,然后连接压力传感器和气压计测得,后者是通过测定内脏压力来间接反映腹腔内压力。内脏测压法有以下几种:膀胱测压法、胃内测压法、下腔静脉测压法等。

7.其他监测　血循环 D-乳酸水平有助于急性肠缺血所致肠屏障功能损伤、肠通透性增加的诊断。外周血中二胺氧化酶活性变化能反映创伤后小肠黏膜屏障功能受损和修复情况。因此,可以动态监测外周血中二胺氧化酶活性,以了解肠道黏膜病变改善情况。

二、肝功能的监护

肝脏是人体内最大的实质性腺体器官,功能繁多。最主要的功能是物质代谢功能,在体内蛋白质、氨基酸、糖、脂类、维生素、激素等物质代谢中起着重要作用;同时肝脏还有分泌、排泄、生物转化及胆红素、胆汁酸代谢等方面的功能。肝细胞发生变性及坏死等损伤,可导致血清酶学指标的变化;肝细胞大量损伤,可导致肝脏代谢功能明显变化。通过检测血清某些酶及其同工酶活性或量的变化可早期发现肝脏的急性损伤;检测肝脏的代谢功能变化主要是用于诊断慢性肝脏疾病及评价肝脏功能状态。

(一)蛋白质代谢功能检查

1.血清总蛋白和清蛋白(A)/球蛋白(G)比值测定

(1)参考值:正常成人血清总蛋白 60~80g/L,清蛋白 40~55g/L,球蛋白 20~30g/L,A/G 为(1.5~2.5):1。

(2)临床意义:血清总蛋白降低与清蛋白减少相平行,总蛋白升高常同时有球蛋白的升高。

1)血清总蛋白及清蛋白增高:主要由于血清水分减少,使单位容积总蛋白浓度增加,而全身总蛋白量并没有增加,如急性失水、肾上腺皮质功能减退等。

2)血清总蛋白及清蛋白降低:见于①肝细胞损害影响总蛋白和清蛋白合成,如亚急性重症肝炎、慢性中度以上持续性肝炎、肝硬化、肝癌等;②营养不良,如蛋白质摄入不足或消化吸收不良;③蛋白丢失过多,如肾病综合征、蛋白丢失性肠病、严重烧伤、急性大失血等;④消耗增加,如重症结核、甲状腺功能亢进症及恶性肿瘤等;⑤血清水分增加,如水潴留或静脉补充过多的晶体溶液。

3)血清总蛋白及球蛋白增高:总蛋白增高主要是球蛋白增高,其中以 γ 球蛋白增高为主,常见于慢性肝脏疾病、M 蛋白血症、自身免疫性疾病、慢性炎症与慢性感染等。

4)血清球蛋白浓度降低:主要是合成减少,见于①生理性减少:小于 3 岁的婴幼儿;②免疫功能抑制:如长期应用肾上腺皮质激素或免疫抑制剂;③先天性低 γ 球蛋白血症。

5)A/G 倒置:可以是清蛋白降低亦可因球蛋白增高引起,见于严重肝功能损伤及 M 蛋白血症,如慢性中度以上持续性肝炎、肝硬化、原发性肝癌、多发性骨髓瘤、原发性巨球蛋白血症等。

2.血清蛋白电泳

(1)参考值:醋酸纤维素膜法。

健康人清蛋白 0.62~0.71(62%~71%)。

α_1 球蛋白 0.03~0.04(3%~4%)。

α_2 球蛋白 0.06~0.10(6%~10%)。

β 球蛋白 0.07~0.11(7%~11%)。

γ 球蛋白 0.09~0.18(9%~18%)。

（2）临床意义

1）肝脏疾病：急性及轻症肝炎时电泳结果多无异常，慢性肝炎、肝硬化、肝细胞肝癌（常合并肝硬化），清蛋白减少，α_1、α_2、β 球蛋白也有减少倾向；γ 球蛋白增加，在慢性活动性肝炎和失代偿的肝炎后肝硬化增加尤为显著。

2）M 蛋白血症：如骨髓瘤、原发性巨球蛋白血症等，清蛋白轻度降低，单克隆 γ 球蛋白明显升高。大部分患者在 γ 区带、β 区带或 β 与 γ 区带之间可见结构均一，基底窄峰高尖的 M 蛋白。

3）肾病综合征、糖尿病肾病：由于血脂增高，可致 α_2 及 β 球蛋白增高，清蛋白及 γ 球蛋白降低。

4）其他：结缔组织疾病伴有多克隆 γ 球蛋白增高，先天性低丙种球蛋白血症 γ 球蛋白降低，蛋白丢失性肠病表现为清蛋白及 γ 球蛋白降低，α_2 球蛋白则增高。

3.血氨测定　健康人血液中仅有很少的游离氨，主要是体内蛋白质代谢过程中氨基酸的脱氨作用和肠道细菌产生的氨基酸氧化酶分解蛋白质而产生。氨有毒性，其主要去路为在肝内合成尿素而解毒，经肾脏排出体外。血液中氨的来源主要为肠道中细菌分解尿素和将氨基酸脱氨所产生。此外组织细胞中有多种脱氨酶能使氨基酸、核苷酸脱氨而生成氨，氨的测定要注意三点：①血液中浓度比较低，需用灵敏度和特异性高的方法；②血液离体后可因红细胞代谢而在体外生成氨，故血液抽出后，应立即置于冰中，并尽快离心或测定；③外界污染的可能性，故所有玻璃器皿在次氯酸盐溶液（52.5g/L）中浸泡，并在用前充分用去离子水冲洗。

血氨测定的方法有微量扩散法、离子交换树脂法、直接法、电极法及利用谷氨酸脱氢酶的酶法等。酶法是首推方法。

（1）参考值：谷氨酸脱氢酶法。11~35μmol/L。

（2）临床意义

1）严重肝病时常有门脉高压，胃肠道黏膜水肿，运动迟缓，使肠内蛋白质及其水解产物等含氮物质受细菌作用，产生大量氨而被吸收。被吸收的大量氨一方面通过门体分流途径进入体循环，另一方面进入肝的氨因肝功能严重损害，不能将氨经鸟氨酸循环合成无毒的尿素，使一部分氨未经处理而进入体循环，导致血氨升高。

2）慢性肝病可造成营养不良，使肌肉中的蛋白质和支链氨基酸分解代谢加强，造成以谷氨酰胺进入体循环，导致血氨升高。

3）肝硬化腹腔积液患者长期服用利尿药，可引起水电解质紊乱及酸碱平衡失调，碱中毒能增高氨的浓度，因为在碱性条件中有利于 $NH_4^+ \rightarrow NH_3^+ + H^+$，氨与 NH_4^+ 不同，氨可以自由通过细胞膜，若细胞内 pH 较血液和组织间液低时，细胞内 NH_3^+ 回扩散受阻使氨在组织细胞中蓄积。

（二）胆红素代谢检查

1.血清总胆红素（STB）与血清结合胆红素（SDB）测定　正常人血液中的胆红素,绝大部分是衰老的红细胞在单核-吞噬细胞系统中受到破坏,产生出来的血红蛋白逐步衍化而成;另外还有 10%~20% 的胆红素是由血红蛋白以外的肌红蛋白,游离血红素等在肝中生成,这种胆红素称为分路胆红素。胆红素每天生成 250~300mg,这是一种非极性的游离胆红素（非结合胆红素）,在血液中与清蛋白相结合而运转。到达肝脏后,在肝细胞膜上与清蛋白分离后,胆红素被肝细胞摄取又和肝细胞中的 Y、Z 受体蛋白相结合,移至内质网,借助于核糖体中胆红素二磷酸尿苷葡萄糖醛酸转移酶,使胆红素与葡萄糖醛酸结合,成为水溶性的结合胆红素,排至胆汁中,结合胆红素在小肠下部和结肠中,经肠道菌的作用而脱结合,胆红素经过几个阶段的还原作用成为尿胆原,然后随尿胆原自肠道被吸收进入门静脉,其中大部分被肝细胞摄取再排至肠道中（肝肠循环）,一部分从门静脉进入体循环,经肾自尿中排出。

因此,当胆红素生成过多或肝细胞摄取、结合、转运、排泄等过程中发生障碍,均可引起血中结合或非结合胆红素增高,从而发生黄疸。临床中通常将黄疸分为溶血性、肝细胞性和阻塞性黄疸三大类。通过胆红素测定有助于判断黄疸的程度与类型。

（1）参考值:成人总胆红素 3.4~17.1μmol/L,结合胆红素 0~6.8μmol/L,非结合胆红素1.7~10.2μmol/L。

（2）临床意义:血清总胆红素能准确反映黄疸的程度。结合胆红素、非结合胆红素定量对鉴别黄疸的类型有主要意义。

1）高胆红素血症的病因:临床上有不少疾病,如溶血、肝内外阻塞时,引起血清胆红素大于 342μmol/L,称为高胆红素血症。高胆红素血症往往引起皮肤或眼膜变黄,称为黄疸症。高胆红素血症根据增加的胆红素类型可分 3 种:①未结合胆红素血症:溶血性黄疸病的总胆红素>85.5μmol/L（5mg/d）,而非结合胆红素占 80% 以上,大多数属于溶血性疾病;②结合胆红素血症:结合胆红素增加,尿胆红素呈阳性反应,多因胆汁滞留引起;③未结合及结合胆红素血症:两种胆红素均增加,肝炎、肝硬化的黄疸症多属此型。临床上,大多数的黄疸症属于此型。

2）胆红素代谢异常的病因:胆红素代谢异常有以下几种。①Gilbert 综合征:肝细胞运送缺陷,造成胆红素无法进入肝细胞膜内进行代谢,也可能因尿苷二磷酸葡萄糖（UDPG）转移酶活性减少。血清胆红素少于 34.2μmoL（2mg/d）,大部分属于非结合型胆红素;②Crigler-Najjar 综合征:又称为先天性 UDPG 转移酶缺乏症。为极少见的严重的胆红素脑病,血中胆红素高达 34.2~85μmol/L（20~50mg/d）。50% 婴儿在 1 年内死亡,余者有脑损伤后遗症;③Dubin-Johnson 综合征:结合型胆红素无法从肝细胞进入胆小管排出,而增加于血清中者,为先天性黄疸病,又称为家族性慢性原因不明黄疸症;④新生儿黄疸症:新生儿黄疸的原因除上述先天性因素外,最常见有下面 2 种:A.新生儿生理性黄疸:UDPG 转移酶在初生期数天内较为不足,以致形成新生儿的生理性黄疸。血清胆红素在 3~6 天增加到 205.2μmol/L（12mg/d）,早产儿甚至高达 256.5μmol/L（15mg/d）,但 7~10 天即逐渐恢复正常。血清未结合型胆红素占总胆红素的 80% 以上;B.新生儿溶血性疾病（hemolytic disease of the newborn,HDN）少数 Rh 或 ABO 血型不合造成溶血,血清胆红素迅速增加,清蛋白无法完全结合,以致过多的未结合型胆红素（>342μmol/L）进入脑细胞中,基底神经核的脑细胞核被胆红素染成黄色,引起神经系统的损伤,称之为胆红素脑病。

新生儿黄疸的认定标准:①出生第1天即有黄疸;②出生后,每天胆红素以85.5μmol/L(5mg/d)增加;③3~5天,足月胆红素超过205.2μmo/L(12mg/d),早产儿胆红素超过273.6μmol/L(16mg/d);④1周后胆红素仍超过171μmol/L(10mg/d)。

2.尿胆红素定性试验

(1)参考值:健康人尿胆红素呈阴性反应。

(2)临床意义:一般血液中直接胆红素增高,当其含量超过肾阈(>34μmol/L)时,可以自尿中排出。阳性多见于肝细胞性黄疸(急性黄疸型肝炎、黄疸出血型钩端螺旋体病)及阻塞性黄疸(胆石症、胰头癌)。溶血性黄疸由于结合胆红素多不增高,尿内无胆红素,故本试验一般呈阴性反应。

3.尿胆原定性试验

(1)参考值

定量:0.84~4.2μmol/24h。

定性:阴性或弱阳性。

(2)临床意义:尿胆原增高见于溶血性黄疸、肝细胞性黄疸;阻塞性黄疸则尿胆原多呈阴性反应。此外,高热、心功能不全便秘等亦可使尿胆原稍增高。

(三)血清酶及同工酶检查

肝脏是人体含酶最丰富的器官,酶蛋白含量约占肝总蛋白含量的2/3。有些酶具有一定组织特异性,根据酶活性测定用于诊断肝胆疾病。如有些酶(丙氨酸氨基转移酶、天冬氨酸氨基转移酶、乳酸脱氢酶)存在于肝细胞内,当肝细胞损伤时细胞内的酶释放入血液,使血清中的这些酶活性升高;有些酶(凝血酶)是由肝细胞合成,当患肝病时,这些酶活性降低;当胆道阻塞时,某些酶(碱性磷酸酶、γ-谷氨酰转肽酶)的排泄受阻,致使血清中这些酶的活性升高;肝脏纤维化时,也可以使一些酶活性增高。

1.血清氨基转移酶及其同工酶测定

(1)血清氨基转移酶:氨基转移酶简称转氨酶,在氨基酸的合成与分解代谢中起重要作用,不同转氨作用由不同的转氨酶所催化。用于肝功能检查的主要是丙氨酸氨基转移酶(ALT,旧称谷氨酸丙酮酸转移酶,GP)和天冬氨酸氨基转移酶(AST,旧称谷氨酸草酰乙酸转移酶,GOT)。ALT主要分布在肝脏,其次是骨骼肌、肾脏、心肌等组织中;AST主要分布在心肌,其次是肝脏骨骼肌和肾脏等组织中。

1)参考值范围

①比色法(Karmen法):ALT5~25卡门氏单位,10~40U/L。

②连续监测法(37℃):AST8~25卡门氏单位,10~40U/L。ALT/AST≤1。

2)临床意义

①急性病毒性肝炎:ALT与AST均显著升高,可达正常上限的20~50倍,甚至100倍,但ALT升高更明显,ALT/AST>1是诊断病毒性肝炎重要检测手段。在肝炎病毒感染后1~2周,转氨酶达高峰,在第3周到第5周逐渐下降,ALT/AST比值逐渐恢复正常。在急性肝炎恢复期,如转氨酶活性不能降至正常或再上升,提示急性病毒性肝炎转为慢性。急性重症肝炎时,病程初期转氨酶升高,以AST升高明显,如在症状恶化时,黄疸进行性加深,酶活性反

而降低,即出现"酶胆分离"现象,提示肝细胞严重坏死,预后不佳。

②慢性病毒性肝炎:转氨酶轻度上升(100~200μmol/L)或正常,ALT/AST>1,若 AST 升高较 ALT 显著,即 ALT/AST<1,提示慢性肝炎进入活动期的可能性。

③酒精性肝病、药物性肝炎、脂肪肝、肝癌等非病毒性肝病:转氨酶轻度升高或正常,且 ALT/AST<1。酒精性肝病 AST 显著升高,ALT 几近正常,可能因为乙醇具有线粒体毒性及乙醇抑制吡哆醛活性有关。

④肝硬化:转氨酶活性取决于肝细胞进行性坏死程度,终末期肝硬化转氨酶活性正常或降低。

⑤肝内、外胆汁淤积:转氨酶活性通常正常或轻度上升。

⑥急性心肌梗死后6~8 小时,AST 增高,18~24 小时达高峰,其值可达参考值上限的 4~10 倍,与心肌坏死范围和程度有关,4~5 天后恢复,若再次增高提示梗死范围扩大或新的梗死发生。

⑦其他疾病:如骨骼肌疾病(皮肌炎、进行性肌萎缩)、肺梗死、肾梗死、胰腺炎、休克及传染性单核细胞增多症,转氨酶轻度升高(50~200U/L)。

(2)AST 同工酶

临床意义:轻、中度急性肝炎,血清中 AST 轻度升高,其中以 ASTs 上升为主,ASTm 正常;重症肝炎、急性重型肝炎、酒精性肝病时血清中 ASTm 升高。

2.碱性磷酸酶及其同工酶测定

(1)碱性磷酸酶:碱性磷酸酶(alkaline phosphatase,ALP)为一组基质特异性很低,在碱性环境中水解磷酸单酯化合物的酶。该酶含 Zn^{2+}、Mg^{2+} 和 Mn^{2+},是其激活剂,磷酸盐、硼酸、草酸盐和 EDTA 为其抑制剂。该酶广泛分布于人体各组织细胞,其中肾脏、肝脏、骨骼中含量较丰富。正常人血清中 ALP 主要来源于肝、骨和肠,以肝源性和骨源性为主。妊娠时,ALP 活性升高可能来源于胎盘。近年来认为 ALP 的真正作用是将底物中磷酸基团转移到另一含羟基基团的化合物上。

1)参考值:磷酸对硝基苯酚连续监测法(30℃)。成人 40~110U/L,儿童<250U/L。

2)临床意义:①AIP 在妊娠妇女、儿童可出现正常生理性增高;②骨骼疾病如佝偻病、成骨细胞瘤、骨折恢复期等,血清 ALP 均可增高;③阻塞性黄疸时,血清 ALP 明显增高,其增高的程度与阻塞的程度、持续的时间成正比;④肝脏疾病如急性或慢性黄疸性肝炎、原发性或转移性肝癌、胆汁性肝硬化等,血清 ALP 也可增高;⑤当急性重型肝炎出现酶-胆分离现象,血清 ALP 也随之下降。

(2)碱性磷酸酶同工酶

1)参考值:正常人血清中以 ALP2 为主,占总 ALP 的 90% 出现少量 ALP3;发育中儿童 ALP3 增多,占总 ALP 的 60% 以上;妊娠晚期 ALP4 增多,占总 ALP 的 40%~60%;血型为 B 型和 O 型者可有微量 ALP5。

2)临床意义:①在胆汁淤积性黄疸,尤其是癌性梗阻时,100% 出现 ALP1,且 ALP1>ALP2;②急性肝炎时,ALP2 明显增加,ALP1 轻度增加,且 ALP1<ALP2;③80% 以上的肝硬化患者,ALP5 明显增加,可达总 ALP 的 40% 以上,但不出现 ALP1。

3.γ-谷氨酰转移酶及同工酶测定

(1)γ-谷氨酰转移酶:γ-谷氨酰转移酶(γ-glutamyl transferase,GCT)是催化 γ-谷氨酰

基转移反应的一种酶。在体内分布较广,血清中的 GGT 主要源自于肝脏,故检测血清 GGT 活力可辅助诊断各种肝胆系统疾病。在骨骼系统疾病时也发现有 GGT 增高现象,因此,GGT 与 AIP 可互补应用于骨骼系统和肝脏系统疾病的鉴别诊断。

1)参考值:硝基苯酚连续监测法(37℃)。<50U/L。

2)临床意义:①胆道阻塞性疾病:原发性胆汁性肝硬化、硬化性胆管炎等所致的慢性胆汁淤积,肝癌时由于肝内阻塞,诱使肝细胞产生大量 GCT,同时癌细胞也合成 GGT,均可使 GGT 明显升高,可达参考值上限的 10 倍以上;②急慢性病毒性肝炎、肝硬化:急性肝炎时,GCT 呈中度升高,慢性肝炎、肝硬化的非活动期,酶活性正常,若 GGT 持续升高,提示病变活动或病情恶化;③急慢性酒精性肝炎、药物性肝炎:GCT 呈明显或中度以上升高(300~1000U/L),ALT 和 AST 仅轻度增高,甚至正常。酗酒者戒酒后 GCT 可随之下降;④其他:脂肪肝、胰腺炎、胰腺肿瘤、前列腺肿瘤等 GGT 可轻度增加。

(2)GCT 同工酶:血清中 GOT 同工酶有 3 种形式——GCT1(高分子质量形式)、GCT2(中分子质量形式)和 GCT3(低分子质量复合物),但缺少理想方法加以测定。GCT1 存在于正常血清、胆道阻塞及恶性浸润性肝病中,GCT2 存在于肝脏疾病中,GCT3 无重要意义。

4.单胺氧化酶测定　单胺氧化酶(monoamine oxidase,MAO)是一组作用于不同单胺类的化合物的酶。主要作用于—CH2—NH2基团,在 O$_2$ 参与下氧化脱氨生成相应的醛、氨及过氧化氢。主要分布于肝、肾、脑及各种器官的结缔组织中,大多存在于线粒体内膜,是含铜的黄素蛋白,其辅酶为黄素腺嘌呤二核苷酸。血清中的 MAO 呈水溶性,与结缔组织中的 MAO 非常相似,参与胶原纤维的形成,因此血清中 MAO 活性测定可反映纤维化的生化过程。

(1)参考值:成人正常值为伊藤法<30 单位,中野法 23~49 单位。

(2)临床意义:血清 MAO 活性与体内结缔组织增生呈正相关,因此临床上常用 MAO 活性测定来观察肝脏纤维化程度,80% 以上的肝硬化患者 MAO 明显增高。急性肝炎若 MAO 增高较明显,提示存在急性重型肝炎,是肝细胞浆中线粒体遭到破坏,MAO 释放入血之故;慢性活动性肝炎约有半数患者 MAO 增高。MAO 增高还可见于糖尿病、甲状腺功能亢进症和心功能不全所致肝淤血等病。

(四)血清总胆汁酸测定

胆汁酸(bile acid)是胆汁中固体物质含量最多的一种,是胆固醇代谢最终产物,是一大类胆烷酸的总称。近年来发现动物胆汁中有近百种胆汁酸,但最常见的不过数种。在正常人的胆汁中,存在的胆汁酸主要为胆酸(CA)、鹅脱氧胆酸(CDCA)、去氧胆酸(DCA)三种。此外,还有少量的石胆酸(LCA)及微量的熊去氧胆酸(UDCA)。在胆汁中以钠或钾盐形式存在,故又将胆汁酸与胆汁酸盐(bile salt)视为同义词。测定血清中胆汁酸的方法一般有 5 种:气-液色谱法(GLC)、高效液相色谱法(HPLC)、酶法、放射免疫法(RIA)、酶免疫法(EIA)。

血清中胆汁酸测定时测定胆汁酸的标本一般应用禁食血清,根据实验需要时也用餐后 2 小时血清或用胆汁酸耐量试验后的血清。无菌血清在室温中至少稳定 1 周。

1.参考值　禁食成人血清 1~7μmol/L(3.5±1.75)。

2.临床意义　肝胆系统与肠道处于正常状态时,胆汁酸的合成、分泌、排泄及肝肠循环都处于动态平衡,又因肝肠循环基本上属于“封闭式”的,故血液中胆汁酸的含量极微。当肝胆有疾病时,循环血液中的胆汁酸含量即有不同程度的增加。目前,胆汁酸的测定已被广泛用于临床,并认为是一种灵敏的肝功能试验。

（1）空腹血清胆汁酸测定的意义

1）肝硬化:胆汁酸的测定对肝硬化的诊断有较高价值,且较常规肝功能试验灵敏。因胆酸的合成减少,故胆酸与鹅脱氧胆酸之比<1。

2）慢性肝炎:胆汁酸在指示疾病的活动上较常规肝功能试验灵敏可靠。当疾病复发时,胆汁酸先于 AST 升高。亦有人报道在慢性肝炎恢复期,胆汁酸恢复正常较常规肝功能试验为高。

3）急性病毒性肝炎:急性肝炎早期,血清中胆汁酸含量增高。胆酸与鹅脱氧胆酸之比>1,表示有胆汁淤积。有人认为总胆汁酸>100mg/L,且以胆酸含量为主,常提示胆汁淤积性黄疸。

（2）餐后 2 小时血清胆汁酸测定的临床意义:空腹血清胆汁酸测定对肝病的诊断有一定意义,但也有重叠现象,不利于鉴别诊断。测定餐后 2 小时血清中胆汁酸浓度更敏感,因餐后胆囊收缩,大量胆汁排入肠中,再经过肝肠循环回到肝脏,肝细胞轻度损害时胆汁酸清除率即下降,餐后 2 小时血中胆汁酸仍维持高水平,从而可观察肝细胞的微小变化,对早期肝病的诊断极有价值。当回肠切除、炎症或旁路时,患者血清胆固醇减少,餐后因回肠末端重吸收引起的胆汁酸不出现升高,此可作为回肠吸收的指征。

（3）胆汁酸耐量试验的临床意义:有研究提出胆汁酸耐量试验较其他试验更灵敏。急性肝病时,耐量试验的异常率可达 100%,慢性肝病时达 92%。

第五节　泌尿系统监测技术

肾脏是调节体液的重要器官,担负着保留体内所需物质,排泄代谢废物,维持水电解质平衡及细胞内外渗透压平衡,以保证机体的内环境相对恒定的作用。然而肾脏也是最易受损的内脏器官之一。因此,在危急重症的诊治过程中,加强肾功能的监护有重要的意义。需要加强肾功能监护的患者主要有三类:最常见的是休克、低血容量、低氧血症或心功能不全所致绝对或相对有效循环血量不足的患者,因为血液重新分配,优先供应心脏等重要脏器,结果导致肾脏缺血性损伤;其次是各种有毒物质导致肾脏直接损伤的患者,尤其是在合并大块肌肉组织坏死的挤压综合征或缺血肢体重建血流后;多种人工合成药物造成肾中毒的患者。

一、一般监护

有无少尿和夜尿增多、尿频、尿急、尿痛和血尿、肾区有无压痛、叩击痛,以及尿潴留等。

二、肾功能监测

1.肾小球功能监测　肾小球的主要功能是滤过功能,反映其滤过功能的主要客观指标是肾小球滤过率（glomerular filtration rate，GRF）。

（1）肾小球滤过率测定

1）菊粉清除率测定:菊粉是由果糖构成的一种多糖体,静脉注射后,不被肌体分解、结合、利用和破坏,因其分子量较小可自由地通过肾小球,既不被肾小管排泌,也不被重吸收,故能准确地反映肾小球滤过率。

方法：①试验时，患者保持空腹和静卧状态；②晨 7 时饮 500mL 温开水，放入留置导尿管，使尿液不断流出；③7 时 30 分取 10mL 尿量和 4mL 静脉血作为空白试验用，接着静脉输入溶于 150mL 的 0.9%氯化钠溶液的菊粉 5g，溶液需加温至 37℃，在 15 分钟内滴完，然后再以菊粉 5g 溶于 400mL 温 0.9%氯化钠溶液进行维持输液，以每分钟 4mL 的速度滴注；④8 时 30 分钟将导尿管夹住，8 时 50 分取静脉血 4mL，随后放空膀胱，测定尿量，用 20mL 温水冲洗膀胱，并注入 20mL 空气，使膀胱内的液体排尽，将冲洗液加入尿液标本内，充分混匀后取出 10mL 尿液进行菊粉含量测定；⑤9 时 10 分第一次重复取血和尿标本，9 时 30 分第二次重复取血和尿标本，其操作同④；⑥将 4mL 血与尿标本测定其菊粉的含量，按下列公式进行计算：

$$菊粉清除率 = \frac{尿内菊粉的含量 \times 稀释倍数}{血浆菊粉的含量} \times 尿量$$

$$稀释倍数 = \frac{实际尿量 + 冲洗液量}{实际尿量}$$

正常值：2.0～2.3mL/s。

临床意义：急性肾小球肾炎、慢性肾功能不全、心功能不全时清除率显著降低，慢性肾小球肾炎、肾动脉硬化、高血压晚期等均有不同程度的降低，肾盂肾炎可稍有降低。由于操作复杂又需留置尿管，故目前临床尚不能使用，多用于临床试验研究。

2）内生肌酐清除率：内生肌酐是指禁肉食 3 天，血中肌酐均来自肌肉的分解代谢，由于人体的肌容积是相对稳定，故血肌酐含量相当稳定。肌酐由肾小球滤过，不被肾小管重吸收，极少量由肾小管排泌，故可用作肾小球过率测定。

正常值：80～120mL/min。

当血肌酐浓度较高时，会有少量肌酐由肾小管排泄，使尿中肌酐量增多，故在氮质血症时，肌酐清除率可较肾小球滤过率大 10%。

3）钠的清除率：是指每一单位时间内，肾脏清除了多少毫升血浆内的 Na 的能力。计算公式如下：

$$钠的清除率 = \frac{尿／血钠浓度}{尿／血肌酐浓度} \times 100$$

临床上测定某物质的清除率的意义：①测量肾血流量；②测定肾小球滤过率；③了解肾脏对某物质的处理情况。如某物质清除率大于肾小球滤过率时，表示该物质尚能被肾小管分泌，如小于肾小球滤过率时表示能被肾小管重吸收。

（2）血清尿素氮测定：血中非蛋白质的含氮化合物统称非蛋白氮（non-protein nitrogen，NPN），其中尿素氮（blood urea nitro gen，BUN）约占一半。作为肾功能的临床监测指标，BUN 比 NPN 准确，但仍受多种因素影响。

正常值：成人为 3.2～7.1mmol/L（9～20mg/d）。

BUN 上升后反馈抑制肝脏合成尿素，故肾功能轻度受损或肾衰竭早期，BUN 可无变化；当其高于正常时，说明有效肾单位的 60%～70% 已受损害，因此 BUN 不能作为肾脏疾病早期功能测定的指标。

BUN 增高的程度与病情严重性呈正比，故 BUN 对尿毒症的诊断、病情的判断和预后的估价有重要意义。BUN 作为反映 GFR 的指标有其局限性。原尿中的 BUN40%～80%在肾小管中被回吸收，回吸收的量与原尿量呈反比。因此，血容量不足，利尿药滥用，摄入高蛋白，严重分解代谢(甲亢、手术、烧伤、感染、癌瘤等)均可致 BUN 升高。

（3）血清肌酐测定：机体每 20g 肌肉每天代谢产生 1mg 肌酐，肌酐日产生量与机体肌肉量呈正比，比较稳定，血中肌酐主要由肾小球滤过排出体外，而肾小管基本上不吸收且分泌也较少。

正常值:53～106pmol/L。

无肌肉损伤等条件下，若肾小球滤过停止，血肌酐每天升高 88～178μmol/L。

尿肌酐/血肌酐(Ucr/Pcr)>40，多为肾前性氮质血症；<20 为肾后性氮质血症。

2.肾小管功能测定

（1）尿比重：尿比重是反映尿内溶质和水的比例。24 小时内最大范围在 1.003～1.035，一般在 1.015～1.025，晨尿常在 1.020 左右。

尿比重低，表示肾小管重吸收功能损害，不能浓缩尿液所致，正常肾小管可重吸收原尿中的水分 99% 以上，而急性肾小管坏死时，则只能重吸收 50%～80%。

尿比重高，表示入量不足，尿浓缩所致。

（2）血、尿渗透压：血、尿渗透压是反映血尿中溶质的分子和离子浓度，正常人血渗透压在 280～310mOsm/L，每天尿渗透压在 600～1000mOsm/L，晨尿常在 800mOsm/L 以上。

（3）尿、血渗透压比值:24 小时尿渗透压/血渗透压比值约 2∶1。浓缩功能障碍时则比值降低，如尿渗透压高于血浆时称高渗尿，表示尿浓缩；如低于血浆时称低渗尿，表示尿稀释；如与血浆渗透压相等，表示等渗尿。如清晨第一次尿渗透压小于 800mOsm/L，表示浓缩功能不全。

（4）自由水清除率：血尿渗量比值常因少尿的存在而影响结果，目前自由水清除率是最理想的肾浓缩功能测定。

$$自由水清除率(CH_2O) = U\ vol\left(1 - \frac{尿\ Osm}{血\ Osm}\right)。$$

正常值为-25～100mL/h。

自由水清除率能判断其肾的浓缩功能，特别是对急性肾衰竭的早期诊断和病情变化具有重要意义，如急性肾衰竭早期 CH_2O 趋于零值，此指标可出现 1～3 天后才有临床症状，常可作为判断急性肾衰竭的早期指标。CH_2O 呈现负值大小可反映肾功能恢复的程度。

三、透析监护

1.血液透析　对于血液透析患者，应注意监测体重，根据病情调节其干体重及超滤量；每 30～60 分钟监测血压、脉搏一次，注意防止透析超滤过多导致低血压发生；定期监测肾功能、血生化，了解酸中毒，水、电解质紊乱情况及毒素清除效果；严密观察有无透析并发症的发生，常见并发症有低血压、肌肉痉挛、恶心呕吐、头痛、胸痛、瘙痒、发热等。其他可能发生的并发症有失衡综合征、首用综合征、心脏压塞、颅内出血、抽搐、溶血、空气栓塞。

2.腹膜透析　对于腹膜透析患者，应严格无菌技术操作；密切监护患者的生命体征、透析效果，密切观察透析液的颜色、性质、量的变化，根据 PET 及病情来调整透析处方；加强营养指导，适当增加高蛋白摄入，准确记录 24 小时出入量；注意观察和防止腹透并发症的发生，如腹膜炎、透析管阻塞或折叠致引流不畅、营养缺乏等。

第四章　重症/床旁超声

医院急诊科是抢救急危重症患者的重要部门，来就诊的患者大多情况紧急、病情变化快，需要快速进行评估及处理。短时间内评估气道、建立呼吸通路是抢救生命的一项重要操作。随着医院可视化技术的发展，床旁超声逐渐在气道管理中得到应用。影像学检查是急诊科必不可少的评估方法，直接影响病情评估及干预措施。X线和CT检查是急诊科最常用的检查，但两者均具有放射性，因而不能频繁、反复使用。X线虽然可行床边检查，但对胸膜腔病变的诊断敏感性不高。作为检查"金标准"的CT不能实现床边检查，患者转运过程比较费时，而且对转运人员有一定的要求，特别是危重患者需要医护人员共同运送才能完成检查。采取何种辅助检查方式将影响下一步的抢救治疗，等待检查所需的时间甚至会影响患者预后。要让患者及时获得有效诊治，就必须采取快速、准确、简捷、无创伤、可随时反复进行的评估诊断方式。近几年国内外的研究表明，床旁超声作为"看得见的听诊器"被广泛应用于临床，并取得良好效果。重症床旁即时超声有别于传统超声检查，更适用于紧急、危重患者生命体征的监测，可以加速患者的诊疗评估及缩短预判过程。其在创伤、休克、呼吸衰竭等特定的重症患者中的应用，已成为新的发展热点。

第一节　概述

不同于传统的诊断超声，重症超声是在重症医学理论指导下运用超声技术，针对重症患者，问题导向的、多目标整合的动态评估过程，是确定重症治疗，尤其是血流动力学治疗方向及指导精细调整的重要手段。重症超声具有问题导向，实时动态，既可重复检查也可连续监测，并可整合不同系统或器官功能的相关信息进行综合判断等多方面的特点。重症医学赋予了超声技术临床应用新的内涵与生命。

一、中国重症超声持续性、创新性发展

1.国际合作　2008年，北京协和医院重症医学科刘大为教授将重症超声引进中国、引进协和。2011年，北京协和医院重症医学科刘大为教授、王小亭教授及清华大学附属华信医院晁彦公教授携手世界重症超声联盟(World Interactive Network Focused On Critical Ultrasound，WINFOCUS)，在中国开办了第一期北京协和医院(Peking Union Medical College Hospital，PUMCH)-WINFOCUS重症超声培训班，并持续至今，每次均邀请国际重症超声的专家参与培训，坚持培训教材、课程及考核与国际同步，目前已经成功举办了20期，培养了众多具有全球化视野的重症超声人才。

2.规范化培训　本着"让每一位ICU医师都掌握重症超声"和"让重症超声伴随重症医学砥砺前行"的愿景和使命，2013年5月，北京协和医院联合四川大学华西医院、中南大学湘雅医院、上海交通大学医学院附属瑞金医院、北京同仁医院、中国医科大学附属第一医院和河北医科大学第四医院，在成都成立中国重症超声研究组(Chinese Critical Ultrasound Study Group，CCUSG)，制订了重症超声在中国的发展目标和规划、培训课程、学习曲线和评

价细则,同时并通过了 CCUSG 图标和章程。2014 年 4 月,CCUSG 指导河北医科大学第四医院重症医学科,在河北石家庄举办了全国第一期 CCUSG 基础培训班后,迅速在全国多个城市、医院开办基础和进阶培训班,推广和普及重症超声理念和应用,至此,大批 ICU、急诊、麻醉医师获益。目前,CCUSG 已经建立基础培训班、进阶培训班、超声血流动力学培训班、护理培训班、颅脑超声培训班等一系列完备的培训体系,并采用了远程互动等国际先进的培训方式,将重症超声与国内 ICU 的临床实践相结合。到目前为止,CCUSG 已经在北京、上海、成都、长沙、沈阳、石家庄、广州等全国 20 多个省市举办了近 200 期培训班,培训学员超 10000 人,收到了非常好的反响。

3.学术科研　学术、科研起源于临床,同时又是影响临床决策、推动临床工作的基础和原动力。北京协和医院重症医学科王小亭教授及其团队将经典的心肺重症超声评估方案进行了完善和改进,制订了 eFATE、mBLUE 方案及重症超声急会诊流程(CCUE)。CCUSG 在临床基础评估的基础上,制订了血流动力学评估六步法,深入 CCUE(advanced CCUE),并在国内外期刊上发表多篇相关文章。2016 年,CCUSG 联合重症血流动力学治疗协作组首次共同推出了《中国重症超声专家共识》,针对国内重症超声应用中的核心问题提出了推荐意见。2017 年,由 CCUSG 组织的国内首部自主编写的重症超声的相关书籍《重症超声》也已经发布,同年 3 月中国重症超声协作网(Chinese Critical Ultrasonography Collaboration Network,CCUCN)正式上线成立,同时申请了中国重症超声公众号——中国重症超声.cn(CCUSG.cn)。

二、中国重症超声专家共识明确重症超声的基本理念与基础要求

1.重症超声　是在重症医学理论指导下,运用超声技术针对重症患者,问题导向的多目标整合的动态评估过程,是确定重症治疗,尤其是血流动力学治疗方向及指导精细调整的重要手段。重症医学是研究因任何损伤或疾病导致机体向死亡发展过程的特点和规律性,并据此对重症患者进行治疗的学科。在重要器官系统(如循环、呼吸、肾脏和脑组织等)的功能监测、评估和支持方面,重症医学表现出明确的专业特点。其中,超声具有动态、实时、可重复的特点,不仅可用于病情评估,及时发现问题,还可进行多目标整合的动态评估,与其他监测手段共同获得重要监测和评估数据,为诊断与治疗调整提供及时、准确的指导。重症的特点是患者复杂的发病机制和瞬息的多系统多器官性损害,同时对治疗有着迅速的反应。超声作为重症患者监测评估的一部分,更加方便、直观和准确。另外,随着对重症医学理念的深刻理解,以及对重症患者病情变化的细微观察与思考,血流动力学也迅速从休克的血流动力学监测发展为重症的血流动力学治疗,超声针对重症治疗尤其是血流动力学治疗的指导与调整更加精细。由于重症医学的发展,赋予了超声技术新的内涵和功能,因此被称为重症超声。重症超声不同于传统的诊断超声,实施者和影像结果解读者均为重症医学专业医师,快速发现问题,将重症医学诊疗思路借助超声技术来解释、评估并解决问题,使得重症超声在重症医学领域得到迅猛发展,甚至从心肺血管逐渐发展为全身超声,而重症相关操作的可实施性与安全性也因重症超声的介入而得到进一步发展。

2.超声图像获取的标准化是准确客观评估的基础　特殊状况下非常规切面可能提供重要信息。操作者依赖一直是超声检查或评估的软肋。面对同一检查目标,不同操作者可能获得不同的结果。尤其是心脏超声,临床普遍使用的二维超声均是通过获取不同二维平面的信息来反映立体心脏的整体情况,而切面角度的偏差均可能造成不同的二维平面信息。

故需要通过一些标志性的结构来统一切面标准,以获取一致的整体信息,使结果更具有参照性,这些统一的切面即为标准化切面,在标准化切面下进行测量的结果才具有可重复性。另外,当主要病理生理信息不在标准切面内,或标准切面不能全面反映心脏病理改变时,非常规标准切面的检查就极为重要。但应注意的是,非常规评估方法(即非常规切面)是建立在常规方法(即常规切面)的基础上的。

3.流程化方案是快速有效实施重症超声的保障 规范化、流程化是重症医学治疗的重要特点,针对重症医学科(ICU)常见的不同疾病,采取一系列的措施来进行诊断与鉴别诊断,从而制订目标导向性治疗方案。重症超声也同样以目标导向为基础,针对不同的临床情况已制订一系列流程化方案,帮助快速并较为全面地发现临床问题,如心肺复苏时的目标导向超声生命支持评估(FEEL)流程、呼吸困难病因筛查的床旁肺部超声检查(BLUE)流程和改良 BLUE 流程、休克的快速超声休克评估(RUSH)流程、创伤腹腔出血的目标导向超声评估(focused assessment with sonography for trauma,FAST)流程、休克诊治的目标导向超声(GDE)流程、目标导向经胸心脏超声(TTE)评估(FATE)流程和扩展的 FATE 流程,以及重症患者全身系统性筛查(ICU-SOUND)流程等。重症超声急会诊流程(Critical Consultation Ultrasonic Examination,CCUE)是 2012 年始于北京协和医院院内针对因呼吸和循环问题需要转 ICU 进行急诊会诊的超声流程方案,研究发现其可以有效促进重症患者的床边处理,缩短 ICU 住院时间。CCUE 流程在重症患者急性呼吸和循环等病情变化中具有非常高的实用性。故在重症诊疗过程中,流程化的超声方案是快速有效实施重症超声的保障。

4.重症医学专业医师有必要接受重症超声规范化培训 重症医学作为一门独立的临床医学学科,具有鲜明的专科特色,要求重症医学专业医师具备对重症患者病情做出快速准确评估、及时救治的能力。重症超声具有不可比拟的优势,真正做到了快速与准确的完美结合,几乎是同步、现场的诊断与治疗,达到了床旁指导、现场解决临床问题的目的。多项研究显示,由重症医学专业医师主导的重症超声明显提高了重症患者的救治水平,是重症医学专业医师应具备的临床技能之一。但超声检查的准确性与操作者密切相关,经验不足可出现漏诊、误诊,对患者有潜在的风险,而目前重症医学专业医师的操作、诊断水平参差不齐,操作前需进行规范化培训,从而提高操作技巧、知识水平、认识潜在风险及局限。有研究提示,重症医学专业医师在独立实施重症超声前,需在指导下实施至少 50 例的重症超声检查,培训流程应包括理论学习、临床实践、定期考核等,并对操作者进行技能水平分级鉴定,基于每位学员的重症知识及操作水平不同,对学员的分级、分层,对培训内容的分级、分层十分必要。对课程的设置是通过前期调研整合了学员及讲者的需求,培训内容亦不是一成不变,而是根据重症及重症超声的相关研究及技术水平的不断进展,实时更新。由于重症患者自身情况受限,部分情况下 TTE 难以获得理想的图像,但 TTE 和经食管心脏超声(TEE)的图像是互相验证和弥补的,故重症医学专业医师有必要进行 TEE 相关培训,有选择地、目标导向地进行 TEE 检查。

三、中国重症超声专家共识解读

1.首次明确了重症超声的内涵与外延 共识首次明确了重症超声的定义,即重症超声是在重症医学理论指导下,运用超声技术针对重症患者,问题导向的多目标整合的动态评估过程,是确定重症治疗,尤其是血流动力学治疗方向及指导精细调整的重要手段。从定义中,能够清楚地看出重症超声与传统的超声及急诊科、麻醉科等其他科室所行的超声检查的区别。重症超声并不简单地等同于重症加超声,而是重症与超声的紧密结合,其实施者和图像解读者均为重症医学专业医师,能够带着问题去实施重症超声,将重症的诊疗思路融于超声图像的获得、评估及解读中,最终解决问题。因此,重症超声内涵的核心在于重症,重症医师只有在对重症医学理念深刻理解的基础上掌握超声的技术,才能真正发挥出重症超声的巨大能量。共识指出,重症超声是"全身超声",不局限于某一特定器官。除了对重症超声在循环管理和呼吸治疗中的作用进行了充分阐述外,共识对于重症超声在颅脑、肾脏、胃肠、感染灶的筛查,体外膜肺氧合(ECMO)的管理及临床操作中的作用方面给出了相关的推荐意见。由此可以看出,在重症超声中,超声技术始终是为重症的理念服务的,是将重症的临床评估目标化、规范化的重要工具,已经融入到了重症疾病的方方面面。

2.采用了德尔菲法作为共识的形成方式　德尔菲法是在专家个人判断和专家会议的基础上发展起来的一种直观的预测方法。尽管重症超声近年来在国内外得到了蓬勃的发展,发表了一系列的相关文章,但作为一项新的技术,尚未得到广泛推广,大型多中心随机对照研究的结果还很缺乏,在客观资料或数据缺乏的背景下,以国内具有多年重症超声实践经验的专家作为信息索取的对象,依靠专家的知识和经验,由专家进行调查研究对问题进行判断、评估及预测,并将其意见进行充分整合,形成共识,更符合重症超声在国内的实际状况。共识采用了德尔菲法,既是对多年来重症超声发展理念的一个归纳,也为今后客观的临床研究打下了理论基础。

3.共识与血流动力学治疗理念的紧密结合　共识由中国重症超声研究组与重症血流动力学治疗协作组共同推出,本身就体现了重症超声与血流动力学治疗理念的紧密结合。共识指出,"重症超声是确定重症治疗,尤其是血流动力学治疗方向及指导精细调整的重要手段",明确了重症超声在重症血流动力学治疗中的重要地位;但同时也说明"重症超声不能完全替代其他血流动力学评估手段",强调了重症超声与其他血流动力学评估手段结合的重要性。从内容上看,共识与《重症血流动力学治疗——北京共识》在很多方面相呼应。重症超声是"全身超声",不局限于某一特定器官。共识在详细阐述重症超声在循环管理和呼吸治疗作用的同时,也描述了重症超声在脑血流动力学监测、胃肠功能、感染灶识别、ECMO管理、血管评估及临床操作中的作用,显示出重症超声已无处不在地融合于重症疾病的方方面面,生动诠释了"血流动力学无处不在"的理念。对血流动力学治疗的理论,对右心、左心,舒张与收缩功能,容量反应性等血流动力学核心概念有了深入的理解,才能将重症超声这一重要手段融入血流动力学治疗的实践当中,完成"从理论到实践"的飞跃。操作者依赖一直是超声检查的软肋,为了保证获取结果的可重复性,超声图像获取的标准化是准确客观评估的基础,在标准化切面下对下腔静脉内径、左心室射血分数、左心室流出道速度时间积分等指标进行测量的结果才具有可重复性,这些应用过程中的细节对于治疗的成败往往起着决定性的作用。对重症患者进行连续与动态地评估一直是血流动力学治疗的精髓之一,也是重症超声有别于传统超声的一个突出特点,共识中的很多条目对此有所体现,比如重症超声连续与动态地定量评估有助于重症患者的循环管理,又如重症超声可评估肺复张潜能,并动态监测、指导肺复张操作,而将多个器官进行整合,评估器官之间的相互关系更是重症超声的强项。以重症急会诊超声流程(CCUE)为代表的流程化方案将循环和呼吸的评估进行了有机整合,可以有效地促进重症患者的床边处理,心-肺-血管的联合评估使肺栓塞的超声诊断率得到显著提高,心肺联合检查可快速地鉴别静水压升高性肺水肿和渗透性肺水肿,这些均体现了重症血流动力学治疗重视器官与器官间的相互关系的理念。任何临床干预措施均可能具有治疗作用或损伤作用,治疗与再损伤伴随存在,在临床决策时需要权衡治疗和再损伤的利弊,尽量减少或避免再损伤的发生发展。重症超声在治疗之前的无创评估,可以有效减少再损伤的发生,比如中心静脉置管时进行超声评估可以有效减少并发症的发生率,心肺复苏时使用重症超声可以快速诊断假性无脉电活动,有效评估自主循环的恢复;再如容量复苏时可以通过重症超声评估下腔静脉及患者心功能状态来准确评价容量状态和容量反应性,避免容量过负荷的发生;肺复张时重症超声可以静态与动态地评估肺的可复张潜能,并在复张过程中及时发现可能带来的气压伤,及时调整治疗。血流动力学治疗目标的确定和对目的的把握,时刻影响着临床行为和治疗抉择;重症超声检查有助于快速筛查休克或血流动力学不稳定的病因,从而确定休克治疗的目标;重症超声可以进行连续的肾脏血流评估,为血流动力学治疗提供器官导向的目标;还有助于评估俯卧位治疗及肺复张潜能,为急性呼吸窘迫综合征(acute respiratory distress syndrome,ARDS)的治疗提供治疗目标;甚至是评估胃肠功能,通过视神经鞘对颅压进行间接地评估都可以使得血流动力学确立的目标更加细化,目标对方法的控制更准确,从而使采用的方法越接近实际治疗的需求。

4.血流相关重症超声血流动力学评估的全新方法 血液从静脉流入心脏,经过心脏的搏动进入动脉,流经各个器官后,逐渐汇集入静脉,最终再次流入心脏,如此周而复始。以往常用中心静脉压、动脉血压来了解心脏两端的压力,用心排血量、每搏输出量来了解心脏做功的能力,用乳酸、中心静脉血饱和度、动静脉二氧化碳分压差等灌注指标来了解氧输送和氧消耗之间的关系。而心脏本身内部的结构的功能,却像一个黑盒子摆在重症医学医师的面前,重症超声与血流动力学的理论的紧密结合打开了这个盒子,让血流在心脏里运行的每一步都清晰地展现在眼前,形成了全新的血流相关的重症超声血流动力学评估方案。重症超声进行血流动力学评估时,优先评估下腔静脉,下腔静脉的内径及其随吸气相和呼气相的变化可用于重症患者容量状态和容量反应性的评估。右心是回流的终点,所有的血液都需经过右心克服肺动脉阻力后才能递呈给左心,由于右心与左心共用一个室间隔,右心容积增大或压力升高均可通过室间隔传递给左心,从而影响左心射血。右心室独特的解剖结构使其在前负荷和后负荷增加时均会出现体积的增加,甚至压迫左心,而重症超声可以通过评估右心室相对于左心室的大小及室间隔的矛盾运动,早期发现右心功能不全从而进行干预。所有的心脏疾病均会导致某种程度的舒张功能不全,而相对于收缩功能,左心室的舒张功能易被忽视。重症超声既可以通过定性的方法来快速识别患者是否存在舒张功能不全,也可间接评估左心室的充盈压。重症患者的收缩功能抑制也有着其特殊性,严重感染、酸中毒、心搏骤停、负性肌力药物等全身因素常常导致弥散的室壁运动障碍,其心脏功能的恢复往往依赖于全身因素的改善,而节段性室壁运动障碍常见于急性冠状动脉综合征和应激性心肌病,其处理方式也各不相同。通过其典型超声表现的不同,可以迅速区别收缩功能障碍的病因,使患者得到及时、迅速、准确的救治。近年来的研究发现,重症患者的左心室流出道梗阻并不罕见,甚至在无解剖结构基础的患者中,突然减低的前后负荷或增加的心率和收缩力等异常均会诱发左心室流出道梗阻,被称为动态流出道梗阻。而超声可明确流出道梗阻的出现,从而准确地指导治疗。由此可见,在重症超声的帮助下,血液在心脏内的流动变得可视化,容量、右心、左心、血管之间的关系也更加明确,必将极大地促进血流动力学治疗的进一步发展。

总之,重症超声已从一个新的角度展现了重症医学的基本内涵,并以超声技术自身的特点融入了对重症的诊断、监测与治疗。共识用了 41 个推荐条目展示了这种超声技术与重症的融合,并为重症超声的发展打下了基础,指明了方向。相信通过广大医师的反复临床实践,共识必将更加完善,从而更好地服务于重症医师的临床工作。

第二节　床旁超声在心搏骤停的应用

心搏骤停是指心脏泵血功能机械活动的突然停止,引起全身血液循环中断、呼吸停止及意识丧失。心搏骤停是患者最危急的状况,进展迅速、病情危重,存活率极低。因此早期识别心搏骤停的病因,并针对不同的病因及时采取相应的干预措施就显得尤为重要。

床旁超声作为一种有效手段,通常可简单快速地识别心搏骤停的可逆性病因,为患者选择合适的气管导管,确认气管内插管的位置,还可有效评估机械通气效果,对复苏后的器官功能做出客观评价,指导心搏骤停患者的呼吸治疗,并可对干预后的器官复苏效果做出评价,再反馈指导下一步的治疗。2015 年美国心脏协会(American Heart Association,AHA)发布的心肺复苏指南强调医师可采取相应的策略将超声应用于心肺复苏中,及早对心搏骤停的病因做出客观的判断,以更好地指导医师采取最佳治疗策略,确保患者微循环的灌注,以免造成医疗资源的浪费,或因错误评估病因而延误患者的救治等问题。

一、快速发现心搏骤停的可逆性因素

2015 年 AHA 心肺复苏指南强调在不延误胸外按压的同时,早期识别并及时干预心搏骤停的可逆性因素可明显改善复苏效果。在复苏过程中利用检查脉搏的 10 秒进行床旁超声检查,快速识别或排除严重的低血容量、张力性气胸、心脏压塞、肺栓塞,从而采取相应的处理策略,改善复苏效果。当患者心搏骤停时,应快速执行心搏骤停超声诊断方案——SESAME 方案,如果操作熟练,在不延误胸外按压的同时可以在 10s 内完成床旁超声检查。

1.张力性气胸　在心搏骤停的病因中,张力性气胸占 5.7%。SESAME 方案的第一步是从肺部超声检查开始,判断心搏骤停患者病因是否为张力性气胸。气胸的超声图像示 B 线及正常"彗星尾征"消失,"肺滑动征"阴性和肺点出现,而 M 型超声示肺部"平流层征"取代"沙滩征"。有研究纳入 864 例患者,发现超声诊断气胸的灵敏度和特异度分别为 90.9%、98.2%,特异度与胸部 X 线片相似(99.4%),但敏感度却显著高于胸部 X 线片(50.2%),提示超声检查有助于更敏感地发现隐性气胸。

2.肺栓塞　在心搏骤停的病因中,肺栓塞占 8% ~ 13%。SESAME 方案的第二步是根据床旁肺部超声检查方案(呼吸困难的快速筛查方案)行床旁超声检查,判断心搏骤停患者病因是否为大面积肺栓塞。肺栓塞超声图像显示右心扩大,肺动脉增宽,室间隔矛盾运动,下腔静脉宽而固定等,甚至在肺动脉或右心室中发现血栓。通过 Meta 分析发现,超声诊断肺栓塞的敏感性和特异性分别为 87%、82%,虽然小于肺栓塞的诊断"金标准"计算机体层摄影肺血管造影术(98%、94%),但栓塞栓子的来源大多是下肢深静脉血栓,因此应使用下肢的超声检查来评估下肢血管情况,若在下肢血管内发现栓子,则可高度怀疑心搏骤停的病因为肺栓塞。

3.严重低血容量 在心搏骤停的病因中,严重低血容量占5.6%。SESAME方案的第三步是根据FALLS方案(基于肺部超声的液体管理方案)行床旁超声检查,判断心搏骤停患者是否由严重的低血容量引起。严重低血容量超声图像显示心脏变小,心腔空虚,左右心室充盈不良甚至塌陷。传统上常应用中心静脉压或肺动脉楔压来预估容量或评价液体复苏的效果,但有研究表明其不能预测左室舒张末期容积及液体复苏的效果。2017年《重症超声专家共识》认为优先评估下腔静脉直径和腔静脉呼吸变异率,可更准确地判断容量及指导液体复苏。但有文献报道血容量变化较大时,下腔静脉直径变化不大,这一改变可能与机械通气过程中胸腹腔压力变化有关。因此超声研究应在心脏形态、功能及血流动力学等方面,结合临床指标及表现,对血容量的评估做更深一步地探讨。

4.心脏压塞 SESAME方案最后可通过调整合适的窗口,观察心包腔的大小来判断心搏骤停患者是否存在心包积液和心脏压塞,并分析心脏压塞的病因。心脏压塞的超声图像显示心脏"钟摆动"、宽而固定的下腔静脉、舒张期右心室塌陷、收缩期右心房塌陷、假收缩期前向运动(SAM)征等。当怀疑心脏压塞导致心搏骤停时,应紧急超声下行心包穿刺抽液,可明显提高穿刺成功率、减少操作时间及降低并发症的发生率。

二、气道管理

1.确认气管内插管的位置 快速、准确的气管内插管在心搏骤停患者的抢救中具有至关重要的作用,临床上常用的听诊法无法确认插管位置,呼气末二氧化碳波形图被国际公认为确认气管内插管的金标准。一项前瞻性观察研究纳入115名行气管插管的患者,发现超声检查确认气管内插管的敏感度、特异度、阳性预测值、阴性预测值分别为95.12%、88.64%、93.24%、97.18%。同时研究发现超声检查确认气管内插管平均耗时约5.8秒,明显短于呼气末二氧化碳波形图对气管内管道位置的确认时间(11.8秒),表明床旁超声评估气管内管道位置的灵敏度和特异度高于呼气末二氧化碳波形图,同时超声检查确认更加快速,究其原因可能为该研究包含30例心搏骤停患者,严重的心肺疾病会干扰呼气末二氧化碳波形,进而影响其对气管内管道位置预测的准确率。因此,确认心搏骤停患者气管内插管的位置应首选床旁超声。国内一项研究纳入89例心肺复苏实施过程中行气管插管的患者,结果发现只有7例(7.8%)气管插到食管内,超声诊断确认气管内插管的敏感度为100%,特异度为85.7%,阳性预测值为98.8%,阴性预测值为100%。

2.选择合适的气管导管 选择合适的气管导管在成功气管内插管中具有重要的意义,临床上MRI被认为确定气管导管大小的金标准。有研究对11例患者分别采用超声检查和MRI检查来测量声门下横断面前后径和上呼吸道横径,结果发现通过超声、MRI分别测得的声门下横断面前后径($r=0.94,P<0.05$)和上呼吸道横径($r=0.91,P<0.05$)具有很强的一致性,表明超声检查和MRI检查在选择合适的气管导管上的价值基本相同。但由于心搏骤停患者病情重,无法外出转运行MRI检查,并且抢救时间紧迫,因此为心搏骤停患者选择合适的气管导管时应首选床旁超声。

3.评估机械通气效果 自主循环恢复后患者后期达到自主呼吸试验标准时,床旁超声可通过监测膈肌的厚度和膈肌移动度来判断患者通气时人机是否同步及指导后续的撤机时机。国外一项研究纳入54例接受机械通气并通过自主呼吸试验标准的患者,在患者自主呼吸时用超声记录吸气末膈肌的厚度和膈肌移动度,分析成功撤机组和失败撤机组患者膈肌厚度、移动度指标的差异,结果发现吸气末患者膈肌移动度≥10.5mm时预测成功脱机的敏感度、特异度分别为87.5%、71.5%,膈肌厚度≥21mm时预测成功脱机的敏感度、特异度分别为77.5%、86.6%。但有文献报道正常成年男性和女性的膈肌移动度本身就有差异,不能一概而论,因此预测成功脱机的最佳膈肌厚度、移动度仍需要进一步的深入研究。但通过床旁超声来评估机械通气效果,目前尚无争议。值得注意的是,近年来研究较热门的腹部提压心肺复苏法是通过使膈肌上下移动而让患者建立起有效的循环和呼吸支持,床旁超声可准确记录膈肌的移动度和厚度,为腹部提压心肺复苏法相关参数的设置提供个体化的最佳依据。

三、评估复苏后器官功能

心搏骤停患者不仅循环功能受累,还累计肺、脑、肾等多个器官。床旁超声可评估全身血流状况,协助医师实现对多个器官的动态监测,有助于实现器官功能导向的血流动力学管理。

1.复苏后肺功能　床旁超声通过监测肺内A线、B线的多少来评估肺内含水量,准确性与脉搏轮廓温度稀释连续心排血量监测具有一致性,同时还可指导医师监测血流动力学、优化呼吸机参数、在液体治疗和呼吸治疗上做出最佳治疗策略。

2.复苏后脑功能　床边超声在评估自主循环恢复患者大脑内血流变化上意义重大。医师首先可在结构上通过中线位移、视神经鞘直径来评估颅压和大脑灌注压;其次可经颅多普勒/经颅彩色多普勒(TCD/TCCD)动态监测大脑内动脉的脑灌注指数、血流速度,联合大脑内动脉的血流频谱形态、二氧化碳对血流速度的影响来预测颅压和大脑灌注压,从而指导下一步治疗。

3.复苏后肾功能　超声监测下的肾抵抗指数可快速、动态反映肾脏的灌注压情况。有研究发现肾抵抗指数可通过肾脏灌注压来指导患者的液体治疗和维持患者的理想血压。同时也可结合肾脏能量多普勒及动态超声技术综合全面地动态监测肾脏的灌注压情况,早期预警肾损伤及指导进一步的治疗。

总之,床旁超声不仅可简单、快速、无创、重复评估大范围的器官,还可连续监测按压质量和评价复苏效果,同时不影响复苏操作,且对患者无辐射伤害,但心搏骤停患者若有过度肥胖、胸廓畸形等情况,却会对床旁超声的检查结果造成一定的影响。此外,在不影响胸外按压的前提下,利用复苏过程中检查脉搏时的10秒观察器官、血管等情况,会对操作人员的临床疾病判断能力及临床知识储备提出很高的要求,知识储备及经验不足会影响超声结果的准确性,甚至造成胸外按压的延迟。因此,准确有效地使用床旁超声评估对临床医师的操作技术和诊断能力要求较高,需要进行严格的培训和大量的实践,才能更好地使用床旁超声检查这一有力的武器。

第三节　肺脏超声评估

肺部超声理论最早由Lichtenstein于1992年提出,经多年的研究发展及临床实践,肺部超声技术已广泛应用于多种肺部疾病的诊断。在多种影像学检查中,肺部超声因其便捷、无辐射、可在短时间内反复操作的特点应用于肺部疾病的监测及诊疗效果的实时评估。对于急症及重症患者,床旁急性肺部超声方案(BLUE方案)及肺部超声指导的休克评估方案

（FALLS方案）也为临床诊断及治疗提供了较大帮助。

一、肺部超声成像原理及扫查方法

由于肺组织内含有大量的气体，声波经胸壁在探头及肺泡之间产生强烈的反射，形成混响伪像。在肺部超声的应用中，对于不同类型伪像的观察及判断是肺部超声诊断的关键。肺部超声的设备常选取床旁便携式彩色多普勒超声诊断仪，对于探头的选择，成人可使用低频凸阵探头或高频线阵探头，小儿及新生儿因其胸壁组织较薄，建议使用高频线阵探头。肺部超声扫查体位包含仰卧位、侧卧位和俯卧位，临床中较常用的方法为12分区法。将肺部经腋前线、腋中线、腋后线分为前、中、后3个区域，经两乳头连线将上述3个区域分为前上、前下、中上、中下、后上、后下6个区域，再以左右区分，共计12个区域。

二、肺部超声的基本征象

1.胸膜线及胸膜滑动征　胸膜线是由脏层胸膜与壁层胸膜共同显示出的线性高回声，正常的胸膜线连续且光滑平整，且脏层胸膜与壁层胸膜在超声下仅显示为一条线。在正常的呼吸运动时，脏层胸膜与壁层胸膜会有相对运动，此时胸膜线可观察到水平的滑动感，称为胸膜滑动征。

2.A线　A线是存在于胸膜线深方的多条平行于胸膜线的线性高回声，并且皮肤、胸膜线与其之间的距离相同。A线会随组织深度的增加而衰减。它是一种伪象，代表组织内含有气体。

3.B线　B线是由于邻近胸膜的肺组织病变，导致组织内含液体的比例增加，气体的比例减少，组织内声阻抗增加而产生。B线是由胸膜线发出且垂直于胸膜线的线性高回声，随组织深度的增加并无衰减。在呼吸运动下可观察到B线随肺滑动同步移动。B线也可是一种伪象。需要强调的是B线并非异常征象，正常人也可探及B线，但仅可在双侧胸壁最后一个肋间隙处探及，且数目不超过3个。

4.肺点　肺点的实质是一个交界点，代表气胸区域与肺组织的交界点。当扫查过程中探及A线但无肺滑动征的区域时，移动探头直到出现肺滑动征或存在B线的区域，即为肺点。

5.肺实变　超声表现为胸膜下的实性组织样回声。在肺实变组织中可见高回声且呈树枝样分布的支气管管壁回声，当支气管内探及高回声气体影时，称为支气管充气征。如支气管内气体随呼吸运动在其内部移动时，称为动态支气管充气征。当探及支气管内为液体回声时，称为支气管充液征。

6.碎片征　当探查到实变肺组织与含气肺组织相接且边界不清时，实变组织形成了不规则的碎片状回声区，此区域称为碎片征。

7.沙滩征、平流层征（条形码征）　在肺部超声中亦可使用M型超声，胸膜线为水平线样高回声，胸膜线下方肺组织随肺滑动呈现颗粒样点状回声，类似于海边沙滩，称为沙滩征。如肺滑动消失，胸膜线下方肺组织呈现多条平行线，称为平流层征或条形码征。

三、成人肺部疾病的超声诊断

1.肺间质综合征　在两根肋骨之间的单个切面可探及2条以上的B线。研究显示B线的密集程度与肺部病变的严重程度相关。当符合以下特征时可诊断为弥散B线（也称肺火箭征）：在同一个切面至少可探查到 3 条 B 线并且间距<7mm，双侧肺部可探及，且每侧肺部有 50%以上区域发现 B 线。该征象应用肺部超声诊断肺间质综合征与胸部 X 线片相比具有 93%的准确率，与肺部 CT 诊断结果的一致性为 100%。

临床肺间质综合征的主要病因包括多种疾病引起的肺水肿、肺炎、弥散性实质性肺部疾病（如肺纤维化）等。肺部超声可鉴别心源性肺水肿与肺源性肺水肿，主要在于弥散 B 线的分布：当双肺出现均匀对称分布的弥散 B 线及双侧胸腔积液时，多提示心源性肺水肿，且此时胸膜线多正常；肺源性肺水肿主要表现为非对称性分布的 B 线及实变区（多为下肺叶及背区），且此时常可探及异常的胸膜线。在急性呼吸窘迫综合征患者中，肺部超声表现为非对称性弥散分布的 B 线，并且伴有肺滑动征减少或消失、局部肺实变、胸腔积液等。如探及局灶性多发 B 线可由肺炎、肺不张、肺挫伤、肺梗死、胸膜疾病及肿瘤引起。

2.气胸　当气胸发生时，因胸膜破裂，气体进入胸膜腔，使脏层胸膜与壁层胸膜的相对运动消失，故此时胸膜滑动征消失。因病变部位内为气体，故可探及 A 线，无 B 线显示；反之，如探及 B 线，则可排除探查部位气胸的可能。肺点的 M 型超声表现为在呼吸运动下平流征与沙滩征交替出现。肺点是诊断气胸的特异性征象，诊断气胸的特异性为 100%，敏感性为 70%。超声对气胸的诊断较胸部 X 线片更准确，但在诊断气胸时应注意：①中度以上气胸时，肺点探查存在困难；②肺大疱、胸膜固定术后，以及导致通气缺乏的其他原因（心搏骤停、急性呼吸衰竭、食管插管等）可导致假阳性诊断。

肺点作为气胸区域与肺组织的交界点，可提示气胸的实际范围，如在前胸壁探查到肺点提示少量气胸或隐匿性气胸，如在侧胸壁探查到肺点提示中等量气胸，如在 PLAPS 点探及肺点提示为大量气胸，如在脊柱旁探及肺点则提示极大量气胸，如未探及肺点也可能为极大量气胸。

3.肺实变　在实变的肺组织内可探查到呈树枝样分布的血管回声、动态或静态支气充气管征、支气管充液征。肺部超声检查中，同时观察到碎片征和实性组织样回声时诊断肺实变的敏感性为 90%，特异性为 98%。肺部超声不能排除未到达胸膜的肺实变，但 98%的肺实变会触及胸膜，且 90%的肺实变会在 PLAPS 点探及。需要注意的是肺实变并不等同于肺炎，肺实变可以由肺部感染引起，但肺栓塞、肺癌、肺转移癌、肺挫伤、压迫性肺不张、阻塞性肺不张等也可导致肺实变。当实变肺组织中观察到动态支气管充气征时，提示肺实变不是由阻塞性肺不张引起，此时的肺实变多由肺部感染引起。

4.胸腔积液　出现于脏层胸膜与壁层胸膜之间且分布于重力依赖区。当积液为渗出液时，超声表现为无回声区；当积液为漏出液时，内部回声可表现为多种形式，如弱回声、低回声等，也可伴有漂浮物分隔带等。与仰卧位胸部 X 线片相比，肺部超声诊断胸腔积液的准确率更高，其敏感性为 93%，特异性为 97%。对于非包裹性胸腔积液，最佳的检查部位位于膈肌上方的腋后线。研究显示，胸腔积液穿刺术最常见的并发症为气胸，如在超声引导下行胸腔积液穿刺术，可将气胸的发生率由 9%降至 4%，且经超声引导下少量胸腔积液穿刺成功率可由 66%提升至 90%。有专家提出了一种准确率较高的方法来估测胸腔积液量，患者仰卧位 15°，躯干轻度抬高，探头在腋后线肺底部扫查，获得与体轴垂直的横截面，在呼气末测量脏层胸膜与壁层胸膜的最大距离（SEP），代入公式 $V(mL) = 20 \times SEP(mm)$，V 值为胸腔积液的估测量。此方法的平均预测误差为（158.4±160.6）mL。

5.肺栓塞　超声表现为肺部外周可见三角形、楔形或圆形的均匀实性低回声区，胸腔积液可作为诊断肺栓塞的附加标准。肺部超声诊断肺栓塞的敏感性和特异性分别为80%和92%。当患者有禁忌证无法行CT肺血管造影检查时,肺部超声结合血管及心脏超声可为临床诊断提供更多诊断信息。

6.急性呼吸困难类疾病　在急诊床旁超声中,常需对呼吸困难类疾病进行鉴别诊断,BLUE方案描述了常见的6种急性呼吸困难类疾病鉴别诊断的方法,包括肺栓塞、慢性阻塞性肺疾病、哮喘、肺炎、心源性肺水肿、气胸。BLUE方案中首先对可能观察到的征象进行了分类描述。A特征:前胸壁可探查到肺滑动征且以A线为主要表现;A'特征:肺滑动征消失,前胸壁可探及A线;B特征:前胸壁可探及肺滑动征并伴有肺火箭征;B'特征:肺滑动征消失且前胸壁探及肺火箭征;A/B特征:存在肺滑动征但仅单侧肺探及肺火箭征。后侧肺泡/胸膜综合征存在后侧肺泡/胸膜渗出征象。根据BLUE方案,当观察到A特征且合并静脉血栓时提示为肺栓塞;当观察到A特征且无静脉血栓时提示为慢性阻塞性肺病或哮喘;当观察到A特征、无静脉血栓但合并后侧肺泡/胸膜综合征时提示为肺炎;当观察到A/B、B'或C特征时亦提示为肺炎;观察到B特征提示为肺水肿;当观察到A'特征且合并肺点时,则提示为气胸;当观察到A'特征但未探及肺点时需行进一步检查。应用BLUE方案诊断以上6种疾病的准确率高达90.5%。

7.急性循环衰竭疾病　在不明原因的循环系统衰竭的情况下,应用FALLS方案可对导致循环系统衰竭的几种原因进行快速鉴别。首先探查心包,排除心脏压塞;然后简单评估右室容积,排除肺栓塞可能;扫查肺脏,若肺滑动征消失考虑气胸,如肺滑动征存在且出现肺火箭征考虑心源性休克的可能,如肺滑动征存在且出现A线则进行补液治疗,如出现临床改善则考虑低血容量休克的可能,如在补液后未得到临床改善反而出现火箭征通常考虑感染性休克的可能。需要注意,FALLS方案并不能鉴别所有导致循环衰竭的病因,但可对临床诊断给予一定的提示。

四、肺部超声的局限性

肺部超声无法探查到未累及胸膜的病变,如肺部深方、纵隔旁等部位的病变在探头与肺之间有充气的肺影响。因肩胛骨等的遮挡,部分肺叶无法探及,对于重症无法翻转身体的患者,可探查区域将进一步缩小。一些外伤或其他疾病导致的软组织损伤、皮下气肿、包扎敷料等均会影响肺部超声的检查。对于软组织较厚的肥胖患者,其肺超声图像的质量也将会受到不同程度的影响。

总之,目前肺部超声作为检测和监测的工具受到更多学科医师的关注与应用。其不仅可诊断间质综合征、气胸、胸腔积液、肺实变、肺栓塞等疾病,还可通过多次反复扫查病变区域评估其治疗效果,进而指导临床决策和治疗方案。近年来肺部超声与心血管超声的联合诊断使疾病的诊断更加准确全面,相信在不断地研究与应用中,肺部超声会在更多的领域中得到应用与发展。

第四节　床旁超声在急诊科急性呼吸困难患者中的应用

急性呼吸困难是急诊科中常见的危急重症,也是导致患者死亡的重要原因,及早确定病因是治疗的关键。急诊科医师对于急性呼吸困难患者的诊断基本依赖于X线、CT及血生化等传统辅助检查手段。对于急诊科中急危重症患者,一种快速便捷且无创的检查手段是十分必要的。超声检查作为一种无创检查方法,具有方便、经济、无创、动态、实时、可重复操作的特点,可用于危重症患者的快速诊断,动态评估患者病情变化,床旁超声技术在国外急诊科、重症科有着广泛应用。

一、床旁超声技术的应用范围与优势

随着床旁超声技术逐渐成熟及推广,床旁超声凭着其经济、方便、无创、快速、动态等优势,大大减轻了患者的痛苦及经济负担,不仅提高了急诊科医师诊治水平,对急诊医学发展也有着巨大的推进作用,国外研究结果提示床旁超声在危重病情评估方面能发挥指导性作用。呼吸困难是急诊科常见的急危重症之一,有研究显示,在美国每年约有 1.15 亿急诊患者,其中因急性呼吸困难就诊的患者占所有急诊患者的 3.5%。急性呼吸困难患者的影像学检查一般采用 X 线和 CT 两种方式。X 线虽然可以在床旁完成,但是由于胸部存在多个脏器的重叠、遮挡,无法提供太多影像学信息,根据相关文献报道,其诊断社区获得性肺炎的敏感度约为 70%,而在其他导致急性呼吸困难的疾病中,例如肺栓塞、ARDS 及气胸等,其诊断率更低。CT 虽然能提供丰富的影像学信息,却存在着费用贵、辐射大及危重患者无法搬运检查等问题。床旁超声相对于上述两种传统的影像学检查有着无创及便携的优势,对人体无辐射危害,随时随地都可以进行检查,通过肋间扫描患者肺部及胸膜,能得出优于 X 线检查且接近 CT 检查的效果。

二、床旁超声技术在急性呼吸困难中的诊断价值

在急诊科中,床旁超声对急性呼吸困难患者的诊断和指导治疗有重大的应用价值,特别是肺实变、肺栓塞、肺不张、气胸、肺水肿、ARDS 等疾病的监测及评估,充分运用床旁超声有些时候就可不用再行 CT 检查。呼吸困难常见的超声影像特点:如气胸有肺滑动征及肺搏动消失伴 A 线,M 型超声下可见条码征,确诊需要找到肺点;ARDS 有非匀齐的 B 线分布,肺滑动征减弱或消失,前壁的胸膜下实变;肺炎可出现肺实变征象,即肝样变、碎片征、胸腔无回声区;肺栓塞具体超声影像为右心室扩大、室间隔左移、肺动脉压升高、胸膜下结节。此外,床旁超声对于容量状态及反应性的评估,以及对休克的诊断都有一定的准确性,与脉搏指示连续心排血量监测结果有良好的一致性。

三、床旁超声技术在以呼吸困难为临床主要特征的危重患儿诊断中的运用

床旁超声不仅可用于成人急性呼吸困难的诊断中,在儿童中的应用也较为广泛。徐香芬以呼吸困难为临床症状的危重儿共 78 例为对象,使用飞利浦 Sonos 5500 彩色多普勒超声仪,设定心脏探头频率 3~8MHz,腹部探头频率 3~7MHz,小器官探头频率 3~7MHz。检查医师在接诊电话 20 分钟内执行床旁检查,常规多切面、多位置检查,观察患儿心脏瓣膜的形态、回声、运动等,测量心腔大小、室壁厚度、心脏收缩射血功能等指标。在检查中保持与临床医师沟通和交流,方便临床医师及时掌握相关情况,并形成初步的治疗方案。保留所有患儿常规心电图监测结果,在术后将患儿心电图资料由心电图专业医师进行结果判断,以床旁多普勒超声检查为标准,比较两种检查方法的结果。结果显示,床旁超声检查诊断率高于心电图,从而得出床旁彩色多普勒超声在以呼吸困难为临床主要特征的危重患儿诊断中具有较好的运用价值的结论。

随着医学超声技术的发展,急诊重症超声在急危重症医学临床实践中起着不可或缺的作用。急诊超声是在急诊重症医学理论指导下,针对急危重症患者运用超声技术实施问题导向的、多目标整合的动态评估过程,是确定疾病治疗方向及指导精细调整的重要手段。床旁超声操作简单,存在便捷、快速、无创等特点,在临床中被广泛使用,被称为可视的听诊器。超声在临床中被广泛应用于诊断急性呼吸困难,为临床治疗提供有效依据和指导,值得在急诊科大力推广应用。

第五节　重症超声对急性肾损伤的评估

成人急性肾损伤(acute kidney injury,AKI)是一组由各种原因所致的肾脏结构和功能在短时间内发生改变的临床综合征,表现为肾小球滤过率突然或持续性下降,以及尿素和其他代谢产物在血液中蓄积。我国住院患者的 AKI 流行病学调查显示,社区获得性 AKI 和医院获得性 AKI 的发病率分别为 2.5% 和 9.1%,总体发病率为 11.6%,其发生增加了医疗资源的消耗。AKI 与慢性肾脏病的后续发展显著相关,即使是轻度和可逆的 AKI 也会导致肾组织的持续损伤,而严重的 AKI 会导致肾功能的不可逆下降,从而增加死亡风险。AKI 导致的慢性肾脏病和终末期肾病对患者的影响及给社会造成的负担正在引起越来越多的关注。有证据表明,AKI 的管理存在显著差异,很大程度上是由于缺乏早期预防、诊断和干预的标准。研究发现,早期肾脏替代治疗(renal replacement therapy,RRT)与延迟启动 RRT 相比,可降低患有 AKI 的危重患者前 90 天的病死率。重症超声在 AKI 的早期诊断、肾脏灌注评估、RRT 指导方面展示了独特的优势。

一、重症超声对 AKI 的病因诊断

重症超声可快速明确或排除 AKI 的肾后性因素(如肾盂积水、输尿管梗阻、膀胱潴留、前列腺增生),常表现为双肾增大伴中、重度积水,肾实质变薄,肾锥体消失或基本消失,使医师能够在第一时间于床旁做出准确诊断,指导治疗。在评估肾前性因素方面,重症超声可通过检测容量指标(如下腔静脉内径、左心室舒张末期容积)和心脏功能指标(如速度时间积分、射血分数、二尖瓣环位移指数),对导致 AKI 的肾前性因素(如血容量不足)做出评估。重症超声提供的解剖形态学特征有助于鉴别急、慢性肾损害,AKI 可表现为肾脏体积的不同程度增大,肾皮质回声增强、增厚,皮髓分界清(皮质疾病)或肾锥体肿大呈圆球形,回声极低(髓质疾病);慢性肾脏损害急性加重导致的 AKI 可表现为肾脏体积缩小,长径与宽径显著减少,皮质回声增强,皮髓质界限不清,正常肾脏结构消失。

二、肾阻力指数(renal resistive index,RRI)监测技术

RRI 是通过重症超声监测肾内动脉的血流波型,再由公式 RRI=收缩期峰速-舒张末期血流速度/收缩期峰速得出,一般认为 RRI 的正常范围为 0.55~0.7。休克时的微循环和大血管的血流动力学障碍导致 AKI,常规的循环监测以大循环为主,而重症超声测量的 RRI 可用于评价肾脏微循环。一项针对 92 例休克患者的研究发现,在单变量回归分析中,高 RRI 值与高龄、急性生理学和慢性健康状况评分系统 III、乳酸、血管升压素剂量、脉压指数、中心静脉压、液体平衡及入院前低肾小球滤过率、平均动脉压、肌酐清除率相关,休克患者的 RRI 较未发生休克的患者高,系统循环的压力指数和入院前的肾功能不全是高 RRI 值的独立影响

因素。另有一项针对接受心脏外科手术患者的队列研究显示,术前 RRI 升高(RRI>0.7)的患者在心脏手术后发生 AKI 的风险增加($OR=2.95$),对于证实术前监测 RRI 值对术后是否发生 AKI 具有较高的预测价值。

对重症感染患者的研究表明,超声评价早期重症全身性感染者是否合并 AKI 具有较高的准确性,临床应用价值较高。在大型骨科手术后,液体疗法可降低疑似有 AKI 术后风险的低血容量患者的 RRI,RRI 降低与较好的肾预后相关,但 RRI 值的变化与心排血量无关,提示 RRI 值的监测可指导液体复苏治疗及对肾脏的预后评估。对严重多发伤合并失血性休克患者的调查研究指出,RRI 作为失血性休克液体复苏的参考指标,对液体复苏后 AKI 具有良好的预测评估作用。RRI 升高可能是急性 A 型主动脉夹层修复后持续性 AKI 的预测因素,RRI≥0.725 对持续性 AKI 的早期诊断具有高灵敏度和高特异度,RRI 检测有助于 AKI 患者的管理决策和改善预后。在接受心脏大手术的患者中,利用经食管超声测量肾窦和肾实质的 RRI 值,结果发现,RRI 的增加与 AKI 发生风险显著相关,但预测 AKI 发生的实用性有限。

三、增强超声造影(contrast enhanced ultrasound,CEUS)技术

CEUS 是基于向体内静脉注射或滴入微泡制剂的一种动态成像技术,在每次检查时,对相关区域进行连续的内部测试及各阶段的实时评估。与多普勒超声相比,CEUS 可以更好地评估微循环和肾脏灌注。肾功能不全是 CT 和磁共振成像(magnetic resonance imaging,MRI)增强扫描最常见的禁忌证,相对于 CT 和 MRI 常用的造影剂,微泡造影剂的半衰期很短,约为 5 分钟,允许在一个疗程内进行多次注射。微泡造影剂一般在进入人体 15 分钟内通过肺的弥散功能排出体外,不通过肝肾代谢,对有慢性肾功能不全、血液透析、肾移植和肾切除病史的患者更加安全。考虑到潜在的肾毒性问题,即使在肾功能正常的情况下,临床上也尽可能较少使用 CT 和 MRI 的造影剂,CEUS 可作为良好的替代选择方式,具有广阔的发展前景。此外,微泡造影剂不含碘,过敏反应发生率极低,不使用电离辐射,相对便宜,且作为一种实时的检查方式,很少受到患者或呼吸运动的影响。CT 和 MRI 中的部分容积效应在评估小病灶增强时会导致错误,而 CEUS 具有更高的空间分辨率,不易出现部分体积伪影。有研究发现,CEUS 在描述囊壁和隔膜血管时较 CT 显示出更高的敏感性,因此研究人员建议将 CEUS 作为评价有 CT 或 MRI 禁忌证患者病变风险的方式,若 CEUS 未检测到病变信号,则患者无须 CT 或 MRI 检查,若 CEUS 检测到病变信号,则可使用 CT 或 MRI 进一步明确诊断。由于 CEUS 对于病变增强信号的高灵敏度和高分辨率,可在其他方式无法确诊的情况下检测病变增强信号,因此可作为二级检测方式,检测未经 CT 或 MRI 确诊的病变。

研究发现,肾血流灌注的改变在 AKI 病程中具有重要意义。CEUS 可以实时、无创和相对定量地评估肾微血管灌注。采用 CEUS 结合固定区域舌下微循环的测量方法进行的前瞻性对照动物实验研究表明,CEUS 能够动态、无创地检测缺血性 AKI 后的肾灌注损伤,显示的灌注异常可以早期预测 AKI 后的慢性肾病进展。用 CEUS 测量感染性休克患者在入外科 ICU 最初 3 天内的肾皮质灌注情况,结果发现,与未发生 AKI 或感染性休克的对照组相比,发生严重 AKI 或感染性休克的患者肾皮质灌注显著减少,肾皮质微循环灌注与血流动力学的大血管参数无相关性。虽然 CEUS 已被用于提供皮质灌注的相关信息,但由于大血管信号的干扰,外髓灌注不能被充分评估,且 CEUS 的特异性低于 CT 和 MRI。利用旁矢状传感器定位及高分辨率参数灌注图检测不同时期小鼠的肾脏微血管灌注变化,提供了对缺血再

灌注损伤后肾脏微血管灌注随时间推移发生的空间分布情况,可靠地证明了外髓的灌注变化。肾脏灌注图显示,缺血后外髓质的灌注减少较皮质或内髓质的灌注减少更为显著。然而,目前还没有国际标准来评价肾微血管灌注,仍然需要进行更有说服力的临床试验,以确定适合临床评价的参数及正常范围。

四、能量多普勒超声(power Doppler ultrasound,PDUS)技术

PDUS检查以血流中的红细胞能量反射为基础,用彩色信号的颜色和亮度代表多普勒信号的能量,而能量的大小与产生多普勒频移的红细胞数目密切相关,通过调节阈值,可检测出内径约0.2mm的细小血管的低速血流,并通过计算机测算出血流分布的彩色像素面积、彩色亮度值等。目前国内外对于PDUS的研究较少,有国内学者应用PDUS监测40例AKI患者的肾脏血流,对比不同组间AKI分期、AKI持续时间的差异,分析得出AKI患者的年龄、急性生理学与慢性健康状况评分、血肌酐及肾脏PDUS评分(<3分)与死亡结局及长期持续肾脏替代治疗(>3天)密切相关。PDUS可用于AKI患者的肾脏血流动力学监测,并可根据PDUS评分评估AKI的严重程度和预后。对围术期重症妊娠期高血压疾病孕产妇的研究结果显示,孕产妇在AKI发生前,RRI和PDUS等血流动力学参数会发生显著变化,进入ICU后12小时的平均PDUS评分<2可以作为AKI早期诊断的依据。有研究提出,RRI/PDUS相对于RRI和PDUS单一指标,在入院后6小时内对AKI 3期患者具有更高的预测价值,其受试者工作特征曲线下面积(area under curve,AUC)在诊断AKI 3期患者方面表现优异($AUC=0.935,95\%CI:0.868\sim0.974$),最佳预测值为RRI/PDUS>0.37,灵敏度和特异度分别为90.5%和90.0%。重症感染患者采用彩色多普勒超声进行检查,对AKI诊断的准确率较高,灵敏度和特异度较好,临床应用价值较高。

肾脏自身的血流动力学相对于系统循环有其独特性,AKI发生发展的病理生理机制亟待深入研究,必须更好地了解系统、全肾和肾小球血流动力学之间的相互作用,包括肾小球-肾小管反馈的作用。重症超声技术目前在AKI方面的应用和发展离不开重症医学理念的更新和技术的进步。在重症超声临床与基础科研的发展方向上,现代彩色多普勒技术的革新需要与数学信息等学科交叉融合,开发出一种综合生理学的技术方法,实现肾脏微血管系统可视化、所有肾单位的氧动力学及线粒体功能监测等,可能为肾脏对各种有害刺激的反应进行分析,并对治疗策略实施评估,为更深入解释临床问题提供新的思路和方法。

第五章　心脑肺复苏

第一节　概述

一、心肺脑复苏的定义

心肺复苏(cardiac pulmonary resuscitation,CPR)是指针对心跳呼吸骤停采取的抢救措施。随着技术的进步,许多患者往往能够恢复自主呼吸和循环,但是长时间心搏骤停(cardiac arrest,CA)后导致的缺血缺氧性脑病,却成为影响预后的严重障碍。故有学者提出心肺脑复苏(cardiac pulmonary cerebral resuscitation,CPCR)的概念,旨在强调脑保护和脑复苏的重要性。目前多数文献中CPR和CPCR是通用的。

现代CPR的基本框架形成于20世纪50—60年代,其标志是确立了CPR的四大基本技术,即口对口人工呼吸、胸外心脏按压、体表电除颤和肾上腺素等药物的应用。经过半个世纪的发展,CPR技术日臻完善。欧美等国家多次召集全国性CPR专题会议,颁布和多次修订各自的心肺复苏标准或指南。在此基础上,国际复苏联络委员会(International Liaison Committee on Resuscitation,ILCOR)于2000年颁布了第一部国际性复苏指南,即《国际心肺复苏和心血管急救指南2000》。随后数年里,ILCOR召开一系列会议,总结近年来复苏医学领域的研究成果和进行科学的证据评估,并就复苏指南的修订达成国际性协调意见。美国心脏病学会(AHA)也发表了《2005AHA心肺复苏与心血管急救指南》。

二、心肺脑复苏的研究对象及发展简述

经过多年的研究和探索,现代心肺脑复苏取得了很大的进步。自2010版《美国心脏协会心肺复苏(CPR)及心血管急救指南》发布以后,多年来CPR领域取得了较大进展,有些甚至是颠覆性的,主要集中在以下几个方面。

1.对院外心搏骤停(OHCA)患者实施单纯胸外按压 vs. 胸外按压+通气　国外几个单中心的研究结果表明,对OHCA患者由非专业施救人员单纯实施胸外按压,与实施传统CPR相比,存活率相近,因此推荐对OHCA患者在急救人员到来前,仅实施单纯胸外按压。

2.机械CPR vs. 徒手CPR　LNC研究表明机械CPR在OHCA患者抢救中相对徒手CPR并未显示出优势。目前,对于机械CPR设备在OHCA患者或院内心搏骤停(IHCA)患者的生存率和神经系统结局方面是否具有优势尚不明确。因此,人工胸外按压仍然是治疗CA的救治标准,但在进行高质量人工胸外按压比较困难的条件下,可选择机械活塞装置进行胸外按压。

3.高级气道与面罩　多数研究提示,院前气管插管与较差的神经系统结局相关,有的研究还发现院前气管插管与患者死亡风险增高相关,声门上气道亦未发现对存活率有显著优势,由此提示院前建立任何形式的高级气道均可能是有害的。

4.药物治疗进展　早期肾上腺素可能改善OHCA患者长期和神经系统预后,但联合使用血管加压素和肾上腺素替代标准剂量的肾上腺素治疗CA并无优势,为简单起见,已从成

人 CA 治疗流程中去除加压素。

5.轻度治疗性低温　目前大多数研究提示轻度治疗性低温(mild therapeutic hypothermia,MTH)(目标体温 32~34℃)可使 CA 患者获益。因此,《2015CPR 指南》推荐所有心搏骤停后恢复自主循环的昏迷成年患者都采用目标温度管理,鉴于最新一项高质量研究对比 36℃ 和 33℃ 两种温度管理,对预后影响无差异,故目标温度可选定在 32~36℃,并至少维持 24 小时。

6.体外 CPR　近年来,对体外 CPR(extracorporeal CPR,E-CPR)的研究越来越多。有研究表明,即使自主循环和呼吸尚未恢复,在体外膜肺氧合(extracorporeal membrane oxygenation,ECMO)辅助下,机体的氧供亦能满足生物学生命维持的要求,这为 E-CPR 提供了理论基础。随着技术与材料的改进,ECMO 可以在 20~30 分钟完成安装。对于常规 CPR 超过 10 分钟仍无法复苏的患者,建立 ECMO 辅助可以保证重要脏器的灌注及氧供,维持患者的生物学生命,为进一步治疗争取时间。近年来的一些 RCT 研究显示,与常规 CPR 相比,经 E-CPR 抢救的患者 30 天及 1 年的生存率明显提高。然而,因为研究相对较少,医学界尚未形成共识,所以还需要尽可能多的循证医学证据支持。

三、心搏骤停的定义

心肺脑复苏主要是针对心跳呼吸骤停所采取的一系列抢救措施。抢救能否成功,关键在于及时判断患者是否心跳呼吸骤停。从不同的临床角度出发,心搏骤停的定义也不尽相同。注意依据以下几条标准:①意识突然丧失呈深昏迷状态,GCS 总评分 3 分;②大动脉搏动消失;③呼吸停止或抽搐样呼吸;④心电图表现为心室颤动、电机械分离或心室停搏;⑤瞳孔固定及发绀。以上标准以前两条最为重要。

任何慢性病患者在终末时,多数表现为先心脏停搏,少数为呼吸先停止。如晚期癌症患者消耗殆尽,终至死亡,心脏停搏是必然的结果,属"生物学死亡",无法挽救。

ICU 各种重症患者数量多,心搏、呼吸停止或窒息的发生率高于一般病房。但不同的是这些患者通常在各种监护下,常带有多条静脉输液管道,同时可能有气管内插管或气管切开导管并进行机械通气。所以,ICU 患者的心跳呼吸骤停易被及时发现并及时抢救,CPR 成功率较高。ICU 心肺复苏最常见的对象是急诊初步复苏后输送到 ICU 的患者,继续予以持续性生命支持,主要是脑复苏和对其他脏器功能的支持;稀有情况是在家属探视时,患者因感情激动诱发心搏骤停,同样也应按 CPR 常规进行抢救。

四、CPR 复苏流程

经过 50 多年的发展,CPR 过程已经逐步程序化、规范化和社会化。为了便于理解记忆,Safar 将 CPR 分成 3 期。

1.基础生命支持(basic life support,BLS)　或称初期复苏,包括开放气道、口对口人工呼吸和胸外心脏按压。

2.高级生命支持(advanced life support,ALS)　或称后期复苏,目的是基于更有效的呼吸和循环支持,首先争取心脏复跳,使自主呼吸随之恢复,以稳定循环和呼吸功能,为脑复苏提供良好的前提条件和基础。

3.延续生命支持(prolonged life support,PLS)　或称复苏后治疗(post-resuscitation treatment,PRT),指自主循环恢复(restoration of spontaneous circulation,ROSC)后,以脑复苏或脑保护为中心的全身支持疗法,也包括进一步维持循环和呼吸功能。

第二节　心搏、呼吸骤停后缺氧引起的严重生理紊乱

一、心搏、呼吸骤停后体内的严重生理紊乱

1.细胞代谢紊乱　心搏骤停后,细胞损伤的进程主要取决于最低氧供的供给程度。如心跳呼吸骤停后立即采取抢救措施,予以标准的复苏操作手法,使组织的血液灌注量能维持正常血供的25%～30%,大多数组织细胞和器官,包括神经细胞可以通过严重缺氧时的葡萄糖酵解,获得接近正常的三磷酸腺苷(ATP),如在此时恢复正常的血供,心肺复苏即可成功,脑功能亦不致受损。如心脏停搏时间过长,复苏操作手法不当,血液灌注不能达到最低需要量,ATP就会耗竭,细胞钠泵功能产生障碍,无法维持膜电位,不能产生和传导神经冲动,使细胞功能丧失,同时脑无氧代谢产物堆积,导致组织酸中毒,细胞内环境的稳定性遭到破坏,又进一步限制细胞生命的恢复。此时如加大组织灌流量,反而会促使组织细胞损伤,达到不可逆的程度,即所谓"再灌注损伤",如组织灌注量降至正常的10%以下,即所谓的"涓细血流",此时ATP迅速耗竭,合成和分解代谢活动全部停顿,即所谓的"缺血性冻结"。

2.混合型酸中毒　心肺骤停后逐渐加重的代谢性酸中毒和呼吸性酸中毒可造成以下情况:网状内皮系统功能抑制;血管内红细胞聚集,血沉加快;线粒体分解和细胞死亡;周围血管张力降低,心血管对儿茶酚胺的作用减弱。

3.电解质分布紊乱　由于细胞钠泵功能障碍,使Na^+、H^+向细胞内移动,K^+向细胞外弥散,高K^+对心肌有抑制作用,细胞外低Na^+、Ca^{2+}更加重了这种危害,同时也破坏了细胞膜内外$Na^+×Ca^{2+}×OH^-$(应激离子)/$K^+×Mg^{2+}×H^+$(瘫痪性离子)的比例。

4.体液分布紊乱　主要引起细胞水肿及血液浓缩。

二、缺氧对脑组织的损害

人体重要脏器对缺氧敏感度的顺序为:脑、心、肾、肝。复苏的成败在很大程度上与中枢神经系统功能能否恢复有密切关系。1985年,第四届全美复苏会议特别提出了脑复苏的概念,从而诞生了CPCR,进而发展为复苏学。

脑组织具有耗氧量高、乏氧代谢能力很有限、对缺氧敏感、维持脑功能的临界血流量低的生理特点。缺氧对脑组织造成的损害主要有:脑血管自动调节功能的丧失;微血管和微循环的变化;脑细胞代谢的紊乱。当脑循环中断10秒,脑氧储备耗尽;20～30秒,脑电活动消失;4分钟,脑内葡萄糖耗尽,糖无氧代谢停止;5分钟,脑内ATP枯竭,能量代谢完全停止;缺氧4～6分钟,颅神经发生不可逆的病理改变。脑组织各部分的无氧缺血耐受能力也各不相同:大脑为4～6分钟,小脑为45～60分钟。

第三节　心脑肺复苏的步骤和方法

一、基础生命支持阶段(basic life support,BLS)

1.保持气道通畅

(1)气道阻塞的常见原因:最常见的完全性气道阻塞原因为舌后坠,另一常见原因为上

呼吸道有异物存在。外源性异物有鱼骨、豆果、金属类等,内源性异物有牙齿、血液、脓血、呕吐物等。异物嵌顿后可引起呼吸困难,并可继发感染,造成化脓性炎症。其他阻塞气道的原因有急性会厌炎、特殊感染性肉芽肿、喉部及气管内肿瘤、外伤、声带瘫痪、支气管哮喘等。

(2)气道阻塞的判断:临床上根据气道阻塞的程度,将气道阻塞分为完全性阻塞和部分性阻塞两种。完全性阻塞时,如不立即予以纠正,5~10分钟即可引起呼吸停止和心搏骤停。部分性阻塞应立即查明阻塞部位和阻塞原因,及时进行纠正,避免导致脑水肿或肺水肿,进而引起心跳呼吸骤停。气道阻塞的原因可通过间接喉镜、支气管镜检查,以及咽部、气管、胸部X线片、体层扫描及CT辅助检查等确定。与成人不同,引起儿童呼吸道梗阻最常见的原因为异物,以不完全性梗阻较为多见。

(3)徒手开放气道的方法:昏迷患者气道阻塞的常见原因为舌后坠,所以要使呼吸道畅通,关键是解除舌肌对呼吸道的堵塞。首先,将患者置于合适的体位。正确的抢救体位是仰卧位,患者头、颈、躯干平卧无扭曲,双手放于躯干两侧。

1)仰头举颏法:抢救者左手掌根放在患者前额处,用力下压使头部后仰,右手的示指与中指并拢放在患者下颌骨处,向上抬起下颌。操作时要注意手指不要压迫患者颈前部颏下软组织,以免压迫气管。

2)仰头抬颈法:患者仰卧,撤除枕头,抢救者一手放在患者前额,向后向下按压,使头后仰,另一手托住患者颈部向上抬颈。以上两法均不适用于有可疑颈椎骨折的患者。

3)仰头拉颌法:抢救者在患者头侧,双肘位于患者背部同一水平上,用双手抓住患者两侧下颌角,向上牵拉,使下颌向前。同时,使头部后仰,两手拇指可将下唇下推,使口腔打开。头部后仰的程度要求下颌角与耳垂连线和地面垂直。

在儿童呼吸道梗阻急救时,若患儿不能咳嗽或无效咳嗽,可采用Heimlich手法(膈下腹部冲击法)来帮助患儿排除异物。抢救者站在患儿背后,用手臂绕其腰部,一手握拳,另一手将拳握住,将拳的拇指侧顶在患儿腹部正中线脐上,快速向内向上冲击腹部,直至异物咳出。

(4)吸引器清理气道:在有条件时,可用吸引器帮助清除呼吸道异物。大部分医院均装备有可控式的壁式吸引器和便携式吸引器,主要用于咽部吸引。使用吸引器进行负压吸引时,多采用经鼻或经口行气管盲目吸引。当进行气管支气管吸引时,仅需要较小的压力,儿童所需压力则更小,故应用时应调节负压吸引力,注意负压吸引力不可过大,以免导致肺损伤或肺萎陷。

(5)人工气道的建立

1)咽部置管:咽部插管包括口咽通气管和鼻咽通气管。主要适用于由于舌后坠、分泌物、呕吐物、血凝块或其他异物(如义齿脱落)等机械因素引起的上呼吸道部分或完全梗阻,而又不能长时间坚持抬下颌和张口两个徒手开放气道步骤,从病情上讲又不适宜做气管内插管的患者。

2)阻塞食管通气管:阻塞食管通气法具有下列优点,如操作简单、迅速(仅需5秒钟,而气管插管需数分钟),成功率高达90%(气管插管为50%),在声带看不见或有呕吐物时可操作,在颈椎损伤时也可使用。主要适用于牙关松弛,昏迷或呼吸停止而又不能或不允许进行气管插管的患者。也可由没有经过气管插管训练的人采用。由于食管已被阻塞,在行正压通气时可防止胃液反流和减少胃充气。

3)喉罩:喉罩是一种新型的畅通呼吸道方法,1983年由英国麻醉医师Brain发明。由一根通气导管和一个硅胶卵圆形可充气罩两部分组成。喉罩用于保持呼吸道畅通方面安全可靠,操作简便,不良反应少。如喉罩置入位置不准确,可因喉罩堵塞呼吸道反而引起呼吸道梗阻,如充气不足,使咽喉部不能完全封闭,也可导致胃内容物反流和误吸。所以,操作时一定要细心,喉罩放好后要认真检查位置是否正确,并严格掌握适应证(肠麻痹、过度肥胖及COPD患者应禁用),做好术前准备,以及避免高水平正压通气。

4)气管插管:为保证心跳呼吸骤停患者的心、脑及其他重要器官的氧气供应,条件具备时,对适合进行气管插管的要及早进行。一般来说,作为一项有效的治疗措施,气管插管既适用于昏迷患者,也适用于清醒患者。具体地说,其适应证包括:①心跳呼吸骤停者;②昏迷患者为防止呕吐物误吸;③呼吸衰竭患者经药物治疗无效需行机械通气;④气管支气管分泌物过多不能自行排出者;⑤喉反射缺如;⑥长时间全麻或使用肌肉松弛药的大手术;⑦各种原因引起通气障碍者如上呼吸道梗阻、咳痰无力、气道内肿瘤、重症肌无力、多发性肋骨骨折等。虽然气管插管可确保呼吸道的畅通,但在实施过程中需要一定的器械,且要求具备很强的操作技术,尤其是那些有牙关紧闭、喉部畸形的患者,操作难度会更大。在进行CPR时,由于胸外心脏按压和口对口吹气造成咽部压力增加,从而引起胃胀气,容易造成反流和误吸,这也要求尽可能快地完成气管插管。如果操作粗暴或技术不够熟练,则可引起口、唇、咽喉、牙齿等损伤,清醒患者还可因此刺激咽喉导致呛咳,甚至喉痉挛,反而加重缺氧和呼吸道阻塞。故气管插管不能作为畅通呼吸道的首选方法,在一些情况下应禁忌应用气管插管,如急性咽喉炎、气管黏膜下水肿、有出血倾向者或主动脉瘤侵犯气管者。气管插管是一项要求较高的技术操作,操作过程中患者随时可能发生意外,插管后也可能引起很多并发症,因此,操作前除需做好器械方面的准备外,要向患者家属交代病情,以及此项操作可能出现的问题及对患者预后的影响等。

5)光导纤维支气管镜插管:患者由于生理变异、相关解剖结构异常,而预料到行气管插管有困难,或患者有自主呼吸但需要插管时,可选用经光导纤维支气管镜引导进行气管插管。插管的同时还可利用纤支镜吸引气管内的分泌物和取出异物等。

6)环甲膜切开术:由于某些情况不能进行气管插管而又必须迅速地建立人工气道时,环甲膜切开术不失为一个比较好的替代方法。其主要适应证包括:①各种原因所致的气道完全阻塞需立刻给氧、吸痰或人工通气;②因异物、喉头水肿、喉痉挛、会厌软骨炎及气道肿物导致呼吸道部分阻塞而呼吸严重困难,需立即建立人工气道;③昏迷患者牙关紧闭而不能行气管插管,或有颈椎骨折不能行气管插管,或儿童环甲膜切开有引起声门狭窄的危险,故在情况允许时应尽量选择正规的气管切开术。环甲膜切开为一种创伤性操作,故应由有经验的医师进行。环甲膜切开留置导管最好不要超过48小时,特殊情况下可适当延长,但要做好局部护理,避免发生切口感染。

7)环甲膜穿刺:环甲膜穿刺法主要用于现场急救。当患者因颈部或颌面部外伤或其他原因导致上呼吸道完全或部分阻塞但尚有自主呼吸时,在手法开放气道的同时,为争取抢救时机,可行环甲膜穿刺术。此法简便易行,无禁忌证和不良后果,且畅通呼吸道的效果非常好,所以医务人员应熟练掌握。

8)气管切开:气管切开术的目的是为了长期进行气道管理。一般来说,气管插管需保持7~10天甚至以上时,或患者神志清醒但需长时间维持机械通气,均应行气管切开术。同气管插管相比,气管切开置管防止了由于气管插管长时间对气管的压迫而导致气管黏膜损伤及发生食管气管瘘的可能,而且,由于气管切开置管避开了口咽部的自然弯曲,使吸痰更加容易,分泌物排出更加彻底。气管切开为一种创伤性操作,常见的并发症有伤口出血、喉头水肿、伤口及肺部感染等,手术中如损伤甲状腺还可影响其功能,操作不当时可形成气道狭窄、变形等。

2.重建呼吸

(1)直接口对口(鼻)吹气:其主要作用原理是吹气时抢救者用力克服患者肺、胸腔的弹性阻力和气道阻力,将呼出气吹入肺从而使肺扩张,患者呼气时利用肺及胸廓自身的弹性回缩力使气体呼出。空气中氧含量为21%,正常人经过气体交换肺脏吸收20%的氧气,其余80%的氧气按原样排出,呼出气中氧含量为16%~18%,如患者的肺正常,只要吹气时潮气量较正常大(正常的1~2倍,大于800mL),即可使患者的动脉血氧分压保持在75mmHg左右,氧饱和度维持在90%以上。故在任何情况下,若不能对患者立刻提供机械通气,在寻找和应用必需设备的同时,要立即对患者实施口对口或口对鼻吹气,以解决患者的供氧,解除呼吸困难症状。需要注意的是,在对昏迷患者或创伤患者实施口对口或口对鼻人工通气时,首先要采用"三步"手法打开气道,头中度后仰,使口保持在张开位置。

当吹气量过大(大于1200mL)、吹气时间过快时可造成咽部压力过大,使气体进入食管和胃。一般地说,决定吹气时是否引起胃胀气主要由以下因素决定:①气道阻力;②肺及胸廓顺应性;③下食管括约肌张力;④最大吸气压。为了解决以上因素对口对口或口对鼻吹气的影响,防止胃胀气的发生,可采取以下措施:①吹气时间要长,气流速度要慢,这样就会使最大吸气压降低;②提倡用2次慢吹气代替传统的4次递增吹气;③环状软骨加压法,即吹气时轻压环状软骨,使食管闭塞,阻止气流经食管进入胃;④相对来说,由于口对鼻吹气较口对口吹气气流速度要慢,吹气时间长,所以发生胃胀气的情况较少,故情况允许时可用口对鼻吹气代替口对口吹气。假如患者已发生胃胀气,抢救者用手按压上腹部,以利于胃内气体的排出,如有反流或呕吐,要将患者头部侧向一旁,必要时予以负压吸引,防止呕吐物误吸。

(2)口对辅助器吹气:口对口通气或口对鼻通气在一些特殊情况下使人难以接受,如担心染上传染病,更有甚者,有人担心因此而染上艾滋病。同时直接口对口通气容易给人一种视觉上不愉快的感觉,还有的民族由于伦理学上的原因,不允许进行口对口或口对鼻吹气。那么,有没有一种可靠的方法来替代口对口或口对鼻通气呢?就目前来讲,临床上常用的替代方法有经口咽管或带氧面罩吹气。使用带氧面罩代替口对口或口对鼻通气效果并不优越,其优点是带有一氧气入口,在进行经面罩人工吹气时可向患者提供50%~100%浓度的氧。为便于及时发现呕吐和通气情况,带氧面罩一般为透明的,可密封于口腔周围,带有一个氧气入口和呼吸进出口、充气垫和呼气活瓣。此方法不能长时间使用,应尽早行气管插管或咽部置管。

3.机械通气 呼吸停止或昏迷患者仅靠口对口或口对鼻人工通气是不够的。口对口或口对鼻人工通气的目的是解决患者的紧急供氧问题,避免因长时间缺氧造成心、脑等重要器官的不可逆损伤,一旦条件具备,应立即建立人工气道,并使用呼吸机进行机械通气,确保机体对氧的需求。目前临床上使用的呼吸机种类繁多,究竟什么类型的呼吸机更适合心肺复苏的患者?概括起来说,所有用于心肺复苏的呼吸机必须可以提供准确的气体量和吸入氧气浓度,同时有可靠的监护报警系统来保证患者的安全。具体地说,呼吸机必须具有:①不同的呼吸模式,能提供控制呼吸、辅助呼吸、同步呼吸及压力支持通气等;②潮气量、呼吸频率、气道压力、吸呼比等在一定范围内可调节;③可调节氧气浓度;④各种报警装置;⑤湿化、温化及雾化装置;⑥最好有一吸气装置;⑦有呼出气体净化器和细菌滤器等。现在临床上使用的呼吸机有压力切换型呼吸机和容量切换型呼吸机两种。压力切换型呼吸机是依靠高压气体驱动,预置切换压力,当气道压超过预置的压力时,机器就自动由吸气转为呼气,具有较好的感受气道内压力变化的能力,与患者的呼吸有较好的同步性。容量切换型呼吸机采用机械驱动,操作者可预先设置供给的气体量,达到该气量时自动转为呼气,这种呼吸机的优点是供气量准确,不管患者的肺顺应性如何,均能按照需要满足患者的供氧。

3.重建循环

(1)心搏骤停的类型与病因

1)心搏骤停常见的病因:婴幼儿多见于严重呼吸道感染,青年患者以心肌疾病引起者多见,在老年患者则以冠心病及脑卒中引起心搏骤停最为多见。按照心搏骤停的基本特点分析,一是电衰竭,包括心搏骤停、心室颤动及电机械分离;二是动力衰竭,中枢者有心肌动力衰竭及心脏压塞,周围性者有大动脉破裂及大量或大块肺栓塞。

2)临床上根据心搏骤停后的心电图变化,将心搏骤停分为三型:①心室颤动:最多见,在临床一般死亡中占30%,在猝死中占90%。可能原发或继发,如在 AMI 后,低频、低电压的电击伤时所发生者;②心室停顿:较少见,占 20%~30%。原因多是窒息引起的缺氧和 CO_2 积聚,迷走神经功能亢进,严重酸中毒及高血清钾及休克等,亦可继发于呼吸停止;③电机械分离(缓慢而无效的心室自主心律):常是心脏处于"极度泵衰竭"状态,心脏已无力收缩。无心搏出量,即使采用心脏起搏救治也不能获得效果。

(2)开胸心肺复苏的指征及操作要领:由经过训练、有一定技能经验和设备的医师进行开胸 CPR 是安全的,且血流动力学较胸外 CPR 为佳。当心跳骤停超过 20 分钟又未进行 CPR 时,或为慢性呼吸系统疾病、癌症晚期、尿毒症患者不做开胸 CPR。适应证:①经适当的短暂体外心肺复苏后,仍不能产生人工的颈动脉或股动脉搏动,无自主循环恢复,应尽快进行开胸心肺复苏;②胸廓和脊柱畸形,严重肺气肿不能施行胸外按压者;③胸部严重创伤,多根多处肋骨骨折,连枷胸,张力性气胸;④心脏贯通伤,挤压伤,疑有心脏压塞,以及心胸外科手术后的患者;⑤疑有较大的肺栓塞,开胸方法可以打碎或取去栓子,可迅速进行体外循环;⑥若为体温过低导致的心搏骤停,开胸心肺复苏可以用温盐水直接加温心脏,这对除颤是必要的;⑦胸廓已经打开(在手术室)。

(3)有效按压的判断标准:①能接触到颈动脉或股动脉搏动;②肤色转红润;③瞳孔缩小,睫毛反射恢复;④恢复自主呼吸;⑤肌张力增强,有吞咽动作,挣扎。

4.心肺复苏术的并发症　进行 CPR 操作,即使方法正确,也会发生并发症,并有可能留下后遗症。

(1)头后仰和正压通气,操作本身不至于引起严重并发症,但若气道不畅,或吹气力量过大,会使胃胀气,胃内容物反流引起误吸。

(2)对动脉粥样硬化的老年患者,头部过度后仰,特别是头部转向一侧时,可引起脑基底动脉循环血量减少,导致脑干缺血。在意外事故患者,头部过度后仰,头转向一侧或头部屈曲,都可加剧颈脊髓损伤而引起瘫痪。因此,对这类患者,建议开放气道时,把头部维持在与身体纵轴一致的体位,并使头不能过度后仰。

（3）即使胸外按压运用正确，按压也可引起肋软骨分离或多发性肋骨骨折，尤其在老年人中更易发生。当然这些并非致命的并发症。如复苏后出现连枷胸，需要进行长期控制呼吸；按压位置过高会引起胸骨骨折，位置过低可致肝破裂或引起胃内容物反流，压力偏向一侧可使肋骨骨折，导致气胸、血气胸和肺挫伤；可能会出现骨髓栓子（脂肪栓），但这不一定妨碍恢复。每个做了胸外按压的患者，只要在允许的情况下，都应尽快做胸部 X 线检查，判断有无上述并发症，有无心脏出血性挫伤与坏死，以及食管撕裂伤。

（4）气管内插管操作时间过长，会引起窒息与心搏骤停。在心搏骤停时，气管插管虽然需要并且安全，但对有自主呼吸及有反射的患者插管，即使不引起低氧血症，也可使威胁生命的心律失常恶化及颅压增加。

（5）经锁骨下行中心静脉插管建立液体通路以辅助进行复苏时，要中断心脏按压，并可引起气胸、血气胸及纵隔积液。

所以，复苏时要注意操作细节，尽量避免医源性并发症。

二、进一步生命支持阶段（advanced life support，ALS）

1.应用药物（Drugs）——加强心脏复苏

（1）一线复苏药物

1）肾上腺素：肾上腺素是最古老、最有效且应用最为广泛的儿茶酚胺类药物，兼有 α 受体及 β 受体的兴奋作用，但 α 受体的作用要大于 β 受体的作用。α 受体作用可使全身外周血管收缩（不包括冠状动脉及脑血管），进而增加主动脉舒张压，改善心肌及脑的血液灌注，促进自主心搏的恢复。肾上腺素的 β 受体作用，在心肺复苏过程中可增加心肌的耗氧量，对心脏有害，但若自主心跳一旦恢复，因其可提高心肌的收缩力，增加心排血量，改善全身及脑的血液供应，故而也有益。另外，肾上腺素可以改变细颤为粗颤，有利于早期实施电除颤。使用肾上腺素还可防止或纠正由于长时间同步按压通气引起的动脉塌陷。肾上腺素适用于各种类型的心跳骤停，仍为心肺复苏时的首选药物。

有关在心肺复苏中肾上腺素的使用剂量问题，目前为止尚无明确结论，还有待进一步研究，1992 年在美国召开的国际心肺复苏会议上仍建议按标准剂量（1mg）静脉内或气管内给药，每 5 分钟重复相同剂量一次。

2）阿托品：阿托品具有拮抗副交感神经的作用，通过解除迷走神经的张力而加速窦房率和改善房室传导。在心肺复苏中主要用于心脏停搏和电机械分离。阿托品可使室上起搏点异常兴奋，心率加速，使心肌耗氧量增加，梗死范围扩大，甚至发生室性心动过速或心室颤动。故给这些患者使用阿托品一定要小心，当自主心跳恢复且心率较快时一定要慎用或不用。使用剂量为 0.5～1.0mg 经静脉注射或稀释后气管内给药，无效时 5 分钟后可重复相同剂量。

3）利多卡因：利多卡因为治疗急性心肌梗死和室性心律失常的首选药。可通过抑制心肌缺血部位的传导性，改善正常心肌区域的传导性，使心室颤动阈值提高，心室不应期的不均匀性降低，且对血流动力学影响小，在心肺复苏中适用于心室颤动。使用剂量为 1～2mg/kg，静脉注射或稀释后气管内给药。

4）其他：如溴苯胺等，较少用。

（2）纠正酸中毒：心跳呼吸骤停后，由于体内蓄积的二氧化碳不能经呼吸道呼出，所以，在心跳呼吸骤停后的 5～10 分钟,以呼吸性酸中毒为主,如在此期间内迅速建立人工气道并实施有效的人工通气,呼吸性酸中毒大都能够缓解;但如未及时采取措施纠正呼吸性酸中毒,则特征性地出现静脉系统中二氧化碳分压升高,使二氧化碳从血液弥散至心肌细胞和脑细胞,造成心肌功能和大脑功能受到抑制,同时由于机体在缺血缺氧条件下主要依靠糖酵解产生 ATP,导致代谢产物乳酸堆积,最终在呼吸性酸中毒的基础上并发代谢性酸中毒。代谢性酸中毒可加重体内血管扩张,增加毛细血管的通透性,电解质的紊乱,拮抗儿茶酚胺,发生传导阻滞,降低心肌细胞的心室颤动阈值,并直接抑制心肌功能。

现在认为对抗酸中毒的首要措施是迅速建立有效通气,并适当过度通气,在心肺复苏初期不主张使用碳酸氢钠。只有在下列情况下再考虑应用碳酸氢钠:①在有效通气及闭胸心脏按压 10 分钟后 pH 仍低于 7.2;②心搏骤停前即有代谢性酸中毒;③伴有严重的高钾血症。碳酸氢钠的具体剂量首次可按 1mmol/kg 的标准,然后参考血气分析结果进行调整。

（3）自主循环恢复后药物的应用:在自主循环恢复后,为了维持血流动力学的稳定,保证心、脑、肾等重要生命器官的血、氧供应,应继续给予一些血管活性药物及改善心功能的药物,即进行进一步生命支持。

1）多巴胺:是去甲肾上腺素的前体,其作用与剂量有关。小剂量时作用于 α 受体,增强心脏的收缩力,增加心排血量,并扩张肾和肠系膜血管;大剂量则兴奋 α 受体,使外周血管收缩。在心肺复苏后用于维持血压。不良反应为增加心肌耗氧量,心动过速。

2）多巴酚丁胺:为强有力的 β 受体兴奋剂,主要用于增强心肌收缩力和扩张血管。对于因为心肌收缩无力而致的心功能受损,现公认为首选药。大剂量快速静脉注射易引起心动过速,严重时可导致心肌缺血,所以,使用多巴酚丁胺时最好进行血流动力学监测。

3）间羟胺:是人工合成的拟交感剂,作用于 α 受体,但对肾血流量影响不明显,无损于肾功能。常与多巴胺合用以升高平均动脉压,改善脑的血流灌注。

4）其他药物:根据心跳呼吸骤停后体内发生的病理生理变化,可适当给予一些钙离子通道拮抗剂、游离基清除剂及血栓素拮抗剂等(这些药在心肺复苏的过程中即可使用)。

5）复苏时所用的液体:输液既可以用来维持静脉通路的畅通,以利于给药,又可保证扩充血容量的需要。所用液体可根据不同的病因选择,单纯为了维持静脉通路,用 5% 葡萄糖液或 0.9% 氯化钠溶液即可。为了扩容则宜选用胶体,包括全血、血浆及代血浆等,也可用 Ringer 液。

2.监测心电图（ECG）　有下述四大常见的恶性心律失常:①心室停搏;②心室颤动;③室性心动过速;④无脉搏心电活动。

3.非同步直流电除颤及紧急心脏起搏

（1）非同步直流电除颤:电击除颤的尽早实施是复苏成功最关键的措施。心搏骤停的流行病学研究显示,80% 左右的心跳骤停为心室颤动,而终止心室颤动最迅速有效的方法为电除颤,故目前有人主张一旦发现心搏骤停即应除颤。但也有不同意见认为,心脏电机械分离虽为少数,若盲目除颤则可能损伤心肌,所以应将心电图诊断同非同步直流电除颤紧密结合。关于电除颤的理想能量仍无定论,但有一点是确认的,能量越小对心肌损伤越小,能量超过 400J,患者就可能发生轻微心肌坏死。第一次一般用 200J,若转复后复颤则每次重复用 200J,第一次未转复再用 200J,仍无效,第三次可用 300J,还无效时,第四次或最大即可用至 360J。非同步直流电除颤操作过程如下。

1)除颤前给予利多卡因 1~2mg/kg 或溴苯胺 5~10mg/kg,以提高心室颤动阈值。如心室颤动为细颤,除颤前给予肾上腺素 1mg,使之转为粗颤再行电除颤。

2)将适量导电糊涂到除颤器电极板上(也可用盐水纱布,但不要太湿)。打开除颤器电源并设置非同步位置,调节除颤器能量至所需读数并开始充电。

3)用较大压力将一个电极板置于右锁骨下胸骨右侧,另一个电极板置于左乳头的外下方,尽量使胸壁与电极板紧密接触,以减少肺容积和电阻,并避免接触不良。

4)充电至所需能量后两手同时按压放电开关,除颤期间继续 A、B、C 复苏并根据需要给予复苏药物及液体。

(2)紧急心脏起搏:人工心脏起搏系统是利用外源性电流尖端发放电脉冲,使心肌除极,促进心脏机械性收缩。在严重心动过缓、心脏停搏(目击心搏骤停)而心脏仍有氧合作用时,有节律的低电压刺激能保持心脏搏动,但心肌缺氧或酸中毒的难治性电机械分离对起搏不起反应。

适应证包括:①临时起搏器用于紧急情况下争取时间,或估计短期内病变可恢复的缓慢心律失常,如急性心肌梗死合并高度房室或三支阻滞并发阿斯综合征、心肌炎、心肌病、药物中毒、电解质紊乱引起的严重心动过缓;用于预防性保护性起搏,如无症状房室传导阻滞或严重心律失常患者施行大手术时,心脏直视手术时,术中出现Ⅲ度房室传导阻滞者,以及安装心脏永久起搏器之前;顽固性心动过速药物及电复律失败,或对电击有禁忌证者可用超速抑制;②永久起搏适用于各种原因所致的不可逆的心脏起搏或传导功能障碍,如心脏传导阻滞及 SSS 综合征伴心源性昏厥发作或充血性心力衰竭、心绞痛及进行性氮质血症;其他如颈动脉窦性昏厥合并心动过缓等。对于顽固地致命心律失常,可选用能自动除颤,或能自动进行超速抑制的高精密起搏器;③心脏停搏在心肺复苏的基础上应考虑立即进行无创体外起搏,也可选用经胸壁直接刺激心肌起搏法。一旦条件许可,立即改用经静脉心内膜电极起搏法。

4.复苏后综合征　心搏骤停数分钟及随后自主血压恢复后,患者会持续数小时的昏迷,常伴有多脏器衰竭并持续数天,包括心血管、肺、肝、肾、血液、代谢及内分泌的紊乱,此即复苏后综合征,即再灌注缺乏,长期组织酸中毒与心排血量减少的综合征。即使长期加强医疗控制血压、血气、血成分后,此综合征也会出现,并主要影响脑部,常因吸入综合征、按压胸骨所致连枷胸、左心衰竭、肺气肿或成人呼吸窘迫综合征、外伤或脓毒血症而变得复杂。

全身循环中断无灌流可导致组织自溶,脑在无血流后 1~2 小时出现。再灌注延迟到心搏骤停后 5 分钟以上会引起多病灶再灌注不足,首先发生于脑,结局是整个脑组织病理损害。原因可能为:①大脑再灌注不足,从开始的多病灶无再灌注到大脑半球的再灌注不足可持续 1~3 天;②大脑再氧合损害,也许是游离基反应与钙离子转移引起,导致类脂质过氧化反应,也见于脑外器官;③由于脑外器官缺血损害引起的脑中毒;④血液淤滞与黏稠度增加,使组织受损。根据上述可能因素,综合针对上述紊乱的病因进行治疗,比任何单一疗法都能更好地改善所有脏器功能和形态的恢复。由于复苏后综合征的多因素发病机制,心搏骤停超过 5 分钟后完全恢复正常的可能性极小。

三、长程生命支持阶段(prolonged lifesupport,PLS)

1.长程生命支持的主要内容　长程生命支持主要是指自主心跳呼吸恢复后采取一系列

措施确保脑功能的恢复和颅外器官功能的稳定,以使患者在心肺复苏成功后不留有神经系统的后遗症。

(1)心血管和肺支持:对重要且易于变化的项目进行监测和控制,如平均动脉压、中心静脉压、尿量、心电图、体温、肺动脉楔嵌压、动脉血 PaO_2、$PaCO_2$、pH、BE、X 线片及痰检查,预防低灌注和心律失常,选择理想的呼吸方式,尽心护理气道,调节吸氧浓度,给予高营养及清蛋白,维持水盐电解质平衡及渗透压。

(2)脑支持:对脑损伤后期重要及易于变化的项目进行监测和控制,维持正常血压、血氧浓度和低碳酸血症,维持中度血液稀释和高血糖;注意预防和控制抽搐发作;选择性监测颅压(用于中枢损伤和脑炎),使颅压保持在 15mmHg 以下,通过脑电图对中枢神经系统进行监测,必要时行选择中枢血管造影或 CT 检查。此期间监测神经恢复及判断预后(Gauging):测定脑脊液 CPK-BB,根据格拉斯哥-匹兹堡昏迷得分监测昏迷深度,必要时实施脑死亡诊断。

(3)肾支持:监测内容有液体出入量、血清蛋白、血及尿的渗透压、电解质、肌酐、尿素氮,纠正低血容量、低血压、低心排血量,这是急性肾衰竭的最常见原因,必要时行血液滤过及血液透析。

(4)肝及胃肠支持:检查肝衰竭,指标为碱性磷酸酶、SGOT/SGPT、胆红素、清蛋白、凝血酶原时间;插胃管,预防和治疗胃出血。

(5)防止 DIC:实验室检查包括出血时间(BT)、部分促凝血酶原激酶时间(PTT)、血小板计数、凝血酶原时间(PT)、纤维蛋白原、纤维蛋白分解产物,考虑用肝素、鱼精蛋白、6-氨基己酸、维生素 K、新鲜血(浆)、成分输血。

(6)控制感染:要考虑获得性感染性疾病,痰涂片革兰染色,血、痰、尿培养,应用特效抗生素及去除病灶。

2.脑复苏　脑组织平均重量仅占体重的 2%,但脑组织的耗氧量很大,在静息状态下占全身耗氧量的 20%~25%,脑缺氧 10 秒即可意识丧失,缺氧 15 秒可以出现数分钟的昏迷,缺氧 3 分钟可昏迷 24 小时以上,完全缺氧 8 分钟的大脑皮质细胞一般不能存活。在理想试验条件下,一些大脑神经元在常温下能耐受脑缺血达 20 分钟甚至 60 分钟。据有关资料统计,在心肺复苏的患者中,约 50%死于中枢神经系统损伤,20%~50%生存者有不同程度的脑损伤。基于此,心肺复苏术一开始,就应注意对脑的保护以便实施脑复苏。大脑功能的恢复取决于心肺复苏时能否向脑组织提供有效的血流量,在正常情况下,脑组织的血流量为每分钟 40~60mL/100g,如每分钟低于 20mL/100g 即可造成脑组织的损害,如进一步每分钟 8~10mL/100g,则可造成脑组织的不可逆损伤。有的学者将前者称为"神经衰竭的临界值",将后者称为"脑衰竭的临界值"。心肺复苏时标准的闭式胸外心脏按压能够产生 30%左右的正常心排血量,但这并不表明脑组织的血流量也可以达到正常的 30%左右。由于缺血缺氧导致的颅压升高,胸外心脏按压时到颈动脉的血流有很大一部分流到了压力相对较低的颈外动脉,所以脑组织的血流量往往达不到正常的 30%,故在心肺复苏的早期除要进行标准的复苏操作,尽可能地改善脑血流外,还要采取措施保护脑组织,降低脑组织的代谢率,确保脑组织不致造成不可逆的损伤。

虽然脑复苏的重要性已引起广大临床工作者的注意,但到目前为止,尚无公认的确实有效的复苏方法,现在临床上经常采取的脑复苏措施主要包括全身支持疗法和脑组织支持疗法两大项。

（1）全身支持疗法：心肺复苏术的各个环节均是脑复苏的基本措施，心搏骤停后必须尽快进行标准心肺复苏，保证脑组织代谢所需最低血供。复苏成功后要采取有效措施使颅外器官功能保持相对稳定，此乃脑复苏的基本措施。

（2）脑组织支持疗法

1）改善脑组织的血液灌注：关键是提高脑组织的血液灌注压，可通过快速补液，适当应用血管活性药物来提高血压，且可避免脑组织产生灶性无血现象。

2）巴比妥类药物的应用：能降低脑代谢率。稳定溶酶体膜，抑制自由基反应，降低细胞内钙离子浓度，目前已经广泛应用于脑复苏中。常规麻醉剂量为硫喷妥钠或戊巴比妥 $2 \sim 5mg/kg$，需要时可反复使用。

3）钙离子拮抗剂：可解除缺血后血管痉挛，改善脑血流功能；降低中枢神经系统细胞线粒体内钙负荷，干扰脂质过氧化和组织坏死，通过抑制花生四烯酸代谢，减少前列腺素、血栓素和白三烯的产生，改善微循环。

4）游离基清除剂及 Fe^{2+} 螯合剂：常用的有超氧化物歧化酶（SOD）、过氧化氢酶、维生素E、去铁胺。

5）莨菪类药物：具有抗游离基效应，并可扩张微血管，改善微循环。

6）其他措施：如低温以降低脑组织的代谢率等。

3.防止再灌注损伤　再灌注损伤是一个相当常见的病理现象。再灌注是促使缺血组织恢复正常的根本措施，而缺血改变了组织细胞所处环境，如能量储备极度下降，细胞膜通透性增加，许多重要的酶功能紊乱，渗透浓度改变和 pH 下降，此时组织细胞不能耐受"正常的"再灌注而形成再灌注损伤。再灌注损伤在缺血和再灌注初期两个时相受多种因素影响而形成，因此对再灌注损伤的防治必须是全方位的，针对某一特定病因收效甚微，采取综合治疗则可取得相当疗效。处理再灌注损伤应遵循预防为主的原则，有预见性地针对发病因素采取对策，及时阻断及延缓各种病理过程的发展，尽量避免组织微结构损害的出现。

在缺血和再灌注期间减少组织耗氧和增加产能，是防止再灌注损伤的最基本措施，也就是将高能磷酸盐维持在高水平。稳定颅外器官功能，支持心脏呼吸系统，保持体液平衡，增加热量摄入，以使血液各项参数满意。此外，应采取控制体温、镇静、镇痛等措施。

心肺复苏术要尽可能标准，增加液体复苏与应用血管收缩剂以产生短暂的高血压，防止产生涓细血流及灶性血流，同时可采取血液稀释法及肝素化法以改善微循环，防止 DIC 的发生。针对再灌注血流中的一些有害成分如钙离子、游离基和前列腺素等，在心肺复苏的过程中应及早给予拮抗剂及自由基清除剂，从而保护机体的 ATP 合成功能，改善心肌功能和器官灌注，减少由花生四烯酸所致的游离基增加。

第四节　心肺复苏后的脏器功能支持

心搏骤停是公共卫生和临床医学领域中最危急的情况之一。随着 CPR 技术的进步及普及，许多心搏骤停患者能够恢复自主呼吸和循环功能，而继发的脏器功能，尤其是脑功能的恢复却成为影响预后的关键。

早在 1948 年，有学者就提出"manifestationszeit（多种临床表现期）"这一概念。20 世纪70 年代前期，Negovsky 医师发现行 CPR 后患者缺血/再灌注可导致一系列改变，称为"复苏后疾病"。后来,Negovsky 又提出自主循环恢复的心搏骤停患者复苏后有更复杂的病理生理改变。大规模、多中心心搏骤停治疗研究显示,尽管 CPR 的理论、技术及器械上有了明显的进步,但心搏骤停患者总体预后并无明显改善,因此人们意识到对心搏骤停的研究不能局限于疾病本身或只注意提高自主循环恢复的成功率,更要关注心搏骤停后不良后果的诊治,也就是心搏骤停后综合征(post-cardiac arrest syndrome,PCAS),包括脑损伤、心肌功能障碍、系统性缺血/再灌注反应及持续性多系统多器官的病理改变,包括严重感染(脓毒症)、全身炎性反应综合征(systemic inflammatory response syndrome,SIRS)、出血、血栓性疾病如急性冠状动脉综合征(acute coronary syndrome,ACS)、肺部疾病[肺栓塞、肺水肿、呼吸衰竭、急性呼吸窘迫综合征(acute respiratory distress syndrome,ARDS)]及多器官衰竭。

一、PCAS 的流行病学

心搏骤停流行病学主要依靠乌斯坦因(Urstein)共识指南,如自主循环恢复、住院、出院及以后各终点的百分率。院内病死率因地区、救治机构不同呈现很大的差别。一项包括超过 36000 例院内心搏骤停患者的研究显示,自主循环恢复的成人,院内病死率为 67%。

除 PCAS 的病死率外,还包括存活者的神经系统功能状态。根据 Urstein 指南的脑功能分类(cerebral performance category,CPC)研究显示,自主循环恢复后存活至出院的成人中 68%预后良好,儿童中 58%预后良好,即脑功能可归为 CPC1(脑功能良好)或 CPC2(脑功能中度残疾)。

PCAS 可依据时间分为 4 个时期:①心搏骤停后即刻期,一般为自主循环恢复后最初 20 分钟;②心搏骤停后早期,界定为自主循环恢复后 20 分钟到 6~12 小时,此期间进行干预治疗最有效;③中间期,为自主循环恢复后 6~12 小时至 72 小时,此期损伤仍活跃,积极治疗仍然有效;④恢复期,界定为 3 天,此期预测预后较为可靠。

二、PCAS 的病理生理学

心搏骤停患者恢复自主循环后病死率仍非常高,主要是因多个脏器发生独特的病理生理改变,缺血缺氧导致最初的各脏器损伤,其后的再灌注又带来新的损伤。另外,心搏骤停后的特征性改变又加重了引起心搏骤停的疾病或损伤。PCAS 主要可分为 4 个重要组成部分。

1.循环障碍 心肌功能异常、血容量不足和(或)血管容量异常均可导致血流动力学不稳定。心搏骤停后心肌功能障碍可在自主循环恢复后即刻通过心脏超声监测。研究显示,自主循环恢复后 30 分钟,射血分数(EF)从 55%下降至 20%,左室舒张末期压力(left ventricular end diastolic pressure,LVFDP)从 8mmHg 增加至 10~22mmHg。另外一项研究也提示49%的患者存在心肌功能障碍,表现为心动过速及 LVEDP 升高,出现低血压及低心排综合征。但这种心肌功能障碍往往是可逆的,一般 8 小时达最低点,72 小时恢复正常。心搏骤停EF 值低的患者,经数周至数月也可逐渐恢复。

2.脑损伤 脑损伤是心搏骤停患者致死及致残的常见原因。研究显示,院内心搏骤停患者恢复自主循环至进入 ICU 的院内病死率为 69%,其中因脑损伤致死的为 23%。脑损伤的机制非常复杂,主要包括兴奋性毒性作用、氧自由基产生、钙平衡失调、病理性蛋白酶瀑布样反应及细胞凋亡等。

持续时间较长的心搏骤停,脑灌注压虽然可维持,但由于脑血管内微血栓形成,导致微血管阻塞引起无复流现象,此外,低血压、低氧血症、脑血管自身调节异常等均可影响脑组织灌注,导致继发性损伤。心搏骤停患者复苏后的最初1~2天,脑血管阻力增加,脑灌注减少,氧耗降低,葡萄糖消耗减少。在自主循环恢复后发热、痫性发作、高血糖、过度通气等均可导致脑损伤的进一步加重,有研究表明,体温>39℃的患者,其脑损伤风险明显增加。

临床上脑损伤表现多样化,包括意识障碍、痫性发作、肌阵挛、认知障碍及脑死亡等,这些不良神经功能后果严重影响患者生存治疗,对临床治疗提出严峻挑战。

3.缺血/再灌注反应　心搏骤停也可以理解为一种最严重的休克状态,其间氧气及代谢底物输送中断,代谢产物不能排出。CPR仅能部分改善上述病理状态,心排血量及氧输送较正常明显下降,因此氧摄取代偿性增加,导致中心静脉血氧饱和度降低,氧债的累积导致内皮系统激活和全身炎症反应。

氧债可引起免疫及凝血系统激活,从而导致多脏器功能障碍及感染风险增加。心搏骤停后,可检测到血液中多种细胞因子、可溶性受体及内毒素浓度增高,其变化程度与预后相关。在行CPR期间,可溶性细胞间黏附分子-1、可溶性血管细胞黏附分子-2、P-选择素和E-选择素均增加,提示白细胞激活或内皮损伤。另外,内毒素耐受对严重的致炎性变化具有保护作用,但可导致免疫抑制,增加继发感染的风险。

凝血激活而无相应的内源性纤溶作用激活可导致微循环灌注障碍。行CPR的患者凝血/抗凝血及纤溶/抗纤溶系统均激活,抗凝血因子如抗凝酶、蛋白S、蛋白C减少,在复苏后即有内源性蛋白C的短暂增加,血管内纤维蛋白形成及微血栓形成可发生于全身微循环系统。

缺血/再灌注可影响肾上腺功能,部分复苏后患者可出现皮质醇水平增高,但常有相对性的肾上腺功能不全。在心搏骤停后6~36小时检测皮质醇水平,可发现在顽固性休克患者中皮质醇水平是降低的。

缺血/再灌注反应的临床表现有血管调节功能受损、氧输送及氧利用障碍、易继发感染等,绝大多数患者的这些变化是可逆的。

4.持续性病理改变　心搏骤停后可出现急性冠状动脉综合征(ACS)、肺出血、急性呼吸窘迫综合征(ARDS)、脓毒症等。心搏骤停患者经复苏后发现ACS发病率较高。研究发现,院外心搏骤停成人患者中急性心肌梗死发生率为50%左右,另对84例无明显心脏疾病心搏骤停患者行冠状动脉造影检查发现,40例存在急性冠状动脉阻塞。

肺部疾病如慢性阻塞性肺疾病(chronic obstructive pulmonary disorder,COPD)、哮喘、肺炎及肺栓塞等也可引起呼吸衰竭和心搏骤停,这些患者在自主循环恢复后肺功能仍存在严重障碍。心搏骤停后血液在肺血管重新分布可导致肺水肿或肺泡动脉氧分压差明显增加。

三、PCAS的治疗

心搏骤停复苏期间进行各种监测是取得良好复苏效果的保证。PCAS的治疗涉及多个学科,需要多脏器功能支持,如呼吸支持、循环支持及脑复苏等。研究表明,在自主循环恢复后进行全身性心搏骤停后救治,可提高患者的存活率及生活质量,降低因血流动力学不稳定导致的早期死亡,以及因脑损伤和多脏器功能障碍导致的晚期致残和死亡。

1.呼吸功能　心搏骤停后呼吸功能障碍十分常见,原因包括感染、炎症等所致的肺不张,心搏骤停后或CPR时误吸,心源性肺水肿等,同时患者常出现通气/血流比例失调,导致低氧血症。对于气管插管患者,应动态监测血气及胸部X线片等,确定插管位置是否合适,有无渗出及肺水肿,以及有无心肺复苏并发症,如肋骨骨折、气胸等。

心肺复苏后患者采用机械通气,可降低氧耗,保证机体的氧供。但过多的氧供有可能加重机体氧自由基的产生,使线粒体损伤,因此对吸入氧浓度应及时调整,达到动脉血氧饱和度所需的最低水平,即可以避免氧中毒。另外,心搏骤停患者常发生过度通气,可增加胸膜腔内压、降低心排血量,导致的低碳酸血症可引起脑血管收缩,加重脑组织缺血缺氧,因此需维持合适的 CO_2 分压。

2.循环功能 大多数心搏骤停所致的死亡,是最初 24 小时血流动力学衰竭的结果。心肌功能异常、血容量不足及(或)血管调节异常均可导致血流动力学不稳定。ACS 是引起心搏骤停的常见病因,若在自主循环恢复后 12 导联心电图示 ST 段抬高及心肌损伤标志物升高,则很有可能是 ACS 导致心搏骤停,这类患者如有指征,应早期进行介入治疗以重建冠状动脉血流。其他原因导致的心搏骤停患者在心肺复苏后心功能异常也很常见,但通常是可逆的,治疗效果较好,一般心排指数在循环恢复 8 小时最低,72 小时后逐渐恢复正常。早期行心脏超声检查,可能对心功能的评估及指导治疗有帮助,治疗上可应用正性肌力药物。肺动脉漂浮导管、PICCO 等血流动力学监测也有助于判断心排指数及全身血管阻力,可指导正性肌力药物及血管活性药物的应用。对于积极液体复苏及联合正性肌力药物及(或)血管活性药物仍不能保证灌注时,可考虑使用主动脉内球囊反搏等机械辅助技术。

心搏骤停患者由于脑及肾脏血管自主调节功能受损,需足够的灌注压方能保证组织血流,但过高的动脉压又会增加心脏后负荷。因此,在心搏骤停后救治中,应避免和立即矫正低血压,保证收缩压≥90mmHg,或平均动脉压≥65mmHg,但最佳平均动脉压目标尚未能确定,需结合患者基础血压、心搏骤停原因、心肌功能异常严重程度及颅压等情况具体分析。

四、脑功能

心搏骤停后脑损伤是致残及致死的常见原因,对癫痫、血糖异常、低氧等继发性脑损伤因素的控制,将直接影响患者预后。

1.控制癫痫 5%~15%患者自主循环恢复后会发生癫痫及肌阵挛。癫痫可导致脑代谢增加,一旦发生,应立即采用有效的措施中止痫性发作,可应用苯二氮䓬类、苯妥英钠、丙戊酸钠、异丙酚或巴比妥盐。氯硝西泮治疗肌阵挛效果较好,也可使用丙戊酸钠。

2.血糖控制 在心搏骤停患者中高血糖很常见,应积极控制血糖在 8~10mmol/L,同时避免低血糖发生。

3.目标温度管理 研究显示,亚低温治疗可改善心搏骤停后昏迷患者的预后。亚低温治疗的机制十分复杂,包括减少兴奋性神经递质、促炎细胞因子、自由基,抑制神经细胞凋亡,促进神经保护性生长因子,降低脑代谢等。

2010 年美国心脏协会(AHA)的 CPR 指南将治疗性低温作为 PCAS 救治的一种高级别证据的推荐措施建议,对院外由心室颤动导致的心搏骤停成年患者,在自主循环恢复后仍有昏迷者,应将体温降至 32~34℃;对不论初始心律为何种类型的院内心搏骤停或院外初始心律为无脉性电活动/心搏骤停的成年患者,在自主循环恢复后仍有昏迷时,也应考虑给予诱导性低温治疗;对于心搏骤停自主循环恢复后的最初 48 小时,出现轻度的低体温(>32℃)且昏迷者,应避免主动复温。最近的一项高质量研究对比了 36℃和 33℃两种温度管理,发现两者的结果相近,故 2015 版《AHA 心肺复苏指南》建议所有心搏骤停后恢复自主循环的昏迷成年患者都应该采用目标温度管理(targeted temperature management,TTM),目标温度选定在 32~36℃,并至少维持 24 小时,24 小时后应继续积极预防昏迷患者发热。

降温措施可采用冰毯、冰帽及输注冷液体、血管内降温导管等,降温时可使用镇静药、神经肌肉阻滞药等预防寒战,在亚低温治疗时需监测凝血功能、电解质及血糖等。最佳的复温速度尚不明确,一般以 0.25~0.5℃/h 为宜。30mL/kg 快速静脉输注冰冻液体是安全可行的,可以快速诱导核心温度下降 1.5℃,也可使用鼻咽部喷射制冷诱导低温技术,同样推荐使用冰毯。推荐静脉输注冰冻液体必须与其他维持亚低温技术联合使用。不建议把入院前在患者恢复自主循环后对其快速输注冷静脉注射液作为常规做法。在 TTM 后积极预防昏迷患者发热是合理的。

亚低温治疗的不良反应包括出血、感染、内环境紊乱等。感染以肺炎多见,可经血流或导管引起,常由革兰阴性菌及金黄色葡萄球菌引起。内环境紊乱包括血糖升高、血糖变异度增加,另可发生低钾血症、低镁血症及低磷酸盐血症。

4.其他 全身炎症反应、感染的预防及控制、肝肾功能的监测与治疗亦非常重要。

5.心搏骤停后预后评估 对于没有接受 TTM 的患者应该在心搏骤停后 72 小时进行评估,若怀疑有镇静残留效果或瘫痪干扰临床检查时,可适当延长评估时间;对于接受 TTM 的患者,当镇静和瘫痪可能干扰临床检查时,应该回到正常体温 72 小时后再预测结果。以下因素有助于临床判断心搏骤停后不良神经系统预后。

(1)心搏骤停后 72 小时或以上无瞳孔对光反射。

(2)心搏骤停后最初 72 小时内出现肌阵挛状态(不同于单独的肌肉抽动)。

(3)心搏骤停或恢复体温 24~72 小时后,无 N_{20} 体感觉诱发电位皮质波。

(3)心搏骤停 2 小时后,脑部 CT 显示灰质/白质比显著减少。

(5)心搏骤停后 2~6 天,脑部 MRI 出现广泛的弥散加权受限。

(6)心搏骤停后 72 小时,EEG 对外部刺激持续无反应。

(7)恢复体温后,EEG 持续爆发抑制或难治性癫痫持续状态、无机体活动、伸展姿势或肌阵挛不能单独用来判断预后。

(8)休克、温度、代谢紊乱、之前用过的镇静药或神经肌肉阻滞药及其他的临床因素也需要认真考虑,因为这些因素可能会影响某些测试的结果或相应的解读。

总之,心搏骤停后的短期目标就是要最优化全身灌注,恢复代谢稳定,以及支持脏器系统功能以提高未受损神经的存活率。心搏骤停后各种问题的综合治疗需要多学科协同,包括重症医学、心脏学、神经学等。因此,把患者转到重症医学科,按照预期的计划管理,监护及治疗各种问题是很重要的,临床医师对其病理生理改变的认识及各脏器功能的维护至关重要,呼吸循环及脑复苏等集束化治疗可能改善患者预后。

第五节 终止心肺脑复苏的指征

一、终止复苏的指征

1.呼吸循环有效恢复。

2.有迫在眼前的现场危险威胁抢救人员,或有其他人员接手时可停止心肺复苏。

3.急性循环呼吸困难时,在场人员应立即进行复苏。但如紧急复苏开始后才知道患者处于不能治疗的疾病晚期,或肯定不会重新恢复脑功能(例如常温下未经 CPR,脉搏停止

30~60分钟），此时可终止紧急复苏。

4.在进行紧急体外循环做控制灌注的患者，可耐受常温2分钟、低温90分钟的临床死亡。经过全力的CPR与药物治疗，在30分钟以上仍无法逆转心脏停搏（心电图显示一直线），则可肯定心脏死亡。无脉搏但心电图综合波存在（心电机械分离），并非是不可逆的证据，只要心电活动存在，包括心室颤动或濒死QRS综合波，也应认为有机会恢复自主循环。心脏死亡后，可终止复苏。

5.在紧急复苏时不能判断脑功能，所以在心脏死亡，又有明显脑死亡时终止紧急CPR才是正确的。在自主循环恢复后，瞳孔散大固定，缺乏自主呼吸超过2小时后，虽非绝对却往往继之于脑死亡，即使恢复后也有严重脑损害。注意瞳孔散大与固定也见于脑挫伤、颅骨骨折、颅内出血、复苏后给予过量麻醉镇静药。但是，仅根据脑死亡的神经征象放弃复苏是不妥当的，因为在复苏期间及复苏后这些征象不是确定预后的可靠指标。

6.中国脑死亡诊断标准（成人）　脑死亡是包括脑干在内的全脑功能丧失的不可逆转的状态。①先决条件：昏迷原因明确，排除各种原因的可逆性昏迷；②临床诊断：深昏迷，脑干反射全部消失，无自主呼吸（靠呼吸机维持，呼吸暂停试验阳性），这三项必须全部具备；③确认试验：脑电图平直，经颅多普勒超声呈脑死亡图形，体感诱发电位P14以上波形消失，以上三项中必须有一项阳性；④脑死亡观察时间：首次确诊后，观察12小时无变化，方可确认为脑死亡。

二、复苏程序的争议

1.1958年Safar等倡导的口对口呼吸在现代复苏发展中占有突出重要地位，ABC复苏程序为世界各国复苏指南所广泛采用，被列为规范的复苏操作程序。

2.新近院前前瞻性研究资料表明，采用或不采用口对口呼吸对院前急救复苏及存活率影响无统计学差异，从而对ABC复苏程序提出了挑战。

3.现代社会人们具有更强的自我保护意识，口对口呼吸有可能招致传染病（如艾滋病）的扩散，因而限制了口对口呼吸的应用。

4.心搏骤停患者临终前出现濒死呼吸（抽泣样叹气）对通气有代偿作用，故认为心搏骤停现场急救应以胸外心脏按压为主，不需要做口对口呼吸。

三、关于电击除颤

1.电击除颤是治疗心室颤动的最有效手段，每延迟电击除颤一分钟，复苏成功率就会下降7%~10%，如不及时电击除颤，将转变为心电静止（一条直线）。

2.心搏骤停1分钟内给予CPR或电击除颤对照研究表明，前者复苏存活率为40%~60%，后者可达90%。

3.自动体表除颤器（AED）在作用机制及疗效方面均有很多改进与提高，使用较低功率（150J）能取得较高除颤成功率（98%）。

4.大剂量肾上腺素（HDE）（每次用量达到0.1~0.2mg/kg）与标准剂量（SDE）（0.01~0.02mg/kg）相比，能使冠状动脉灌注压增加，自主循环（ROSC）率增加。一组9462例随机研究表明，两组的ROSC及存活住院有差异（$P<0.01$），两组存活出院无差异（$P=0.73$）。神经系统功能良好地存活，两组间无差异（$P=0.75$）。HDE不改善长期存活及神经系统预后，其原因在于HDE可引起复苏后中毒性高肾上腺素状态，引起心律失常，增加肺内分流，增加病

死率。还可加重复苏后心功能不全,对脑细胞有直接毒性作用。因此,心搏骤停经 SDE (1mg)未能复跳者,有主张使用大剂量者,也有反对使用大剂量者,两种意见未能统一。

5.心搏骤停急救中应用利多卡因、溴苯胺、硫酸镁、普鲁卡因胺等抗心律失常药物对患者存活住院及存活出院均无影响。

四、胸外心脏按压

1.徒手操作的心排血量经测定一般为正常心排血量的 25%。采用机械按压(Thumper)所测得的心排血量接近徒手操作,但作用稳定持久,能减轻操作的疲劳,实验研究证实能改善 $ETCO_2$ 及冠状动脉灌注压。

2.间歇腹部加压 CPR(interposed abdominal compression CPR,IAC-CPR) 国外临床研究证明能明显提高复苏效果,改善院内复苏的自主循环恢复率($P=0.000003$)。

3.主动加压主动减压 CPR(ACD-CPR) 个别临床研究报告认为能改善复苏后存活,但多数临床研究未能证实对长期预后的改善。

4.新近有学者研制吸气阈值活瓣(阀门)(inspiratory threshold valve,ITV)能使 ACD-CPR 减压期胸腔负压更低,使静脉回流增加,改善了复苏效果,可测得动脉舒张压大于 50mmHg。

5.开胸心脏按压 血流动力学效果超过胸外心脏按压,但缺少长期预后改善的资料。而且开胸是侵入性手术,增加了复苏的复杂性。因此,有必要组织有关专家进行专题研讨,统一认识,制订或修订开胸指征,以指导临床。

6.心肺旁路

(1)心肺支持(cardiopulmonary support,CPS):主要包括离心泵、氧圆锥体、加温装置、经皮穿刺导管、静脉回流驱动泵等,不宜长时间使用,因管道孔太小,易形成压力阶差,容易发生溶血。

(2)体外膜氧合(extracorporeal membrane oxygenation,ECMO):适合较长时间循环支持,要求特制大孔管道及氧合器,要求能防止血浆外漏及血栓形成。

心肺旁路不仅适用于心脏停搏患者的复苏,急性心肌梗死、心源性休克经正性收缩剂及主动脉的气囊反搏治疗不见好转,应用心肺旁路,可取得血流动力学稳定,为进一步介入治疗或手术创造条件。

五、其他

1.院外心搏骤停研究发现自主循环恢复的患者可溶性细胞间黏附分子-1(SICAM-1)、可溶性血管细胞黏附分子-1(SVCAM-1)、中性粒细胞弹性酶、可溶性血栓素等均明显升高,是中性粒细胞及内皮细胞激活与损伤的表现,是缺血再灌注损伤引起全身炎症反应综合征的证据。

2.心搏骤停复苏后组织因子(T、F)增多,组织因子通道抑制剂(TFPI)减少,外源性凝血通路激活,凝血酶活化,纤维蛋白形成,表明缺血再灌注操作,可引起复苏后 DIC。

3.顽固性心室颤动电击除颤后,导致无收缩或无脉性电活动的机制不明,导致治疗困难。这类患者常有高血钾、低血钙,可能与经细胞离子传递障碍有关。K^+ 及 Ca^{2+} 对心肌电活动及收缩性起重要作用,因此高 K^+ 及低 Ca^{2+} 可能与电击后无收缩或无脉性电活动有关。

第六章　重要器官功能支持

第一节　体外心肺功能支持

一、概述

体外心肺功能支持技术(extracorporeal membrane oxygenation,ECMO)是指将血液从体内引到体外,经膜肺氧合后再由血泵将血液灌注入体内,部分或全部替代心肺做功的技术,以使让心肺充分休息,为其功能恢复或下一步治疗赢得时间。

1.ECMO 概述及应用现况　早在 20 世纪 70 年代,ECMO 技术就已经用于临床危重患者的救治,早期主要被用于急性呼吸窘迫综合征,尤其是新生儿急性呼吸衰竭的救治。由于 ECMO 能够提供长达数天至数周的有效心肺辅助,置入方式快捷简便,费用较其他心脏辅助方式低廉,并能够提供 4~6L/min 的血流量,因此近年来 ECMO 在危重症患者中的应用越来越广泛,尤其是在难治性心源性休克、心搏骤停、重症急性呼吸衰竭、高危经皮冠状动脉介入治疗或心脏外科手术围术期辅助治疗等领域,为恢复患者心肺功能赢得了时间。

由体外生命支持组织(Extracorporeal Life Support Organization,ELSO)提供的注册数据显示,截至 2017 年,全球已有 60 个国家 400 余家中心超过 80000 例患者接受过 ECMO 治疗。而来自我国心脏外科的数据(不含呼吸重症及危重医学等专业)显示,2012—2017 年,我国应用 ECMO 治疗的患者数量也出现了跨越式增长。

根据血液回输方式不同,将 ECMO 分为静脉至动脉体外膜肺氧合(veno-arterial extracorporeal membrane oxygenation,VA-ECMO)和静脉至静脉体外膜肺氧合(veno-venous extracorporeal membrane oxygenation,VV-ECMO),前者同时具有循环和呼吸辅助作用,而后者仅具有呼吸辅助作用。

根据插管部位不同,将 ECMO 分为中心插管和外周插管两种形式。成人 VA-ECMO 最常选用股静脉-股动脉插管方式,此方式能够引流大部分回心血量,降低右心室前负荷,进而降低左心室前负荷,并提供充分的远端灌注。由于回流至机体的血液由经股动脉置入降主动脉的导管逆行灌注,会与自身心脏搏出的血液发生抵抗,使左心室后负荷增加,衰竭的左心室不能射血,导致左房压升高和肺水肿,可联合应用主动脉内球囊反搏(intraaortic balloon pump,IABP)或采用胸部切开直接在左心房置管或用球囊导管房间隔造口等方式,将左心房血液引流入旁路循环的静脉侧,减轻左心负荷,促进左心功能恢复,预防左心室内血栓形成和肺水肿加重。与此同时,如果患者自身心功能较好,逆行的氧合后血液就不能灌注主动脉弓;如同时存在肺功能较差,则左心室射出的未氧合的血液在主动脉弓处不能与逆行灌注的氧合血液充分混合,导致身体上半部分低氧,这种现象称为 Harlequin 综合征,患者可表现为上肢发绀而下肢呈粉红色。监测丑角综合征患者的饱和度应于其右手、前额、鼻子或右耳进行,动脉血气分析标本应从右臂动脉获取。

2.ECMO 的基本结构　ECMO 的基本结构包括血管内插管、连接管、动力泵(人工心脏)、氧合器(人工肺)、供氧管、监测系统。临床上常将可抛弃部分组成套包,不可抛弃部分绑定存放,并将其设计为可移动的功能,以提高应急能力。

(1)氧合器:其功能是将非氧合血氧合成氧合血,又叫人工肺。ECMO氧合器有硅胶膜型与中空纤维型两种。硅胶膜型膜肺相容性好,少有血浆渗漏,血液成分破坏小,适合于需长时间辅助的患者,如等待移植手术、感染所致呼吸衰竭患者的心肺功能支持,缺点是排气困难,价格昂贵。中空纤维型膜肺易排气,2~3天可见血浆渗漏,血液成分破坏相对较大,但由于安装简便,仍首选其为急救套包。如有需要,可待稳定病情后1~2天更换合适的氧合器。

(2)动力泵:作用是形成动力驱使血液向管道的一方流动,类似心脏的功能。临床上主要有滚轴泵、离心泵两种类型。由于滚轴泵不易移动,管理困难,在急救专业首选离心泵作为动力泵。动力泵的优势是安装移动、管理方便,对血液的破坏作用小;在合理的负压范围内有抽吸作用,可解决某些原因造成的低流量问题;新一代的离心泵对小儿低流量的心肺功能支持也易操控。

3.肝素表面涂层技术　血管内导管常用肝素表面涂层(heparin-coated surface,HCS)技术,是指在管路内壁整合上肝素,保留肝素抗凝活性的技术。目前常用的有Carmeda涂抹。HCS技术的成功对ECMO技术有强大的促进作用。使用HCS技术可以使血液在低激活全血凝固时间(ACT)水平不在管路产生血栓;可减少肝素用量、减少炎症反应、保护血小板及凝血因子。因此HCS可减少ECMO并发症,延长支持时间。

4.ECMO与传统的体外循环的区别　ECMO有别于传统的体外循环在于以下几点:①ECMO是密闭性管路无体外循环过程中的储血瓶装置,体外循环则有储血瓶作为排气装置,与环境相通,是开放式管路;②ECMO由于是由肝素涂层材质,体外循环管路是普通塑料管道;ECMO全血激活凝血时间(activated blood clotting time,ACT)为120~180秒,体外循环则要求ACT>480秒;③ECMO维持时间1~2周,有超过100天的报道,体外循环一般不超过8小时;④体外循环一般要开胸手术,技术要求高,需要时间长。ECMO多数无须开胸手术,相对操作简便快速。

以上特点使ECMO可以走出心脏手术室成为床旁、路边生命支持技术。低的ACT水平(120~180秒)大大减少了出血的并发症,尤其对有出血倾向的患者有重要意义。例如,肺挫伤导致的呼吸衰竭,高的ACT水平可加重原发病甚至导致严重的肺出血,较低的ACT水平可在不加重原发病的基础上支持肺功能,等待肺功能恢复的时机。长时间的生命支持,为受损器官提供了足够的恢复时间,提高治愈率。简便快速的操作方法,可在简陋的条件下也能以极快的速度建立ECMO循环,熟练的团队可将时间缩短到10分钟以内,使ECMO可广泛应用于临床危急重症的抢救。

5.工作模式

(1)V-V转流模式:是经静脉将静脉血引出经氧合器氧合并排除二氧化碳后泵入另一静脉的转流模式。通常选择股静脉引出,颈内静脉泵入,也可根据患者情况选择双侧股静脉。原理是静脉血在流经肺之前部分气体已交换,弥补肺功能的不足。V-V转流模式适合单纯肺功能受损,无心脏停搏危险的病例。ECMO支持下降低呼吸机参数,可降至氧浓度≤60%、气道压≤40cmH$_2$O,从而阻断为维持氧合而进行的伤害性治疗。需要强调的是,V-V转流模式只可部分代替肺功能,因为只有一部分血液被提前氧合,并且管道存在重复循环现象。重复循环现象是指部分血液经过 ECMO 管路泵入静脉后又被吸入 ECMO 管路,重复氧合。

(2)V-A 转流模式:是经静脉将静脉血引出经氧合器氧合,并排除二氧化碳后泵入动脉的转流模式。成人通常选择股动、静脉;新生儿及幼儿由于股动、静脉偏细,选择颈动、静脉;也可开胸手术动、静脉置管。V-A 转流模式是可同时支持心肺功能的连接方式。V-A 转流模式适合心力衰竭、严重呼吸衰竭并有心脏停搏可能的病例。由于 V-A 转流 ECMO 管路是与心肺并联的管路,运转过程会增加心脏后负荷,同时流经肺的血量减少。长时间运行可出现肺水肿,甚至粉红泡沫痰。这也许就是 ECMO 技术早期对心脏支持效果不如肺支持效果的原因。当心脏完全停止跳动,V-A 转流模式下心肺血液滞留,容易产生血栓而导致不可逆损害。如果超声诊断下心脏完全停止跳动>3 小时,应立即开胸手术置管,转换成 A-A-A 模式。两条插管分别从左、右心房引出,经氧合器氧合,并排除二氧化碳后泵入动脉。这样可防止心肺内血栓形成并防止肺水肿发生。

ECMO 模式的选择是要参照病因、病情,灵活选择。总体来说,V-V 转流模式为肺替代的方式,V-A 转流模式为心肺联合替代的方式。心力衰竭及心肺衰竭病例选用 V-A 转流模式;呼吸衰竭病例选用 V-V 转流模式;长时间心跳停止选用 A-A-A 转流模式。在病情的变化过程中可能需要不断更换转流模式。例如,在心肺衰竭的急救过程中选择了 V-A 转流模式,经过治疗心功能恢复而肺功能恢复还需要时间,为了肺功能的快速恢复,转为 V-V 转流模式。不合理的模式选择则可能促使原发病的进展,降低成功率;正确的模式选择可对原发病起积极作用,提高成功率。

6.适应证

(1)心脏术后因心肌顿抑导致的心力衰竭,不能脱离体外循环。

(2)心脏术后出现肺水肿或合并可逆性的肺高压。

(3)心肌炎、冠状动脉痉挛等所致的急性心力衰竭。

(4)心脏移植或心室机械辅助装置置入前的辅助治疗。

(5)心肺移植术后心肺功能不全或肺高压危象。

(6)各种原因引起的严重急性肺损伤。

(7)药物或呼吸机治疗无效的新生儿顽固性肺动脉高压。

(8)应用于某些气管手术和神经外科手术等。

7.相对禁忌证

(1)机械通气时间大于 7 天。

(2)无法建立合适的血管通路。

(3)低氧性脑病。

(4)各种严重不可逆状态。

(5)手术后或严重创伤后 24 小时内。

(6)严重活动性出血。

(7)颅脑损伤合并颅内出血 24 小时。

(8)恶性肿瘤。

(9)高龄患者(年龄>70 岁)。

(10)进展性肺纤维化。

（11）无法解决的外科问题。

8.ECMO 的并发症　根据 ELSO 建议,通常将 ECMO 的并发症分为两大类,即患者机体并发症(与治疗相关的并发症,包括手术创面及插管部位出血、栓塞、末端肢体缺血、溶血、神经系统功能异常、肾功能不全及感染等)和 ECMO 机械系统并发症(与 ECMO 管路、器材相关的并发症),主要包括氧合器氧合不良、血浆渗漏、循环管道破裂、驱动泵和热交换器功能异常等。

2013 年发表的一项纳入了 1763 例患者的荟萃分析显示,最常见的 VA-ECMO 相关并发症包括:需要持续血液滤过的肾衰竭(52%)、细菌性肺炎(33%)、任何出血(33%)、需要更换的氧合器功能障碍(29%)、败血症(26%)、溶血(18%)、肝功能障碍(16%)、下肢缺血(10%)、静脉血栓形成(10%)、中枢神经系统并发症(8%)、胃肠道出血(7%)、吸入性肺炎(5%)、弥散性血管内凝血(disseminated intravascular coagulation,DIC)(5%)。

（1）血栓与出血:在 ECMO 辅助期间,出血和血栓是最常见且显著增加患者病死率的并发症,二者常在同一患者中共存。平衡出血和血栓形成的相对风险非常困难,因为与出凝血相关的多种因素均与患者疾病、体外支持类型、促炎和抗感染途径之间的平衡有关,而这些因素在不同患者之间存在很大不同。

ECMO 辅助期间患者处于持续高凝状态,体内各个部位,包括下肢静脉、肺静脉、膀胱、脑动脉、肢体动脉、甚至收缩运动减低的心腔内等均可形成血栓或栓塞。由于无血管内皮覆盖、存在血液湍流等原因,包括氧合器和血泵在内的插管和管路是发生血栓最常见的部位。确切的血栓发生率并不清楚,但尸检证实的血栓发生率远高于临床所见。2014 年 ELSO 报道显示,VA-ECMO 成年患者氧合器中血栓发生率为 12.9%,VV-ECMO 成年患者为 9.6%,并可导致氧合器障碍和栓塞。可于手电筒照射下通过肉眼观察管路中是否存在血栓。每天监测 D-二聚体可能提供重要信息,如出现临床不能解释的 D-二聚体水平显著升高,则高度提示存在氧合器血栓的可能。

使用 ECMO 的患者面临着极高的血栓风险,同时也面临着极高的出血风险,其出血发生率为 12%~52%。出血是导致 ECMO 患者预后不良的主要原因,以手术切口或 ECMO 插管部位常见,也可见于机体的任何部位,包括消化道、泌尿系统、颅内、皮肤黏膜、肺、心包腔、胸腔或腹腔等,颅内出血较为严重,甚至危及患者生命。导致 ECMO 患者出血的原因很多,主要包括应激性溃疡、抗凝剂过量、ECMO 运转带来的凝血因子破坏和血小板减少、血小板功能降低、纤溶亢进、DIC、获得性血管性假血友病因子缺乏、肝素诱导的血小板减少(heparin-induced thrombocytopenia,HIT)等。

尽管目前已广泛使用组织相容性较好的肝素涂抹管道以预防管路血栓的发生,但仍不能完全将其避免。为了减少血栓的形成,通常采用肝素为 ECMO 患者进行抗凝治疗。2017年 ELSO《体外生命支持通用指南》、2018 年我国《成人体外膜肺氧合循环辅助专家共识》及2019 年《美国心脏病学会杂志》科学专家组均建议在使用肝素时应进行凝血功能监测。由于活化凝血时间(activated clotting time,ACT)检测快捷简便,因此常被用于床旁监测,使 ACT延长至正常上限的 1.5 倍,即 180~220 秒。但 ACT 并不能准确监测肝素的作用,还应定期监测活化部分凝血活酶时间(activated partial thromboplastic time,APTT)、凝血酶原时间、纤维蛋白原、抗凝血因子Ⅹa 及血小板计数。ECMO 运转期间,应维持血小板计数>50×10^9/L,血红蛋白水平在 80~100g/L,必要时可输注血小板、新鲜冰冻血浆及红细胞。当出现 HIT 或肝素抵抗时,可采用比伐卢定或阿加曲班进行抗凝,并维持 APTT 在 50~60 秒。对于出血患者,可适当降低抗凝强度。中国医学科学院阜外医院的经验是,对于部分渗血较多的患者,可将其 ACT 维持在 120~140 秒。也有研究发现,对出血或出血高风险患者,停用抗凝药物 3 天也是安全的。因此 2017 年 ELSO《体外生命支持通用指南》推荐,在不能通过其他措施控制出血时,可在不进行全身抗凝的情况下管理 ECMO;在无全身抗凝的患者中,血流量应维持在较高水平,如果管路中出现凝血块,则应更换管路。

(2)末端肢体缺血:肢体缺血是 VA-ECMO 患者的严重并发症之一,典型表现为肢体苍白、脉搏消失及坏疽,少数可出现骨筋膜室综合征,严重者需要实施筋膜切开术甚至截肢。可以通过肢端血氧饱和度及临床表现判断肢端缺血情况。高度怀疑存在肢体缺血的患者需要频繁进行超声多普勒检查,并每小时进行监测一次。肌酸激酶或乳酸水平升高通常提示病程已进展至晚期。肢体缺血坏死与 ECMO 插管有较明确的关系,留置导管的口径太大可阻塞血流,而血栓形成和栓塞也可造成肢体缺血。

在满足心排血量需求的情况下,尽可能置入较小口径的管路,可减少肢体缺血的发生。荟萃分析显示,放置远端灌注管对于减少 VA-ECMO 患者末端肢体缺血有显著作用,可使肢体缺血发生率由 25.42% 降至 9.74%。因此,近年来发表的国内外 ECMO 指南或专家共识均强烈建议在股动、静脉插管完成,连接 ECMO 环路获得稳定的辅助流量后,放置远端灌注管,以增加动脉插管侧下肢血液供应,预防下肢严重缺血。

(3)神经系统并发症:ECMO 辅助的神经系统并发症主要包括脑死亡、颅内出血、脑梗死及癫痫。ELSO 注册数据显示,在 4988 例 VV-ECMO 成人患者中,7.1% 出现了神经系统并发症,其中脑死亡、颅内出血、脑梗死及癫痫发生率分别为 2.0%、3.6%、1.7% 及 1.2%;而在 4522 例 VA-ECMO 成人患者中,神经系统并发症发生率为 15.1%,其中脑死亡、颅内出血、脑梗死及癫痫发生率分别为 7.9%、1.8%、3.6% 及 1.8%,有 1.5% 的患者同时出现多种神经系统并发症。出现中枢神经系统并发症的患者院内病死率显著增加。

血栓或气体栓塞、全身抗凝及血流动力学不稳定都是导致 ECMO 辅助神经系统并发症的原因。对于 VA-ECMO 患者,当左心室功能恢复而自身肺功能仍低下时,可出现丑角综合征,也可导致脑缺血。如出现脑出血,应立即停止 ECMO 辅助,否则会加重脑出血;如出现脑梗死,应适当升高患者的血压,也可联合使用 IABP,改善脑部血流灌注。

(4)肾功能损伤:尽管不同研究报道的急性肾损伤(acute kidney injury,AKI)的发生率差别较大,甚至有研究报道 AKI 的发生率可高达 80% 左右,但总体来说,AKI 在 ECMO 患者中非常常见,严重影响患者预后。

危重患者在启动 ECMO 治疗前,其原发病及为了维持呼吸循环稳定而进行的相关治疗本身就可能诱发 AKI,如败血症、缺血、呼吸衰竭、心力衰竭、缩血管药物等。在 ECMO 支持期间,手术部位出血、溶血、缺血再灌注损伤、低容量、低血压、非搏动灌注、栓子形成栓塞、全身炎性反应等也可诱发或加重 AKI。

约 50% 的 ECMO 并发 AKI 患者需要进行肾脏替代治疗(renal replacement therapy,RRT)。受血流动力学稳定性和机体水平衡要求的影响,几乎所有患者均采用持续性肾脏替代治疗(continuous renal replacement therapy,CRRT)。RRT 既可用于 AKI 的治疗,也可用于 ECMO 患者常见的容量超负荷的治疗。CRRT 装置可连接在 ECMO 环路上,以达到快速精准控制患者容量状态的效果。尽管开始 RRT 的时机尚无明确标准,但根据目前的 AKI 标准,

AKI 1 期患者即应及早启动 RRT,防止继发多脏器衰竭。

(5)感染:VA-ECMO 最可能的感染并发症是菌血症和败血症,ECMO 运行时间越长,感染率越高。超过53%的成人患者在 ECMO 开始后 14 天内感染。感染性并发症患者的病死率达到60%。插管过程中的无菌技术至关重要,特别是在紧急手术时。

导致感染的主要原因包括疾病严重、肠道菌群移位、导管存在微生物定植和 ECMO 引起的免疫系统损伤、长时间气管插管带来的气道开放、营养不良、伤口渗血渗液带来的病原菌滋生等。ECMO 相关的感染可见于血液、肺、插管部位、外科手术切口及尿路。就致病菌而言,其中58%~74%是革兰阴性菌,26%~39.5%是革兰阳性菌,多重耐药的鲍曼不动杆菌、铜绿假单胞菌及凝固酶阴性葡萄球菌可能是常见致病菌。

鉴于 ECMO 辅助治疗期间感染的发生率较高,应积极预防和控制。对于术后患者,根据手术级别和规定预防性使用抗菌药物,但抗菌药物的种类和使用时间尚存争议。患者发生感染后及时行病原学检查,根据病原学检查结果及药敏试验结果选择敏感抗菌药物;同时严格无菌操作,做好导管管理,注意定期更换;动、静脉置管部位每天严格消毒并更换敷料。

(6)溶血:溶血是 ECMO 治疗过程中的重要并发症之一,严重时可引起肾衰竭或 DIC,并导致病死率升高。导致溶血的主要原因包括管路扭折、系统(泵头、管路、氧合器)血栓形成、静脉引流负压过大、动脉插管过细、长时间流量过大等。溶血主要表现为血浆游离血红蛋白水平升高(>300mg/dL)和血红蛋白尿等。一旦出现溶血,应针对其原因进行积极处理,如更换管路、氧合器或离心泵头,降低负压,减小动脉端压差等,同时碱化尿液、利尿,必要时可行血浆置换。

(7)ECMO 机械系统并发症:ECMO 的机械系统结构相对复杂,主要包括血管内插管、连接管、血泵、氧合器、供氧管、热交换器、变温水箱、监测系统、不间断电源等。任何机械结构的异常均可导致并发症。

机械系统并发症中以氧合器血浆渗漏、氧合能力下降较为常见。血浆渗漏的发生既与氧合器材料有关,也与氧合器跨膜压差、辅助流量、血液破坏、ECMO 长时间辅助等因素有关。由微孔型中空纤维膜制成的膜式氧合器发生渗漏的可能性较高;而聚甲基戊烯(PMP)膜是致密中空纤维,具有疏水性,可增加血液相和气相的分离度,采用 PMP 膜制成的氧合器可大大降低血浆渗漏的发生率,延长氧合器使用寿命。流量过大、动脉插管过细等原因可导致跨膜压差增高而发生血浆渗漏。

循环管道破裂可导致血液急剧大量丢失或气体进入血循环,对患者而言往往是致命的。因此,在 ECMO 日常维护中,必须有经过专业培训的 ECMO 团队人员 24 小时值守,注意检查整个管路连接是否紧密牢固。

二、ECMO 的临床应用

ECMO 从 20 世纪 90 年代开始在国内临床应用,北京阜外医院龙村和胡宝琏在 1993 年开始报道应用 ECMO 对急性肺损伤的患者治疗成功。如今 ECMO 已经被广泛应用在难治性心力衰竭、呼吸衰竭的成年人、儿童、新生儿和心肺复苏之后的器官功能维护上。

1.循环系统

(1)心源性休克:心源性休克的定义是心脏功能的极度减退,心输出血量明显减少引起的综合征,主要病因是急性心肌梗死,其他病因还包括心肌病、心脏压塞、心肌炎、严重心律失常。同时心源性休克的病死率非常高,所以提升患者生存质量的关键在于及时有效的抢救和综合性治疗。V-AECMO 能够成为治疗难治性心源性休克及循环衰竭的有效方法在于不仅可以实施有效的呼吸还能同时实现循环支持。ECMO 可以使室壁的张力下降,减少细胞因子的活化,使肌细胞的收缩功能得到改善。目前我国循环衰竭接受 ECMO 辅助患者中,大多数为心源性休克患者(难治性)。根据袁伟等研究结果,使用 ECMO 治疗的患者和主动脉内球囊反搏治疗相比,平均动脉压、心率、血氧饱和度、中心静脉压等观察指标均明显提高,同时其并发症发生率也明显增高。该实验证明采用 ECMO 治疗难治性心源性休克的临床效果显著,能够对患者心功能产生有效改善,对于患者的生命体征也能加以稳定,但治疗患者的并发症多,因此需要掌握使用 ECMO 的时机,加强管理,以使其治疗更加安全。

(2)心搏骤停:心搏骤停的定义是心脏突然停止射血功能,重要器官(如脑)严重缺血、缺氧,脑对于缺血和缺氧最为敏感,一般来说脑部供血中断约 10 秒就能产生意识丧失,如果脑供血中断大于 5 分钟就能使大脑产生不可逆的严重损伤甚至死亡。心搏骤停是心脏性猝死的直接原因,也是临床上的危急重症,对于心搏骤停,最重要的就是及时抢救。有研究结果证明 ECMO 能提升院内心搏骤停患者出院存活率。在张松等的分析中,27 例 AMI 伴心搏骤停患者的结果显示,所有患者在 ECMO 辅助下介入治疗均取得成功,成功率为 100%,表明在 AMI 合并心搏骤停,应用 ECMO 辅助下的急诊 PCI 是可行的。

(3)心脏外科手术:从心脏外科领域的角度,ECMO 在心脏外科领域的应用主要有 4 个方面:第一,心脏术后心源性休克的治疗。心脏术后心源性休克是心脏术后最危险的并发症,以 ECMO 为主的短期循环辅助,在国内一定时期内仍是救治心脏术后心源性休克的重要手段。即使如此,患者病死率仍高达 50%~74%。第二,心脏移植后严重供体器官衰竭(PGF)的治疗。PGF 是心脏移植后常见的并发症,病死率很高。ECMO 可作为临时的循环支持,是一种比较有用的循环呼吸衰竭的辅助支持治疗方法,可以明显降低终末期心脏病患者心脏移植术后早期的病死率。然而 ECMO 在此方面的应用在国内鲜有报道。第三,心力衰竭终末期安装心室辅助装置(VAD)或心脏移植的过渡治疗;第四,左心室辅助装置(LVAD)后右心衰竭的预防治疗。

2.呼吸系统

(1)呼吸衰竭:呼吸衰竭是各种原因引起的肺通气和(或)换气功能严重障碍,以致不能进行有效的气体交换,导致缺氧伴或不伴二氧化碳潴留,从而引起一系列生理功能和代谢紊乱的临床综合征。其特点是起病突然快速,有严重的临床症状。最近几年,作为急性呼吸衰竭的一种类型,呼吸窘迫综合征越来越多,顽固性低氧血症及进行性呼吸窘迫是其临床特点。大部分急性呼吸衰竭的预后很差,病死率大于 60%。V-VECMO 的作用是保证气体交换,将有创机械正压通气实施在呼吸衰竭患者身上,以避免进一步加重肺损伤。使用 ECMO 之后,能不用肺部供氧,使低氧血症得到快速的好转,继续使身体氧的代谢好转,尽可能使多器官功能障碍的发生减少。同时影响呼吸衰竭预后的其中一种重要因素是 ECMO 的使用时长。常规机械通气不能维持需求的重度呼吸衰竭患者多适用 ECMO。V-VECMO 早期较多用于儿科呼吸衰竭。在国内的研究中,两组呼吸衰竭患儿经过治疗,相对于治疗前来说,均有显著好转,应用 ECMO 治疗之后,病死率有明显下降,比较差异有统计学意义($P<0.05$)。近年来 ECMO 越来越多地用于成人急性肺损伤、ARDS 及急性呼吸衰竭。在国内的回顾性分析中,ECMO 治疗用于急性呼吸衰竭的患者 32 例,其中成功组 25 例,失败组 7 例。结果证

明患者经过 ECMO 治疗后呼吸频率、氧合指数、心率等均比治疗前有好转。得出结论证明 ECMO 是重症急性呼吸衰竭的有效治疗手段。

（2）肺脏手术和肺移植：肺脏外科手术由于通气功能及邻近大血管，存在术野暴露及安全问题，从而受到一定的限制，有的时候因为解剖学的缘故，无法实现在术中进行单肺通气。然而对于 ECMO 在肺脏手术中的应用案例国内目前鲜有报道。在国内一项 19 例患者的研究中，ECMO 辅助胸外科手术患者 6 例，V-AECMO 辅助 4 例，V-VECMO 辅助 2 例。包括 1 例左肺切除术，1 例纵隔肿物及右肺切除术，1 例纵隔肿物切除及 3 例先天性膈疝患者。除 2 例先天性膈疝患者死亡外，其余 4 例全部存活（66.7%）。其中左肺切除患者合并急性呼吸窘迫综合征，ECMO 辅助 262 小时；先天性膈疝患者存活 1 例，辅助 96 小时；单纯纵隔肿物切除患者，因气道压迫，ECMO 辅助 5 小时；纵隔肿物及右肺切除术患者，因确保手术安全性，ECMO 辅助 22 小时。ECMO 在呼吸系统的临时辅助对于一些急危重患者来说意义重大。

近几年 ECMO 在肺移植中充当桥梁的作用渐渐被肯定。研究表示，ECMO 能够在一定程度上使移植等待期病死率下降，增长终末期肺病患者的生存率。在国内的研究中，21 例肺移植患者进行肺移植。其中 ECMO 组患者和对照组相比具有年龄大、心肺功能差、基础疾病更重的特点。其中有 5 例在围术期中死亡，病死率为 41.67%。ECMO 组患者在手术中的平均肺动脉压，术后血乳酸的含量有不同程度降低、氧和指数及氧分压增加。结论证明在肺移植围术期中 ECMO 具有积极作用，尤其是对于基础疾病更重，不伴心功能障碍或伴有肺动脉压原发性或继发性增高的老年患者，手术的成功率得到提升。

（3）其他疾病：由于我国 ECMO 技术起步较晚，一些学科对 ECMO 的认识尚有不足，与国外相比，我国 ECMO 在非心脏手术患者中的应用较少。在国内的研究中，ECMO 辅助气道手术 9 例，V-AECMO 辅助 2 例，V-VECMO 辅助 7 例；包括 1 例颈部肿物切除术，1 例气道异物取出术，3 例主支气管重建术，4 例气管切开术；9 例患者全部存活（100%）。其中颈部肿物切除患者，ECMO 作为术中呼吸支持，ECMO 辅助 4 小时；气道异物患者，作为术中支持，ECMO 辅助 20 小时；主支气管重建手术患者，作为术中支持及术后过渡，辅助时间分别为 110 小时、190 小时、312 小时。气管切开术患者中，1 例患者因和合并急性呼吸窘迫综合征行 ECMO 辅助时间较长（110 小时），其余 3 例患者作为术中支持及术后过渡，辅助时间分别为 2 小时、14 小时、57 小时。ECMO 辅助严重创伤后手术患者 3 例，均为 V-VECMO 辅助；包括 2 例开胸探查止血、胸腔闭式引流术，1 例胸廓固定术；1 例开胸探查止血患者死亡（死于多器官衰竭），其余 2 例患者存活（66.7%）。3 例患者均合并急性呼吸窘迫综合征，辅助时间较长，分别为 256 小时，259 小时，471 小时（死亡）。ECMO 辅助妇产科手术患者 1 例，为剖宫产手术，患者存活出院（100%），该患者合并重症肺炎、急性呼吸窘迫综合征，V-VECMO 辅助 182 小时。由此可知，我国目前 ECMO 技术在除循环和呼吸系统之外的应用中，辅助气道手术进行的案例较多，成功率也较高，具有良好的治疗效果。

我国 ECMO 应用较为局限，大部分为循环支持，且多为成人心脏病术后支持，在儿科的应用也主要为先天性心脏病术后支持，很少用于呼吸支持。随着 ECMO 技术的普及与发展，ECMO 的应用指征在不断扩大，在非心脏手术中的应用也越来越多，应用 ECMO 对非心脏手术，尤其是胸外科手术及气道手术中具有良好的应用效果及前景。

第二节　心脏起搏器植入

一、概述

心脏起搏器是一种医用电子仪器,通过发放一定形式的电脉冲,刺激心脏,使之激动,进而收缩,即模拟正常心脏的冲动形成和传导,以治疗某些心律失常所致的心脏功能障碍。

随着电子计算机技术和生物医学工程技术日新月异的发展,起搏器的功能逐渐完善,新型起搏器不断问世,使临床缓慢性心律失常治疗效果已接近治愈目标。心脏起搏已从单纯治疗缓慢性心律失常,扩展到治疗快速性心律失常、心力衰竭等领域,对降低病死率、改善患者的生存质量起到了积极的作用。尤其是近年来起搏器的存储功能和分析诊断功能的完善,对心律失常的诊断和心电生理的研究起到积极作用。

1.适应证

(1)置入式心脏起搏:①伴有临床症状的任何水平的完全或高度房室传导阻滞;②束支-分支水平阻滞,间隙发生二度Ⅱ型房室阻滞,有症状者;在观察过程中阻滞程度进展、希氏束与浦肯野纤维系统的传导(HV)间期>100毫秒者,虽无症状,也是置入起搏器的适应证;③病态窦房结综合征或房室传导阻滞,有明显临床症状,或虽无症状,但逸搏心律<40次/分或心脏停搏时间>3秒;④有窦房结功能障碍或房室传导阻滞的患者,必须采用具有减慢心率作用的药物治疗时,应该置入起搏器;⑤反复发生的颈动脉窦性昏厥和血管迷走性昏厥,以心脏反应为主者。

近年来,随着起搏新技术的不断研究和开发,起搏器治疗的适应证不断扩展,如预防和治疗心房颤动、长QT间期综合征的恶性室性心律失常,辅助治疗梗阻性肥厚型心肌病、扩张型心肌病、顽固性心力衰竭和神经介入性昏厥等。

(2)临时性心脏起搏:临时性心脏起搏是指起搏脉冲发生器在体外与植入体内的临时心脏起搏电极相连,一定能量电脉冲刺激心脏使之激动收缩,起到治疗心律失常作用后,撤除起搏器导管的人工心脏起搏。临时心脏起搏器一般放置1~2周,最长不超过1个月,如继续需起搏治疗则应植入永久性起搏器。

临时性心脏起搏适用于急需起搏、房室传导阻滞有可能恢复、超速抑制治疗异位快速心律失常或需"保护性"应用的患者。

2.起搏器的功能与类型　临床工作中常根据电极导线置入的部位分为以下几种。

(1)单腔起搏器:常见的有VVI起搏器(电极导线放置在右室心尖部)和AAI起搏器(电极导线放置在右心房),根据心室率或心房率的需要进行心室或心房适时的起搏。

(2)双腔起搏器:置入的两支电极导线常分别放置在右心房和右室心尖部,进行房室顺序起搏。

(3)三腔起搏器:是近年来开始使用的起搏器,目前主要分为双房+右室三腔起搏器、和右房+双室三腔起搏器。前者应用于存在房间传导阻滞合并阵发性心房颤动的患者,以预防和治疗心房颤动;后者主要适用于某些扩张性心肌病、顽固性心力衰竭协调房室及(或)室间的活动,改善心功能。

3.起搏方式的选择

（1）VVI方式：VVI方式是最基本的心脏起搏方式。优点是简单、方便、经济、可靠。适用于：①一般性心室率缓慢，无器质性心脏病，心功能良好；②间歇性发生的心室率缓慢及长RR间歇。但有下列情况者不适宜应用：①VVI起搏时血压下降20mmHg以上；②心功能不良；③已知有起搏器综合征，因VVI起搏干扰了房室顺序收缩，以及室房逆传导致心排血量下降等出现的相关症状。

（2）AAI方式：简单、方便、经济、可靠等优点可与VVI方式比拟，且能保持房室顺序收缩，属生理性起搏，适用于房室传导功能正常的病态窦房结综合征。不适宜应用者：①有房室传导障碍，包括有潜在发生可能者；②慢性心房颤动。

（3）DDD方式：DDD方式是双腔起搏器中对心房和心室的起搏和感知功能最完整者，故称为房室全能型。但不如单腔起搏器方便、经济，适用于房室传导阻滞伴或不伴窦房结功能障碍者。不适宜应用者：慢性心房颤动、心房扑动。

（4）频率自适应方式：起搏器可通过感知身体活动、血pH判断机体对心排血量的需要而自动调节起搏频率，以提高机体运动耐量，适用于需要从事中至重度体力活动者。可根据具体情况选用VVIR、AAIR、DDDR方式。但心率加快后心悸等症状加重，或诱发心力衰竭、心绞痛症状加重者，不宜应用频率自适应起搏器。

总之，最佳起搏方式选用原则为：①窦房结功能障碍而房室传导功能正常者，以AAI方式最好；②完全性房室传导阻滞而窦房结功能正常者，以VDD方式最好；③窦房结和房室传导功能都有障碍者，DDD方式最好；④需要从事中度至重度体力活动者，考虑加用频率自适应功能。

二、护理

1.术前护理

（1）心理护理：根据患者的年龄、文化程度、心理素质等，采用适当的形式向患者及家属介绍手术的必要性和安全性，手术的过程、方法和注意事项，以解除其思想顾虑和精神紧张。必要时术前夜间使用镇静药，保证充足睡眠。

（2）辅助检查：指导患者完成必要的实验室检查，如血常规、血型、出凝血时间、尿常规、胸部X线片、心电图等。

（3）皮肤准备：通常经股静脉临时起搏，备皮范围包括会阴部及双侧腹股沟。植入式起搏备皮范围是左上胸部，包括颈部和腋下，注意局部皮肤清洁。

（4）训练患者床上大小便，以免术后由于卧床而出现排便困难。

2.术中配合

（1）严密监测心率、心律、呼吸及血压的变化，发现异常立即通知医师。

（2）关注患者的感受，了解患者术中疼痛情况及其他不适主诉，并做好安慰解释工作，帮助患者顺利配合治疗。

3.术后护理

（1）休息与活动：术后保持平卧位或略向左侧卧位1~3天，如患者平卧极度不适，抬高床头30°~60°。术侧肢体不宜过度活动，勿用力咳嗽，以防电极脱落，如出现咳嗽症状，应尽早使用镇咳药。

（2）监测：术后描记 12 导联心电图，心电监护 24 小时，监测脉搏、心率、心律、心电变化及患者自觉症状，及时发现有无电极导线移位或起搏器起搏、感知障碍。观察有无腹壁肌肉抽动、心脏穿孔等表现，及时报告医师并协助处理。出院前常规摄胸部 X 线片。

（3）伤口护理：伤口局部沙袋加压 6 小时，且每隔 2 小时解除压迫 5 分钟。定期更换敷料，一般术后 7 天拆线，临时起搏器每天换药 1 次。观察起搏囊袋有无出血或血肿，观察伤口有无渗血、红肿，患者有无局部疼痛，皮肤变暗发紫、波动感等，及时发现出血、感染等并发症。监测体温变化，常规应用抗生素，预防感染。

（4）做好出院指导：指导患者自测脉搏的方法，勿做理疗和接触强电磁，遵医嘱及时复诊，随身携带安装卡等。

三、临时起搏器植入技术

心脏起搏器分为临时起搏器和植入式心脏起搏器两种。临时起搏器采用电极导线经外周静脉（常用股静脉或锁骨下静脉）送至右心室，电极接触到心内膜，起搏器置于体外，放置时间一般不能超过 1 个月，以免发生感染。植入式心脏起搏器适用于所有需长期起搏的患者。在此重点介绍临时起搏器植入操作技术。

1.物品准备　起搏器、起搏器电池（备用）。

2.技术操作步骤

（1）核对医嘱与患者。

（2）向清醒患者解释操作目的、方法、配合事项。

（3）评估患者起搏器电极（心房/心室/房室顺延）及固定情况。

（4）起搏器检测：单腔临时起搏器即开机瞬间 PACE/SENSE/LOW BATT 同时亮灯，随即 PACE 闪亮，备用；双腔临时起搏器即开机瞬间心房（A 端）PACE/SENSE 与心室（V 端）PACE/SENSE 顺序亮灯，随即心房（A 端）PACE 和心室（V 端）PACE 顺序闪亮，备用。

（5）单腔临时起搏器操作程序

1）中继线与患者体表起搏导线电极连接。

2）打开起搏器，检查电量，设置起搏器参数：①起搏频率 60~80 次/分或遵医嘱；②输出电流 5mA（常规）；③心室感知电压 0.8~1mV/心房感知电压 0.6~0.8mV。

3）连接中继线与起搏器-心室/心房（V/A）起搏插口。

4）开启心电监护中起搏信号显示功能。

5）观察起搏器感知 R 波或 P 波的能力，并参看患者血流动力学指标变化。

6）记录起搏器各项参数。

（6）双腔临时起搏器用作单腔起搏操作程序

1）中继线与患者体表起搏导线电极连接。

2）打开起搏器，检查电量，设置起搏器参数：①起搏频率 60~80 次/分或遵医嘱；②心室/心房输出电流 5mA（常规），关闭心房/心室输出（调至 0）；③心室感知电压 0.8~1mV/心房感知电压 0.6~0.8mV。

3）连接中继线与起搏器-心室/心房（V/A）起搏插口。

4）开启心电监护中起搏信号显示功能。

5）观察起搏器感知 R 波或 P 波的能力，并参看患者血流动力学指标变化。

6）按下锁定键,避免误操作。

7）记录起搏器各项参数。

（7）双腔临时起搏器-房室顺延起搏操作程序

1）与医师确认并标记心房、心室起搏导线电极,正确连接中继线与患者体表起搏导线电极:心房（A）-蓝色,心室（V）-白色。

2）打开起搏器,检查电量,设置起搏器参数:①起搏频率遵医嘱;②心房（A）和心室（V）输出电流遵医嘱;③灵敏度 0.8~1mV;④A-V 传导时间遵医嘱。

3）协助医师正确连接中继线与心房（A）-蓝色起搏插口;心室（V）-白色起搏插口。

4）开启心电监护中起搏信号显示功能。

5）观察起搏器感知 R 波或 P 波的能力,并参看患者血流动力学指标变化。

6）按下锁定键,避免误操作。

7）记录起搏器各项参数。

（8）观察常见起搏异常

1）放电失败:起搏脉冲没有按时发放,原因可能有:①超感知:在心电图上表现为起搏器没有按照设置的间期发放起搏脉冲,即起搏脉冲意外的脱漏;②电极导线故障:如断裂、移位等,常表现为间歇性起搏功能异常,因为有时断裂的导体可以间断地接触,部分恢复起搏功能;起搏脉冲信号的脱失呈规律性,因脱失产生的长起搏间期是基础起搏周期的整倍数,因为此时起搏器发放脉冲的周期（频率）没有改变。

2）捕获失败:心电图上可见起搏脉冲发放,特别是落在应激期内的起搏脉冲,其后始终未跟随相应的 P 波或 QRS 波群,又称为无效起搏。

3）感知不足:即起搏过度,是指起搏器不能感知正常的 P 波和（或）QRS 波,按自身的基础起搏周期发放起搏脉冲,导致不适当的起搏。感知不良的主要原因为心电信号变异（包括生理性和病理性）、导线异常、电路故障、电池耗竭和对磁铁的反应等。

4）感知过度:即起搏不足,是指起搏器对不应该感知的信号发生感知,感知过度能导致不起搏。引起感知过度的干扰源分为外源性因素和内源性因素,前者包括交流电、电磁信号和静电磁场等,后者包括肌电信号、T 波、电极后电位和交叉感知等。

3.注意事项

（1）起搏器需放置妥当、易于观察,避免误操作。起搏导线固定牢固,避免牵拉或脱掉。

（2）除颤时遵医嘱关闭起搏器（中继线与起搏器断开）。

（3）完全起搏心律时,双腔起搏器可在工作状态下更换电池,单腔起搏器需另备起搏器且由医师操作。

（4）起搏 ECG 触发 IABP 时需保证信号良好,触发不良时及时通知医师处理。

第三节　主动脉内球囊反搏

一、主动脉内球囊反搏泵的发展过程

1953 年,Kamrowitzclong 等首先提出应用机械辅助心功能很差的心脏;1958 年,Bartwill 等提出主动脉反搏的设想;1961 年,Clauss 等在实验中试用心脏收缩时自主动脉抽出一定量的血入泵,在舒张期时加压注回主动脉以辅助心脏循环;同年,Jacoby 在动物实验中证实了反搏法对急性冠状血管阻塞的疗效,但在操作技术上仍有很大限制并有严重溶血;1962年,Moulopoulous提出有球囊的导管放入主动脉内;1969年,研制出比较完善带有控制、驱动系统的主动脉内球囊反搏泵(intraaortic balloon pumping,IABP),并在临床上使用;1970年,Goetz发明双囊导管,产生单向血流;1975年,研制成可连续测球囊内压力的IABP;1978年,Bregman发明经皮主动脉内球囊导管;1981年,双腔IABP应用于临床;1986年,有多种驱动模式的IABP问世。目前,IABP在心血管内外科临床应用逐年增加,已经成为常用的辅助循环装置,并明显地降低了病死率。据估计,全世界每年应用IABP者达800000例之多。

二、工作原理

最基本的工作原理为将动脉收缩压力波的相位延迟到舒张期,从而增加冠状动脉的血流。

1.基本生理学　在正常情况下冠状动脉的灌注压大约为50mmHg,心脏收缩时冠状动脉被收缩心肌挤压,90%的冠状动脉血流灌注发生于心脏周期的舒张期,由此可见,冠状动脉血流的多寡取决于心脏舒张期的长短和主动脉根部舒张期的压力,而舒张期的长短又是由心率决定的,心率增加可以缩短舒张时冠状动脉血流灌注的时间。鉴于此,增加主动脉根部舒张压,减缓并延长舒张期时间可增加冠状动脉血流量。

2.工作原理　置于锁骨下动脉与肾动脉之间主动脉内的球囊,在体外触发信号与驱动装置控制下,在左心室舒张期充气,突然阻滞降主动脉内血流,使主动脉内舒张期血压升高,挤压更多的血液流入冠状动脉,改善冠状动脉的供血和供氧。在左心室收缩期球囊突然瘪塌,主动脉压力骤然下降,产生一空穴,使左心室射血阻力降低,减轻左心室的后负荷,减少了左室壁张力及左室做功和耗氧。如此,球囊在舒张期提高动脉压(90%的冠状动脉血流发生于舒张期),在下一次心室收缩时球囊萎缩降低后负荷,以达到辅助循环的效果。由于心排血量的增加及球囊充气时舒张期增压对脑、肾灌注增加,增加了尿量,减轻了酸中毒,改善了机体内环境,有利于危重及休克患者的功能恢复,最重要的是IABP增加了心脏的供氧,同时也减少了心肌的耗氧。可能出现的有益继发作用包括增加心排血量、心排指数、冠状动脉及周围循环血流灌注和尿量。

三、主要组成部分

IABP主要由球囊导管及控制驱动和监测警报系统组成。

1.球囊导管　球囊的舒缩使主动脉的压力和流经主动脉的血流发生改变,并可测定主动脉根部压力。球囊的容量成人为20~50mL,小儿为4~15mL,一般相当于心脏每搏输出量的50%。应根据患者的年龄、体重身高不同来选择球囊容量。根据身高的选择方法(表6-1),球囊扩张的程度以达主动脉直径的90%~95%(85%)较为理想。阻塞程度太高会加重全血细胞破坏及可能的主动脉壁损伤。

表6-1　不同身高球囊容量的选择

身高	<160cm	160~180cm	>180cm
球囊选择	30cm	40cm	50cm

气囊充气时间应始于心脏舒张开始之时,在整个舒张过程中气囊保持充气,而气囊排气应处于心脏收缩开始的等容收缩期。应注意精确充排气时间,只有精确充气时间才达到:

①冠状动脉血量及压力增加,灌注量增加,使输送至心脏的氧气也增加;②增加舒张压,同时增加到达远端器官与组织的灌注量,如尿量增加及脑灌注量增加;③冠状动脉侧支循环随着冠状动脉灌注压增加而增加;④增加体灌注压。精确排气时间的优点在于:①整个收缩期中,球囊保持排气,因此后负荷减轻,心肌氧的需求也会下降;②等容收缩期缩短造成氧的需求也减少;③后负荷减小使左心室的排空更有效,因此心搏出量增加,此外,前负荷量也会下降;④对室间隔缺损和二尖瓣关闭不全的患者,增加前向心辅出量和减少左向右分流量。

2.控制驱动及报警系统 驱动控制系统包括触发装置(心电图触发、动脉压力波触发等)、压力气源、控制器、监测仪及示波器、警报装置等部分。严谨的报警设计,尤其是气囊在患者血管内的压力值、气量及运动情况,电脑会同时同步做出检测。提供自动报警说明及检修流程,显示在屏幕上。

根据气体的密度和黏度选择驱动气体。目前主要选用氦气与二氧化碳两种气体,其中二氧化碳以价廉而无气栓的优点作为常采用的气体。氦气的优点为气体流动时具有最小的层流和很快的扩张性,便于球囊舒缩,这对快速型心律失常尤为重要,是一种较理想的气体。

四、适应证及禁忌证

1.使用标准

(1)严重的左心室功能受损[$CI<2.0L/(min \cdot m^2)$, $EF<30\%$, $LVEDP>22mmHg$]。

(2)中等剂量强心药给予时平均血压 $<60mmHg$, $CI<2.0L/(min \cdot m^2)$,尿量 $<20\sim30mL/h$ 。

(3)心脏功能中度受损[$CI<2.2L/(min \cdot m^2)$, $EF<40\%$, $LVEDP>18mmHg$]合并有以下症状:①严重主动脉狭窄(主动脉与左心室压力差 $>80mmHg$);②急性心肌梗死及其并发症;③瓣膜疾病伴有冠状动脉狭窄。

IABP应用要早,患者收缩压下降到 $70\sim80mmHg$ 时即可考虑应用,同时加强后续治疗。

2.适应证

(1)内科方面:①心源性休克;②休克前状态;③治疗扩大性的心肌梗死;④不稳定性心绞痛;⑤顽固性心室心律失常引起休克症状;⑥心肌挫伤:钝器挫伤心背脊柱受损;⑦心导管检查、治疗时的预防与支持,如高危患者的冠状动脉造影、经皮冠状动脉球囊成型术;⑧高危患者急性心肌梗死的溶栓治疗;⑨高危患者的转运。

(2)血流动力学方面:①瓣膜狭窄;②瓣膜关闭不全(二尖瓣严重关闭不全);③乳头肌破裂;④心肌梗死引起的室间隔缺损;⑤左室室壁瘤。

(3)外科方面:①心脏手术前的预防准备;②心脏手术后心肌功能障碍;③先天性心脏病,缺陷矫正后的心脏支持;④冠状动脉旁路移植术(coronary artery bypass grafting,CABG)手术后保持移植血管通畅;⑤体外循环搏动性血流;⑥等待心脏移植;⑦严重心脏病患者非心脏手术时的预防性支持。

3.禁忌证

(1)绝对禁忌证:①主动脉瓣关闭不全或动脉导管未闭,因为IABP使主动脉内舒张压升高会加重主动脉的反流或分流;②主动脉夹层动脉瘤;③主动脉畸形与其他病变;④肝肾的衰竭期;⑤未被控制的严重感染;⑥出血性疾病;⑦外周血管畸形,特别是妨碍气囊放置部位的血管畸形或有阻塞性病变;⑧肺源性心脏病;⑨心力衰竭。

(2)相对禁忌证:①心肌病终末期(准备心脏移植者除外);②动脉粥样硬化及严重周围

血管疾病;③疾病终末期,如癌症转移、脑死亡;④未经切除的腹主动脉瘤。

五、并发症与高危因素

1.并发症　IABP 植入的并发症发生率为 5%～35%。最常见的是股动脉穿刺点以下肢体末端缺血。其次主要有血管损伤、穿孔、血栓形成、栓塞、主动脉夹层、心肌梗死、肾衰竭、脑血管意外、肠系膜上动脉栓塞、气囊破裂、死亡。其中,需手术治疗的并发症约为 20%,严重并发症的发生率<5%。

2.高危因素　预后主要与本身病情危重程度有关。高危患者包括女性、原有外周血管疾病、糖尿病、高血压、肥胖、有吸烟史及休克。由于女性患者的血管较细,故女性发生血管并发症的概率是男性的 3 倍。以下为 IABP 各个阶段可能会出现的常见并发症。

(1)球囊插入期:①主动脉内膜损伤,动脉破裂:发生率为 2%～4%;②血栓脱落而产生栓塞;③动脉阻塞,导致腿部的血流受阻;④无法通过 IABP 导管,如果主动脉-髂动脉粥样硬化,管腔狭窄无法置入 IABP 导管,可以在狭窄处植入支架后再插入 IABP 导管。

(2)反搏期:①血栓形成:长期卧床,应用抗凝不当,易致血栓形成。血栓脱落可致栓塞。IABP 应用中应保持球囊在体内持续浮动,保持 ACT 在 150～180 秒;②气栓:球囊漏气造成;③血小板生成减少;④感染:严重时可致败血症,严格注意无菌操作,用抗生素预防,可控制其发生率;⑤出血:可发生于球囊插入点、侵入监视线及压力造成的溃疡出血;⑥主动脉破裂;⑦由于 IABP 导管安装所造成的循环受阻:球囊过高导致的锁骨下动脉受阻,球囊太低导致的肾动脉受阻;⑧下肢缺血、坏死:有 1%～2%。由于目前经皮穿刺的损伤小,无鞘穿刺的使用技术降低了肢体缺血。

(3)撤除期:①血小板减少:观察发现血小板数目及功能下降较体外循环术后更明显,尤以早期最为显著,以后程度有所减轻。血小板数目及功能的恢复大约在停用 IABP 后一周开始。早期应用保护血小板的药物可控制血小板数目及功能的降低;②穿刺部位出血、感染;③血栓形成;④病情复发。

六、球囊插入前的评估

为有效地控制病情,减少并发症,在球囊插入之前应对一些临床现象进行严格的评估:①双腿的皮肤颜色及皮温;②双腿的微血管再填充能力;③双腿的脉搏值;④双腿的基准触觉及运动;⑤双腿的足背/桡动脉指数(A/B index)= 足背动脉的收缩压/桡动脉的收缩压。A/B 指数:0.80～1.0 正常;0.60～0.80 轻度循环受损;0.40～0.60 中度循环受损;<0.40 重度循环受损。应注意的是足背动脉/桡动脉指数代表评估循环预期的目标,必须监测的是其变化而非一定值;⑥球囊插入前血流动力学评价:心排血量、肺动脉楔压、中心静脉压;⑦完整的神经系统检查;⑧患者及家属对 IABP 的了解。

七、手术步骤

1.术前准备　备好术前冠状动脉造影资料。对于心肌梗死或不稳定心绞痛患者,在术前了解其冠状动脉解剖、主动脉走行、双侧髂动脉、股动脉的迂曲和闭塞程度,以帮助选择手术入路、气囊置入方式。术前仔细评价外周血管,有可能预防或减少术中、术后外周血管并发症。反复体检追问患者有否下肢温度不正常、间歇性跛行。如果情况允许,术前 24 小时 Doppler 检查双侧股动脉、足背脉的血流、全血细胞计数、出凝血时间、凝血酶原时间和活动度。此外,还应确认无肝、肾损害。

2.手术方式　置入气囊可选用股动脉切开方式或穿刺方式。两种方式的成功率相近,穿刺法比股动脉切开法要方便快捷,但穿刺法的外周血管并发症要高于切开法,并且患者休克时,股动脉搏动扪不清,给穿刺法造成困难。切开的具体方法是将一根长 3~5cm,直径 1~1.2cm 的人造血管与股动脉行端-侧吻合,将气囊导管经人造血管置入。切开法选用的气囊为三腔或双腔,分别以氦气或二氧化碳充盈。虽然氦气的黏滞度低于二氧化碳,适用于心率较快时的 1:1 充盈,但它的血液溶解度低,泵控制台上要有特别的安全装置,以防止气囊破裂后导致气栓。

3.手术操作

(1)股动脉穿刺:一般情况下,选右股动脉,穿刺部位是腹股沟韧带下 2cm,接近腹股沟皱襞处。此处股动脉最粗,尚未分叉。穿刺前一定要扪清股动脉搏动。如穿刺部位太靠近端,则不容易在进气囊时止血,可能会形成假性血管瘤;靠近远端又会进入股动脉的小分支,引起血管闭塞或形成血栓,造成即刻的下肢缺血。如果患者处于休克期,股动脉扪及不满意,可在荧光屏监视下根据解剖位置盲穿。股动脉一般在距股骨头 1/2 或外 1/3 处跨过腹股沟韧带。

(2)放置扩张管:穿刺成功后,沿针芯送入 0.09cm 的导引钢丝,然后压住穿刺部位将针退出,留下引导钢丝。将穿刺部位局部皮肤切开 0.5cm 左右,并分离皮下组织,沿导丝送入 8F 扩张鞘管,经过皮下组织时要左右旋转鞘管。进导丝和鞘管时,患者没有明显的疼痛,操作者也感觉不到明显的阻力。遇任何抵抗时,都不能继续前进,要小心退出调整角度后再进入。扩张管扩张后应小心将之撤出,并保留导丝,沿导丝再更换与气囊配套的引导/扩张管。当扩张管进入皮下后,就要从远端推进引导管,以防止两管边缘滑开,损伤股动脉。

(3)放置气囊:仔细将气囊表面冲洗干净,然后将气囊缠绕紧,包括有中心腔和无中心腔的气囊导管。顺时针转动机械手柄即可缠绕气囊,直至能顺利进入引导管为止。再用肝素盐水冲洗气囊。气囊多为单气囊、有端孔,可在导引钢丝指引下迅速将气囊放入指定位置,并可在术中准确测压。撤出扩张管,保留引导管和导丝。应将导引管留在皮外 2cm,便于手持及止血。在荧光屏监视下小心进气囊,气囊与导引管之间应紧密接触,其尾端几乎不见出血。在进气囊时轻轻逆时针转动气囊,以使之缠绕更紧。气囊沿导丝送入降主动脉,至左锁骨下动脉开口以下水平,然后撤出导丝,经中心腔快速抽吸两次,小心用肝素盐水冲洗中心腔,严防气栓进入中心腔。导引管尾端应连接护套,以防出血。

(4)灌注肝素:中心腔尾端经三通管与肝素泵连接以保证持续灌注肝素。灌注压为 39.9kPa(300mmHg),灌注速度为每小时 3mL,肝素液浓度为 10U/mL(5000U 肝素加入 500mL 液体中即成)。为防止气栓,肝素泵应保证连续不断地工作,并能在气囊暂时停止工作时以每小时 1.5mL 的速度输入。除了最初放置气囊外,应严格避免经中心腔手推肝素或抽血标本。如发现中心腔压力衰减,可经中心腔向外吸,遇有阻力时切忌冲洗,应立即关闭中心腔,停止压力监测。

(5)松解气囊:确认气囊到位后,应逆时针转动缠绕手柄,以松解气囊,直到完全松开为止。将气囊与泵控制台相连接,然后开始用氦气或二氧化碳充盈气囊,给一半充盈量即可,开始的反搏频率与心率的比率应为 1:2。此时在荧光屏下确认气囊远端和近端的位置,远端应能够充盈,并完全出了引导管。还要注意气囊是否完全松解开,有没有扭曲屈折。如果需要调整气囊位置,只能轻轻将气囊撤入引导管内,而不能将引导管向前推进,以免损伤主动脉内膜。如半量充气时,工作良好,即可给全量充盈,并将反搏频率调到 1∶1。气囊充盈时的形状应是均匀的椭圆形,可摄胸部 X 线片确认导管位置,然后将管鞘缝在皮肤上固定,穿刺局部以抗生素油膏外敷,再以无菌纱布包扎即可。静脉注射 5000U 肝素后,可持续肝素或低分子右旋糖酐静脉点滴。

4.调整气囊时间　气囊充盈时间是根据心电图的时间确定的,充盈应在 T 波降支开始,即在主动脉的重搏切迹之后开始,这个位置可最大限度地增加舒张压。放气应在 R-R 间期的晚期,刚好在主动脉开放之前,最理想的状态是主动脉舒张末期压比无反搏时下降 1.33~2.0kPa(10~15mmHg),这样可在心室射血一开始时就能减少心室射血时的外周阻力。如遇到心房颤动等情况,因 R-R 间期不等可能会招致心室排空遇上气囊充盈的阻力,故此时最好将放气定在 R 波顶点。有起搏器的患者可能会因起搏信号的出现造成识别困难,解决的办法有两个:首先,用心房压力曲线代替心电图,以房内压力定放气时间;其次,选择心电图上起搏信号与 QRS 主波相反的导联定标,或在泵控制台上设置 R 波振幅和时间的双重指标以避开起搏信号。如气囊充盈时间不恰当,就会发生左室排空时气囊正在充盈,临床上可导致严重后果。调整时,要将反搏比率放在 1∶2 上,这样便于动脉压力监测,比较有反搏与无反搏时的压力变化。

八、撤除主动脉气囊反搏的指征

临床治疗有效的判定标准尚不统一,一般可望在 24~48 小时见到疗效,下列指标可作为参考:①加压时舒张压>100mmHg;②肺水肿减轻或肺毛细血管楔压(PCWP)较前下降了 5mmHg 或 20mmHg;③心排血量增加 0.5~1L/min,或心搏指数>2L/(min·m²);④不用利尿药时尿量>50mL/h;⑤儿茶酚胺用量减少;⑥休克症状减轻;⑦无进行性心肌缺血;⑧乳酸性酸中毒减轻;⑨脉压和脉率增加、心率减低。如达到上述指标就可考虑撤出气囊。

主动脉气囊反搏撤除的方法为:先将辅助频率从每心动周期一次(1∶1)逐渐依次减至两个心动周期一次(2∶1)、四个心动周期一次(4∶1)及八个心动周期一次(8∶1)。一般而言,每次下降的辅助模式可维持 1~4 小时,撤除的时间完全依照患者的血流动力学状态来决定。一般来说,长期心力衰竭导致的心源性休克需要较长时间的主动脉内气囊反搏,而由于心脏手术导致的低心排综合征则需要主动脉气囊反搏的时间较短。在撤除的过程中要严密观察所有的生理系统,若呈现下例临床表现则 IABP 支持可以终止:①由于低心脏负荷症状而引起的低灌注现象消失;②尿液>30mL/h;③心血管系统持续稳定于对正性肌力药物低剂量需求范围;④心率低于 100 次/分;⑤室性期前收缩少于 6 次/分,且为非成对出现或单发病灶;⑥心排指数大于或等于 2.0L/(min·m²);⑦IABP 撤除后与撤除前比较,左室舒张末压(肺动脉楔压、肺动脉舒张压)的增加不得超过 20%。如无法达到上述标准表明不能耐受 IABP 机械辅助的撤除,此时应回到先前的撤除过程中,对于那些 IABP 延长使用的患者,缓慢而有耐心的撤除方法仍能使其成功撤除。

九、临床应用

1.急性 ST 段抬高型心肌梗死(STEMI)未合并心源性休克的患者　动物实验表明,应用 IABP 可使梗死面积缩小,从而使更多受累心肌存活。国外已经开展了多个随机临床试验,以评价 IABP 在高风险 STEMI 但不合并心源性休克患者中的疗效。仅有一些早期研究表明,在择期 PCI 之前应用 IABP 可能患者受益,而其他多数研究表明,与标准治疗相比,加用 IABP 并没有使患者额外受益。近几十年来,针对 STEMI 的再血管化治疗策略不断发展,溶栓治疗的重要性逐渐低于急诊 PCI,对于这些急诊 PCI 患者的研究表明,IABP 并未使其受益。近期的几项 Meta 分析也表明,高危 STEMI 患者中,应用 IABP 并不显著减少死亡。应用 IABP 反而会增加脑卒中及大出血的发生率。

目前针对高危 STEMI 患者,美国心脏病学院(ACC)/美国心脏协会(AHA)和欧洲心脏协会(ESC)均不推荐 IABP 治疗。目前的临床证据也不推荐针对血流动力学稳定的 STEMI 患者预防性应用 IABP。

2.AMI 合并心源性休克患者　尽管实施了早期再血管化治疗联合最优药物治疗方案,AMI 合并心源性休克患者的病死率仍接近 50%,此时机械支持治疗是一种维持血流动力学稳定以保持器官灌注,维持器官功能,以减缓心肌重构,改善患者预后的可选方案。目前这类患者是临床应用 IABP 的最主要人群。

包括前瞻性和回顾性研究在内的一些 Meta 分析表明,AMI 合并心源性休克患者应用 IABP 可降低病死率。需要注意的是,有相关报道指出,患者从应用 IABP 治疗中的获益程度,很大程度上取决于再灌注治疗的类型。接受溶栓治疗的患者及未进行再灌注治疗的患者中,应用 IABP 可降低 18%~29% 的病死率,而在接受 PCI 的患者中,应用 IABP 反而会使病死率上升 6%。IABP-SHOCK Ⅰ 研究中,心力衰竭患者分为在再血管化治疗的基础上置入 IABP 组和单纯再血管化治疗组,结果显示,两组患者心排血量都有所改善,但无显著性差异。而且在 IABP-SHOCK Ⅱ 研究中,应用 IABP 并没有显著降低心源性休克患者 30 天、6 个月及 12 个月的病死率。应用 IABP 患者与对照组相比,在脑卒中、肢端缺血、出血、败血症等发病率无显著差异,两组的 CRP 及血清乳酸水平也无显著差别。国内也有研究指出,应用 IABP 联合 PCI 治疗 AMI 合并心源性休克虽然能有效改善血流动力学,但住院病死率、30 天病死率仍较高,死因多为心源性休克。在规范使用技术后,IABP 并发症发生率低,临床使用安全性高。患者需要机械通气是 30 天不良预后的临床特征。

目前,ACC/AHA 及 ESC 已经将心源性休克的 IABP 治疗推荐由 Ⅰ 级降为 Ⅱa/Ⅱb 级,目前针对心源性休克的治疗中,IABP 只被视为一种备选或应急方案。

但以上研究中均有不完善之处,例如 IABP-SHOCK Ⅱ 研究剔除了重度休克,仅纳入了轻中度心源性休克,同时对照组的新药和左室辅助装置的获益可能影响了 IABP 组的最终结果。因 IABP-SHOCK Ⅱ 为回顾性研究,未能设计科学的随机对照,故无法提出 IABP 联合 PCI 降低 AMI 合并心源性休克病死率的最可靠证据。在临床工作中,临床医师往往倾向于将病情更加严重的患者给予 IABP 治疗,这种临床上的倾向性在一定程度上造成了患者选择上的偏倚,使一些早期研究结论值得商榷;其次,没有将 AMI 按 NSTEMI 及 STEMI 分类后行大样本量亚组随机对照研究,也没有大样本量、多中心的关于 IABP 联合 PCI 治疗 AMI 合并心源性休克的死亡相关危险因素(IABP 置入时机、患者年龄、并发症、左主干病变、多支病变等)研究。

随着 AMI 合并心源性休克治疗流程的不断更新,IABP 应用时机、撤除指征的规范及并发症的逐渐减少,以及新型抗心力衰竭药物、更强力的抗血小板抗凝药物的出现,IABP 在此类患者中的应用价值仍值得期待。

3.血流动力学不稳定的择期 PCI 患者　虽然 ACC/AHA 及 ESC 没有相关指南,但 IABP

常预防性应用在血流动力学不稳定的择期 PCI 患者中。一些研究表明,在高风险 PCI 过程中,与临时应用 IABP 的患者相比,预防性应用 IABP 的患者发生不良心血管事件的概率更低。有回顾性分析指出,应用 IABP 可有效改善持续性心肌缺血症状,国内也有相关研究表明,对于失去介入治疗和溶栓时机的大面积 STEMI 患者,早期预防性应用 IABP,能提高患者梗死血管再通率,改善患者心功能;能够降低患者 PCI 术后 4 周内并发症和患者半年内不良心脏事件的发生率。针对择期 PCI 患者,目前唯一的随机对照试验 BCIS 显示,预防性应用 IABP 并不能显著减少患者的主要终点事件(死亡、AMI、脑血管事件、出院但仍需进一步治疗),预防性应用 IABP 可改善患者的长期预后。BCIS-1 没有以病死率作为重点事件,其研究结果存在争议。一些 Meta 分析在预防性应用 IABP 的结论也存在争论,表明这方面仍值得进一步深入研究。

4.行冠状动脉旁路移植术(CABG)的高危患者　一些与此相关的随机对照研究表明,行 CABG 的高危患者(左心室射血分数降低、左心室肥大,不稳定心绞痛及曾接受过 CABG 的患者)中,IABP 能降低病死率,缩短重症监护时间和住院时间。虽然研究数据支持 CABG 术前对高危患者预防应用 IABP,但这些数据也存在不足之处——多为单中心研究且样本量偏少。

5.其他心脏病患者

(1)慢性心力衰竭患者:国外研究报道,在一组缺血及非缺血性心肌病的患者中,应用 IABP 都使得心功能及血流动力学参数获得改善,提示应用 IABP 治疗慢性心力衰竭患者可能有效。有研究表明,在一组等待 LVAD 治疗的慢性心力衰竭合并心源性休克的患者中,应用 IABP 可使其临床症状改善,并指出应用 IABP 后仍有心功能失代偿症状的患者需要更大剂量的血管活性药物,而且预后更差,尚有心肌收缩储备功能的患者应用 IABP 效果更好,左心室功能是评价 IABP 治疗效果的最佳指标。

(2)急性右心衰竭患者:关于由肺栓塞、肺动脉高压等由后负荷加重所导致的急性右心衰竭,有动物实验表明,IABP 所能提供的血流动力学支持极为有限,仅能在血管活性药物的支持下略改善左心室的顺应性,而应用去甲肾上腺素更能有效改善心排血量和心肌灌注。所以 IABP 针对急性右心衰竭的临床意义甚小。

IABP 在理论上及动物实验中显示出了良好的血流动力学辅助作用,并能有效改善冠状动脉血流、提高心肌氧供。而在近几十年的临床实践及总结中,其临床应用价值一直存在争议。这可能与临床患者合并存在的疾病谱改变、治疗理念逐渐进步、诊疗指南更新、更新型的血管活性药物应用有关,上述因素使 IABP 的疗效分析存在复杂而难以控制的变量,从而使分析结果互相矛盾。目前的临床资料显示,针对存在持续心肌缺血的患者、冠状动脉储备功能丧失的患者、冠状动脉分支病变及左主干病变的患者及欲行 CABG 的高危患者,IABP 很可能使其受益,但不管有无心源性休克,都不建议将 IABP 作为 AMI 患者的常规治疗,也不建议需要接受择期 PCI 的高危患者常规应用 IABP。

第四节　有创机械通气

有创机械通气(invasive mechanical ventilation,IMV)一般只简单地称为机械通气或间歇正压通气(intermittent positive pressure ventilation,IPPV)。人工气道是为了保持气道通畅而

在生理气道与其他气源之间建立的连接,可分为上人工气道和下人工气道,下人工气道包括气管插管和气管切开等。

一、适应证

1.心跳、呼吸停止　任何原因引起的心跳、呼吸停止,均应尽早进行心肺脑复苏。及早进行有创呼吸机辅助通气,是心肺复苏的必需治疗之一,可避免因严重缺氧造成的全身器官功能,尤其是脑功能的不可逆的损害。

2.胸、肺部疾病　目前胸、肺部疾病中需要使用有创正压通气的情况包括慢性阻塞性肺疾病急性加重期(AECOPD)、重症肺炎、急性呼吸窘迫综合征(ARDS)及胸部大手术术后的呼吸支持。针对AECOPD患者,早期可应用无创呼吸机辅助通气,但随着$PaCO_2$水平的升高,患者意识障碍的出现,或出现气道分泌物排出困难,或呼吸肌肉的疲劳,均应尽早进行有创通气治疗。

重症肺炎、ARDS患者出现严重呼吸困难伴低氧血症($PaO_2<60mmHg$),或是呼吸窘迫导致辅助呼吸肌的使用明显时,尽管尚能维持PaO_2在60mmHg水平以上,仍应考虑使用有创通气治疗,避免严重缺氧造成的全身脏器损伤。

大手术术后(心脏及大血管手术、胸部手术)出现低氧血症、呼吸衰竭应及时使用呼吸机治疗。已经进行有创通气的患者,应每天评估心肺功能。

除了有反常呼吸运动的连枷胸是应用有创呼吸机的指征,其他胸部外伤导致的呼吸衰竭无法纠正时,也应及早进行有创正压通气。

3.神经-肌肉系统疾病　神经肌肉疾病是指一系列累及周围神经系统和(或)肌肉的疾病,主要包括运动神经元病、周围神经病、神经-肌肉接头疾病和肌肉疾病等,分为中枢性和周围性。中枢性主要指由呼吸中枢受损产生的中枢性呼吸抑制和受损,常见的有脑卒中、脑炎、脑外伤、脑部手术的直接损伤或各种原因所致的脑水肿、癫痫持续状态等。周围性是指脊髓及脊髓神经根、呼吸肌肉受损引起的呼吸困难,甚至呼吸停止。导致呼吸肌受累的常见神经-肌肉疾病有运动神经元病(如肌萎缩侧索硬化)、多发性周围神经病(如吉兰-巴雷综合征)、神经-肌肉接头传递障碍性肌病(如重症肌无力、炎症性肌病)等。

4.循环系统疾病　尽管有创正压通气后胸腔内压增高可造成回心血量的减少,导致心排血量下降,从而可能造成血流动力学的不稳定,但并非使用有创通气的禁忌证。如急性肺水肿、心脏疾病(大面积心肌梗死、心肌炎等)、心脏大手术术后等病例,当无创通气无法纠正呼吸衰竭、稳定心肺功能时,应及时进行有创通气治疗。

5.中毒造成的呼吸衰竭　中毒引起呼吸抑制,继而出现了氧分压下降或二氧化碳潴留,当病因不能纠正造成的呼吸衰竭无法缓解,应考虑使用有创呼吸机辅助通气,避免因缺氧造成全身器官损害。临床上常见的是药物中毒,其中包括各种催眠镇静药,如吗啡、苯二氮䓬类、巴比妥类等;麻醉药过量,如芬太尼、肌肉松弛药、氯胺酮等。此外,急诊多见农药中毒,如有机磷、有机氯等。此时,应使用有创通气治疗直至中毒病因被清除。需要注意的是,由于某些手术过程需要使用肌肉松弛药,因此需重视肌肉松弛药的残余作用。残余肌肉松弛药可引起术后呼吸功能损害,增加术后肺部并发症的发生率,减弱机体对缺氧性通气反应的代偿能力,此时应进行有创通气治疗,直至药物引起的神经肌肉阻滞作用消失,自主呼吸恢复。

6.腹部外伤、腹腔感染或腹部大手术术后　腹部外伤、腹腔感染或大手术术后需要密切监测腹内压,当患者腹胀明显、腹内压明显增高时,可直接影响肺功能,导致肺顺应性下降、气道阻力增加,使肺通气量、功能残气量、残气容量进行性下降。此外,同步上升的胸膜腔内压升高及肺泡张力下降,也可导致肺血管阻力升高,诱发肺水肿,进而造成肺外 ARDS。因此,针对这类患者,应密切监测腹内压引起的呼吸功能的改变,必要时行有创正压通气,直至病因解除。

总之,应用有创呼吸机的指征是宜早不宜晚,尤其是对大部分急性呼吸衰竭的患者,应密切评估病情,以免增加病死率。当造成呼吸衰竭的病因不明时,应尽早进行有创正压通气治疗,纠正严重低氧血症,在维持患者生命的同时积极寻找病因。另外,如需进行有创通气,应首先建立人工气道。目前建立人工气道的方法主要有 3 种:经口气管插管、经鼻气管插管、气管切开。临床医师应熟练掌握建立人工气道的方法,尤其是存在急性呼吸衰竭、严重低氧血症的患者,迅速而有效地建立人工气道可以及早缓解低氧血症。同时应注意,在建立人工气道的同时,应做好氧储备,防止因严重低氧血症出现心跳、呼吸停止,从而对患者的生命造成无可挽回的损失。

二、禁忌证

一般来说,有创正压通气没有绝对的禁忌证。对于进行机械通气的患者,临床医师应针对其病情变化采用适当的通气策略及调整呼吸机参数,减少人机对抗。对于某些特殊病例,应采用特殊的通气方式,如分侧肺通气等。以下情况可视为有创正压通气的相对禁忌证。

1.严重肺大疱　当 AECOPD 出现呼吸衰竭而无创通气不能缓解病情时,需要进行有创通气治疗。但巨大肺大疱可能在正压通气下出现破裂,导致医源性气胸,加重缺氧。因此,临床医师应熟练掌握呼吸机的通气方式,根据患者病情随时调整呼吸机参数,减少医源性肺损伤。一旦出现气胸,应立即进行引流。

2.张力性气胸及纵隔气肿未行引流　对于气胸,尤其是张力性气胸,应先进行胸腔闭式引流,否则有创正压通气会进一步加重气胸。若病情不允许,应争取两者同时进行。因为未经引流的气胸或纵隔气肿会因正压通气使肺脏破口无法闭合,已闭合的破口也可能因为正压通气重新破裂,从而使得气胸进一步加重,肺组织受压更加明显,甚至造成医源性张力性气胸。对于高危患者,一旦出现低氧等临床表现,应尽早排除气压伤。

3.大咯血或严重误吸引起窒息　因大咯血或严重误吸造成气道阻塞,在气道未通畅前,原则上不宜立即进行机械通气,否则机械通气会将血块或误吸物压入小气道引起阻塞性肺不张。此时应尽早通畅气道,吸出血液或误吸物。注意,在保持气道通畅的同时,应密切评估患者呼吸衰竭是否能够纠正,否则应行机械通气治疗。

4.低血容量性休克未纠正　因正压通气可造成回心血量的减少,当低血容量性休克出现血流动力学不稳定时,进行机械通气可进一步加重休克,此时应尽快补足血容量。值得注意的是,在休克未纠正前患者已经出现了呼吸衰竭乃至危及生命时,也应尽早进行机械通气治疗,同时尽快纠正休克。

5.支气管胸膜瘘　存在支气管胸膜瘘的患者进行正压通气时,气体会在支气管胸膜瘘处进出,若瘘口已与周围胸膜组织粘连,气体不能进入胸膜腔造成肺组织受压。但若瘘口尚未与周围胸膜组织粘连,正压通气的气体可能造成医源性气胸,从而不能达到满意的临床疗效。因此,必须进行机械通气的支气管胸膜瘘患者,应尽早针对病因进行治疗,与此同时,根据病情及时调整呼吸机参数,通常可选择高频通气的方式帮助瘘口修复。

6.严重活动性肺结核 当活动性肺结核病灶范围不大时可进行机械通气治疗,如合并大咯血、肺大疱或气胸时应慎用,具体原因可见前述。同时,应做好医院感染的防护,使用密闭式吸痰管及细菌过滤器有助于控制院内感染。

7.急性心肌梗死合并心源性休克 以往认为,心肌梗死造成血流动力学不稳定时使用机械通气会进一步加重休克,因此将心肌梗死列为有创正压通气的禁忌证。但近年来的观点认为,当心肌梗死合并严重呼吸衰竭时,应尽早进行呼吸机治疗。但此时应密切监测血流动力学,积极针对原发病进行治疗,改善心功能,降低病死率。

8.临床医师对呼吸机性能不了解 当临床医师缺乏应用呼吸机治疗的基本知识或对呼吸机性能不了解时,可能存在不合理使用呼吸机的情况,造成医源性肺损伤。因此,应在有经验的医师指导下进行机械通气,减少对患者的危害。针对不同患者和同一患者病情的变化,应随时评估呼吸机使用的模式和参数,减少人机对抗。

三、基本通气模式

1.控制通气模式

(1)容量控制通气(volume controlled ventilation,VCV):呼吸机以预设通气容量如潮气量(tidal volume,VT)、每分通气量(minute ventilation,MV)来管理通气,即呼吸机送气达预设存量后停止送气,依靠肺、胸廓的弹性回缩力被动呼气。

VCV的优点是能够保证潮气量的恒定,因为它是恒速流速,能确保有固定潮气量,令通气有效。缺点是当肺顺应性较差或气道阻力增加时,使气道压过高导致呼吸机相关性肺损伤(VILI),必须监测气道峰压,气道平台压,气道平均压。

(2)压力控制通气(PCV):呼吸机以预设气道吸气压力(pressure inspiratory,Pinsp)和吸时间(tine of inspiratory,TI)来管理通气,即呼吸机送气达预设压力时,吸气便会中止并开始呼气。PCV的优点是气道压力不会超过预设水平,而且它的流速是减速流速,当流速下跌到0~5%时,吸气便会中止并开始呼气。所以不会导致压力创伤,所有跟PCV或压力控制相关的通气模式(如PHVC、BIPAP)都被称为肺部保护模式(lung protective mode)。其缺点是容易造成通气不足。

2.半控制通气模式

(1)辅助控制通气(assist-control ventilation,ACV):ACV是辅助通气(AV)和控制通气(CV)两种模式的结合,当患者自主呼吸频率低于预置频率或患者吸气努力不能触发呼吸机送气时,呼吸机即以预置的潮气量或者吸气压力及通气频率进行正压通气,即CV;当患者的吸气能触发呼吸机时,以高于预置频率进行通气,即AV。ACV又分为容量辅助控制通气(VCV-ACV)和压力辅助控制通气(PCV-ACV)。

主要参数设置:①容量切换ACV:潮气量、吸气流速、流速波形、通气频率、吸氧浓度、触发敏感度(压力触发或流速触发);②压力切换ACV:吸气压力、吸气时间或吸呼比、通气频率、吸氧浓度、触发敏感度。

(2)同步间歇指令通气(synchronized intermittent mandatory ventilation,SIMV):SIMV是自主呼吸与CV相结合的呼吸模式,在触发窗内,患者可触发与自主呼吸同步的指令正压通气,在两次指令通气之间触发窗外允许患者自主呼吸,指令呼吸是以预设容量(容量控制 VCV-SIMV)或预设压力(压力控制 PCV-SIMV)的形式送气。

主要参数设置:①容量切换 SIMV:潮气量、吸气流速、流速波形、通气频率、吸氧浓度、触发敏感度(压力触发或流速触发);②压力切换 SIMV:吸气压力、吸气时间或吸呼比、通气频率、吸氧浓度、触发敏感度。

3.辅助通气模式　压力支持通气(pressure support ventilation,PSV)属部分通气支持模式,是由患者触发、压力目标、流量切换的一种机械通气模式,即患者触发通气、呼吸频率、潮气量及吸呼比,当气道压力达预设的压力支持(压力支持水平且吸气流速降低至某一阈值水平以下时),由吸气切换到呼气。有些呼吸机用其他名称,如:assisted spontaneous breath(ASB)。

主要参数设置:压力支持水平、触发敏感度。5~8cmH$_2$O 的 PSV 可克服气管导管和呼吸机回路的阻力,故 PSV 可应用于呼吸机的撤离。

4.自主通气模式　持续气道正压(continuous positive airway pressure,CPAP)是在自主呼吸条件下,整个呼吸周期内(吸气及呼气期间)气道均保持正压。简单来说,就是用呼气末正压(PEEP)打开肺泡,再让患者进行自主呼吸。

主要参数设置:仅需设定 PEEP、触发敏感度。

四、高级通气模式

多数高级通气模式为压力控制模式的改良形式,它们的作用是防止患者在接受正压通气时出现肺部损伤。因为压力控制模式的流速是减速流速,当流速下降到 0~5% 时,吸气便会中止并开始呼气,所以不会导致气压伤。常见的适应证是 ARDS、急性严重哮喘。常见模式包括:压力调节容量控制、容量支持、气道压力释放通气、双水平气道正压通气。

1.压力调节容量控制(pressure regulated volume control,PRVC)　亦可称为自动调节压控(auto-regulated pressure control),是一种保证容量的压力控制模式。呼吸机会自动调节压力以达到所预设的目标容量。该模式在压力控制的基础上保持一个目标容量,所以它结合了压力控制的肺部保护及容量控制的容量保证的优点。

2.容量支持(volume support,VS)　亦可称为自动调节压力支持(auto-regulated pressure support),是一个保证容量的压力支持模式。呼吸机会按每一次触发启动自动调节压力以达到所默认的目标容量。

3.气道压力释放通气(airway pressure release ventilation,APRV)　是一种在设定高 PEEP 环境下的 CPAP 自主呼吸,并结合固定时间的释放(或降低压力),以减少低血压风险及增加 CO$_2$ 的排出。

4.双水平气道正压通气(bilevel positive airway pressure,BIPAP)　是指给予两个不同水平的气道正压,为高压力水平(P$_{high}$)和低压力水平(P$_{low}$)之间定时切换,且其高压时间、低压时间、高压水平、低压水平可各自调节。BIPAP 有别于 BiPAP(无创通气)。BIPAP 的优点是患者可以在任何时间触发而不会产生人机对抗,因为呼吸机的需求阀(demand valve)全程开放。此模式不易产生人机对抗,所以镇静药剂量可减少,脱机亦较快。主要参数设置:P$_{high}$、P$_{low}$、高压时间、呼吸频率、触发灵敏度、压力支持水平。

五、参数设置及调节

1.潮气量（V_T）的设定 在容量控制通气模式下，潮气量的选择应保证足够的气体交换及患者的舒适度，通常依据体重选择 5～12mL/kg，并结合呼吸系统的顺应性和阻力进行调整，避免气道平台压超过 35cmH_2O。在压力控制通气模式时，潮气量主要由预设的压力、吸气时间、呼吸系统的阻力及顺应性决定。最终应根据动脉血气分析进行调整。

2.呼吸频率的设定 频率选择应根据分钟通气量及目标动脉氧分压水平，成人通常设为 12～20 次/分。

3.流速调节 理想的峰流速应能满足患者吸气峰流速的需要，成人常用的流速设置为 40～60L/min，但 COPD 患者需要较大流速，否则会出现呼吸窘迫。根据分钟通气量和呼吸系统阻力和顺应性进行调整，流速波形在临床常用减速波、方波、正弦波。

4.吸气时间与吸呼比设置 通常基于患者的自主呼吸水平、氧合状态及血流动力学。机械通气患者通常设置吸气时间为 0.8～1.2 秒或吸呼比为 1∶（1.5～2）。对于控制通气患者，为抬高平均气道压（mean airway pressure，MAP），改善氧合，可适当延长吸气时间和吸呼比，但应注意患者的舒适度、监测内源性 PEEP 及对心血管系统的影响。

5.吸氧浓度（FiO_2） 机械通气初始阶段可给予高浓度的氧（甚至是纯氧）以迅速纠正严重缺氧，以后依据目标 PaO_2、PEEP 水平、MAP 水平和血流动力学状态，酌情尽早降低 FiO_2 至 50% 以下，并维持 $SpO_2 > 90\%$。若不能达到上述目标，即可加用 PEEP、增加 MAP，应用镇静药或肌肉松弛药；适当 PEEP 和 MAP 可以使 $SpO_2 > 90\%$，应保持最低的 FiO_2。

6.触发敏感度调节 压力触发常为 $-1.5～-0.5cmH_2O$，流速触发常为 1～5L/min。合适的触发敏感度设置将使患者更加舒适，促进人机协调。流速触发较压力触发能明显降低患者的呼吸功，若触发敏感度过高，会引起患者用力无关的误触发；若设置触发敏感度过低，将增加患者的吸气负荷，消耗额外的呼吸功。

7.呼气末正压（PEEP）的设定 设置 PEEP 的作用是保证肺泡处于持续开放状态，增加氧合，可以结合任何呼吸机模式。接受机械通气的患者，通常设置呼吸机参数均给予一个低水平 PEEP（$<5cmH_2O$）以防止肺泡塌陷。低氧血症的患者，可酌情将 PEEP 设定在 5～15cmH_2O，以维持氧合。PEEP 常用于 ARDS 的低氧血症呼吸衰竭，其水平的设置应在参照目标 PaO_2 的基础上，结合 FiO_2 和 V_T 综合考虑。PEEP 的设置通常应以 P_{plat} 不超过 30cmH_2O 为其上限，在压力-容积曲线的低拐点或第一拐点再加 3～4cmH_2O 水平为其下限。

六、并发症

1.气压伤 临床表现为患者浮躁不安、呼吸困难、心率增快、脉搏氧饱和度下降等。患侧呼吸音降低或消失，呼吸运动减弱。主要由峰压过高引起，气胸、皮下气肿最常见。预防重点是应选择合适的通气模式，鼓励患者自主呼吸，合理设置高压报警。

2.心血管功能抑制 临床表现为低血压、心率增快、颈静脉充盈、心律失常等。主要原因是正压通气引起胸膜腔内压增加，影响静脉血回流，心排血量下降。应鼓励患者自主呼吸，尽量减少呼气末正压使用，并使用强心、升压药物。

3.肺部感染 主要原因为呼吸道分泌引流不畅，胃内容物及口腔分泌物误吸，无菌操作不严格，患者抵抗力下降等。预防肺部感染措施：行肺部物理治疗，加强分泌物引流；采用密闭式吸痰法;合理的气道湿化;预防反流、误吸;营养支持,增强机体抵抗力;严格执行无菌操作,防止交叉感染。

4.呼吸机相关性肺炎　呼吸机相关性肺炎(ventilator associated pneumonia,VAP)是指经气管插管或气管切开行机械通气 48 小时后发生的肺部感染。VAP 是 ICU 内机械通气患者最常见的感染性疾病之一。可使机械通气患者住院时间和 ICU 留滞时间延长,抗菌药物使用增加,并导致重症患者病死率增加,严重影响重症患者的预后。

(1)与器械相关的预防措施:①呼吸机清洁与消毒:呼吸机的消毒主要是指对呼吸机整个气路系统,如呼吸回路、传感器、内部回路及机器表面的消毒,若未按照呼吸机说明书的正规程序执行,或将规定一次性使用的物品重复使用,会影响其安全性和有效性;②呼吸回路的更换:呼吸回路污染是导致 VAP 的外源性因素之一。机械通气患者无须定期更换呼吸回路,当管路破损或污染时应及时更换;③机械通气患者可采用湿热交换器(HME)或含加热导丝的加热湿化器(HH)作为湿化装置,机械通气患者若使用 HME,每 5~7 天更换 1 次,当 HME 受污,气道阻力增加时应及时更换;④除非破损或污染,机械通气患者的密闭式吸痰装置无须每天更换;⑤ICU 纤维支气管镜的操作是 VAP 发生的独立危险因素。提醒我们严格管理内镜的消毒、灭菌和维护具有重要的临床意义。

(2)与操作相关的预防措施:①经鼻气管插管可增加鼻窦炎的发病率,经鼻气管插管患者出现难以解释行影像学检查评估是否患有鼻窦炎,并及时治疗;②建立人工气道患者应行声门下分泌物引流;③如患者没有禁忌证,抬高床头 30°~45°,使患者保持半坐卧位可提高氧合,减少面部水肿,减少肠内营养患者出现反流和误吸;④选择经鼻肠管进行营养支持可降低 VAP 的发病率;⑤定期监测气管内导管的气囊压力,持续控制气管内导管的气囊压力可降低 VAP 的发病率;⑥加强医护人员的手卫生可降低 VAP 的发病率;⑦使用氯己定溶液进行口腔护理可降低 VAP 的发病率。

(3)集束化方案(ventilator care bundle,VCB):机械通气患者的 VCB 最早由美国健康促进研究所(Institute for Healthcare Improvement,IHI)提出,IHI 的 VCB 主要包括以下 5 点:①抬高床头;②每天唤醒和评估能否脱机拔管;③预防应激性溃疡;④预防深静脉血栓;⑤口腔护理。

七、撤机指标

有创机械通气是一种对各种形式及原因导致的呼吸衰竭患者的重要生命支持措施。主要功效为维持足够的肺泡通气和危重患者之间的有效气体交换,使氧气供应与患者的氧气需求达到平衡状态。有创机械通气有着广泛的应用领域及显著的优点,但是长时间有创机械通气存在诱发肺感染,造成容积伤、萎陷伤、气管损伤、生物损伤、氧中毒和膈肌功能不全发生的风险。与此同时,延长机械通气撤机时间可增加患者的发病率、病死率、住院时间,并且产生的高额治疗费用会增加患者的经济负担。对于接近 2/3 的机械通气患者第一次自主呼吸试验(SBT)后可以简单且直接地拔管、脱离呼吸机。但是仍有一小部分患者虽然通过 SBT,仍需再次机械通气,这会使患者病死率明显上升。针对这部分患者,预测呼吸机可否撤离及撤机的时机就显得至关重要,这也是 ICU 医师应该关注的领域。

1.脱机与撤机的概念　脱机是指从有创机械通气逐渐过渡到以最小的呼吸机支持件,包括支持压力及吸氧浓度,患者自主呼吸仍能满足患者机体需要。与其相对应的另一概念撤机是指拔除气管插管,也就是说患者完全停止机械通气,完全从呼吸机中解放出来。1987年 Hall 及 Wood 提出重症监护室中机械通气的最终目标应该是撤机,而不是几天甚至几周的脱机。医师应该在给予患者气管插管第一天就开始计划撤机,同时医师应每天评估患者是否可以实施撤机。据统计医师需要用将近40%的时间用于评估是否能够撤机及实施撤机。

2.撤机的条件　2001年美国专家组从循证医学出发总结大量研究数据联合定制了撤机指南(ACCP-SCCM-AAPC 指南),该指南提出,临床医师应采用主观评估和客观标准的各种组合的方式来评估患者可否考虑进行撤机尝试。

(1)主观标准:①解决疾病急性期;②医师认为可以撤离机械通气;③患者有足够的咳嗽。

(2)客观标准:①患者病情较前明显好转,造成呼吸衰竭的诱因好转或去除;②足够的氧合水平:$PaO_2/FiO_2>150\sim300mmHg$;$PEEP\leq5\sim10cmH_2O$;$FiO_2\leq0.4$(对于 COPD 患者,PH>7.30,$FiO_2<0.35$,$PaO_2>50mmHg$);③血流动力学稳定,无进展的心肌缺血,临床上无明显低血压;④患者有自主呼吸的能力;⑤无高热(体温<38℃);⑥无明显呼吸性酸中毒;⑦血红蛋白 $8\sim10g/dL$;⑧代谢状态稳定。

3.撤机预测的指标

(1)浅快呼吸指数(RSBI):是指在 SBT 期间,通过测量计算患者呼吸频率及潮气量的比值来预测撤机结局的一项指标。这项指标是 Yang 在1991年最先提出的,应用于撤机领域的阈值为105次/(分·升)。敏感性、特异性、阳性预测值(PPV)和阴性预测值(NPV)分别为97%、64%、78%和95%。但随后出现很多对 RSBI 预测准确性的质疑。有研究对比了36例患者撤机前不同呼吸机模式下的 RSBI,与 CPAP 及 T 管相比,PSV 模式下 RSBI 值显著缩小。Patel 在2009年一项研究显示36例成功撤机患者中,T 管情况下有13例患者 RSBI>105,而 PSV 及 CPAP 模式下成功撤机患者 RSBI<105。此外,脓毒症、发热、仰卧位、焦虑及阻塞性肺疾病会增加呼吸频率,进而影响 RSBI。一些其他因素,如狭窄的 ET 管、女性和吸痰,可以增加 RSBI,需要重新确定 RSBI 的阈值。这些研究证明 RSBI 受呼吸机参数的设置及患者所患相关疾病的影响。RSBI 并非可以完全适用于所有患者撤机是否可以成功的预测。

(2)$P_{0.1}$:是指用力吸气前0.1秒气道内的压力,其是一项反映患者呼吸中枢驱动力的指标,正常值为 $0.5\sim1.5cmH_2O$。研究表明,$P_{0.1}$ $4\sim6cmH_2O$ 是可以预测撤机可否成功。2016年国内学者选取80例接受有创机械通气的慢性阻塞性肺疾病(COPD)患者。针对撤机指标的预测进行分析,结果显示气道闭合压($P_{0.1}$)的灵敏度为90%,特异性为76%,准确率为87%。在1993年 Sassoon 教授等第一次提出了 $P_{0.1}$ 与浅快呼吸指数乘积这一概念,通过监测患者 $P_{0.1}$、浅快呼吸指数、$P_{0.1}$ 与浅快呼吸指数乘积,发现三者均有较高的敏感性,分别为40%、40%、60%,ROC 曲线下面积没有统计学差异。2012年研究发现,与单次测量相比,连续多次监测 $P_{0.1}$ 后取均值,预测结果的准确性更高。

(3)MIP:是指利用患者快速努力吸气时,通过仪器监测所测得压力的最大值,反映了患者呼吸肌群吸气时的最大力量。Marini 等专家在1986年第一次提出,并将其应用于机械通气撤机领域。有研究显示 MIP $\leq-20cmH_2O$ 时,灵敏度>90%,其特异度在 $7\%\sim26\%$。由于该指标受患者自主呼吸的影响,其预测的准确性受到严重争议。

（4）综合撤机指数（CROP）：是由 Yang 在 1991 年第一次提出的一项预测撤机指标。其计算公式为［静态顺应性×最大吸气负压×（动脉氧分压/肺泡氧分压）］/呼吸频率。该实验通过与浅快呼吸指数相比较，结果发现综合撤机指数在预测撤机方面具有重大价值。国外研究纳入了 81 例 COPD 患者，将综合撤机指数与 MIP、浅快呼吸指数相对比，结果发现当 CROP≥16 时，综合撤机指数的敏感度最高。综合撤机指数涉及肺功能指标、呼吸力学指标及血气分析指标，能够全面地评估患者的呼吸情况。但是正因如此，其计算复杂，临床应用十分不方便。

（5）超声预测撤机指标：近年来，超声技术因其具有无创、简单、可重复测量与评估及床旁可操作等诸多优点，在 ICU 中广泛应用于操作定位、血流动力学评估、血栓筛查、胃肠功能检测等多个方面，同样近年来超声技术也应用于机械通气患者的撤机过程中。

1）机械通气：作为一种正压通气，通过通气影响循环，循环影响通气的方式，对心脏起着重要的支持保护作用，这种作用机制称为心肺交互作用。当撤机时正压通气变为负压通气，患者发生着一系列血流动力学变化。胸腔内压力由正变负，回心血量增加，从而导致心脏前负荷增加。正压通气时开放的肺泡塌陷，肺血管阻力增加，导致心脏后负荷增加。同时撤机过程中，缺氧的发生、交感神经兴奋性的增加、呼吸肌做功增加、患者处于应激状态。这些都会导致患者心脏做功增加，患者出现撤机相关性心功能不全，最终导致撤机困难。有研究表明，心功能因素参与的撤机困难占 21%～33%。下腔静脉变异度是指下腔静脉的宽度随患者呼吸而变化。下腔静脉与右心房相连，可反映患者右心功能及其顺应性。下腔静脉变异度最早应用于休克患者的容量反映性的评估，近些年来应用到撤机领域。2017 年选取了 99 例心功能不全的机械通气患者，依据撤机结局将其分为撤机成功组及失败组，观察撤机过程中下腔静脉变异度。结果发现，当下腔静脉变异度≤0.25 时，其敏感性为 69.5%，特异性为 94.7%。2013 年国内学者同样对 SBT 前患者下腔静脉变异度进行检测研究发现，撤机成功组与失败组比较，两组下腔静脉变异度没有统计学差异。但是撤机成功组下腔静脉变异度大于撤机失败组。下腔静脉变异度除了反映患者心功能情况外，其还受到患者容量状态、腹腔压力及胸腔压力的影响。其预测价值受到了一定程度的限制。

2）膈肌功能：膈肌是重要的呼吸肌之一。近年来研究发现 ICU 中机械通气患者撤机失败有很大比例是由于膈肌功能出现障碍。导致膈肌出现功能障碍的原因有很多，其中包括例如重症肌无力这类神经肌肉疾病、长时间机械通气导致的膈肌功能障碍、各种原因造成的膈神经损伤、营养不良、长期饮酒、重症胰腺炎导致的膈肌活动受限等。

超声监测下的膈肌功能相关指标有很多，例如膈肌增厚率、膈肌活动度、膈肌张力时间指数等。

膈肌增厚率：是指患者膈肌厚度随呼吸而变化（吸气末厚度−呼气末厚度/呼气末厚度）。该指标可反映患者膈肌的力量。机械通气患者在呼吸机辅助通气的条件下，由于用进废退原理，膈肌很快会出现萎缩、变薄，膈肌无力，最终导致撤机失败。2012 年一项前瞻性研究发现，当膈肌增厚率>36% 时，对预测能否撤机有较高的灵敏度及特异度。研究选取了 63 例机械通气患者在 SBT 期间进行监测膈肌增厚率，结果发现 22% 在 48 小时内需要再插管。当膈肌增厚率≥30% 时，撤机成功的灵敏度为 88%，特异度为 71%。

膈肌活动度：是指患者在 M 型超声检测下，膈肌随呼吸变化最大的运动幅度。其数值与患者膈肌收缩功能成正相关。正常人膈肌活动度应大于 10mm。选取 55 例拔除气管插管的患者在 SBT 期间,测量其 SBT 期间膈肌活动度均值,依据拔除气管插管 72 小时内是否需要再次插管分为拔管成功组及拔管失败组。结果发现拔管成功组膈肌活动度均值更高。当膈肌活动度>1.1cm 时,其预测成功拔管的敏感性和特异性分别为 84% 和 83%。有学者将膈肌活动度小于 10mm 定义为膈肌功能障碍,在 82 例患者的队列研究中发现,依据这一标准定义为膈肌功能障碍的患者,撤机时间更长,有更高的再插管率。

在 ICU 中,每位需要机械通气患者所处的病理生理状态各不相同。每一次撤机的成功背后都暗藏着临床医师丰富的经验、对各个预测指标的充分理解、严密的计算及因人而异的临床干预。任何单一的预测指标都有其不足之处,临床医师不能简单地依据某一预测指标就轻率地决定并实施撤机,临床医师应综合各个指标慎重做出决定。与此同时患者的病理生理状态也时刻发生着变化,但是预测指标往往是静态的,因此临床医师应动态观察各个撤机指标,才能最终使患者获益。

第五节　无创机械通气

无创机械通气即无创正压通气(non-invasivepositive pressure ventilation,NPPV),是指无须建立人工气道的正压通气,常通过鼻、口、面罩等方法连接患者。NPPV 可避免人工气道的不良反应和并发症,如气道损伤、呼吸机相关性肺炎等,临床主要用于意识状态较好的轻中度呼吸衰竭,或自主呼吸功能存在,从有创机械通气撤离的呼吸衰竭患者,而有意识障碍的严重呼吸衰竭患者宜选择有创机械通气。

一、适应证

1.严重的呼吸困难,常规氧疗方法(鼻导管和面罩)不能维持氧合。

2.中至重度酸中毒(pH 7.30~7.35)和高碳酸血症(动脉血 $PaCO_2 \geq 45~60mmHg$)。

3.患者必须具备使用 NPPV 的基本条件　较好的意识状态及咳痰能力、自主呼吸能力、血流动力学相对稳定和良好的配合 NPPV 的能力。

对于慢性阻塞性肺疾病急性加重期(acute exacerbation-chronic obstructive pulmonary disease,AECOPD)、急性心源性肺水肿(acute cardiac pulmonary edema,ACPE)等较早应用 NPPV,可降低患者的气管插管率和住院病死率。对于急性呼吸窘迫综合征,一旦病情恶化,应立即采取气管插管行有创通气。

二、禁忌证

1.意识障碍及不合作者。

2.自主呼吸微弱或停止。

3.痰液黏稠或右肺大量气道分泌物,不易自行排出者、无力排痰。

4.严重的器官功能不全(上消化道大出血、血流动力学不稳定等)。

5.上气道或颌面部损伤、术后、畸形。

三、治疗方法

1.通气模式

(1)持续气道正压通气(continous positive airway pressure,CPAP)和双水平气道内正压

（bilevel positive airway pressure，BiPAP）：有两种工作方式，即自主呼吸模式［S 模式，相当于压力支持通气（pressure support ventilation，PSV）+呼气末正压（positive end-expiratory pressure，PEEP）］和后备控制通气模式［T 模式，相当于压力控制通气（pressure controlled ventilation，PCV）+PEEP］。参数设置包括吸气相正压（inspiratory positive airway pressure，IPAP）、呼气相气道压力（expiratory positive airway pressure，EPAP）、吸气时间（inspiratory time，TI）、后备控制通气频率。在吸气相给予高压，呼气相给予低压，可以增加患者依从性，并且有频率支持。当自主呼吸间隔时间低于设定值（由后备频率决定）时，即处于 S 模式；自主呼吸间隔时间超过设定值时，由 S 模式转向 T 模式，即启动时间切换的 PCV。

（2）参数调节：AECOPD、ACPE 患者应首选 CPAP，如果存在高碳酸血症时可考虑换用 BiPAP。BiPAP 参数的调节原则是 IPAP、EPAP 均从较低水平开始，患者耐受后再逐渐上调，直到达到满意的通气和氧合，如 TPAP 为 $10\sim25cmH_2O$，EPAP 为 $3\sim5cmH_2O$，TI 为 $0.8\sim1.2$ 秒。

2.NPPV 转换为有创通的时机　应用 NPPV 过程中应及时判断 NPPV 的效果，避免延迟气管插管。

（1）成功应用 NPV 患者的特征：基础病情较轻，应用 NPPV $1\sim2$ 小时后监测动脉血气，如果动脉血氧分压、二氧化碳分压有所改善，可以继续应用，否则应尽早改为有创机械通气。

（2）NPPV 的初始治疗反应不明显，呼吸道分泌物增多、高龄、满口缺齿、营养不良、意识障碍加重，患者不能积极配合，可改为有创机械通气。

四、临床应用

近年来 NIPPV 技术在临床的应用越来越广泛，国内外学者也做了大量的临床观察和多中心的实验研究。在 2001 年美国胸科学会、2002 年英国胸科学会和 2008 年德国胸科学会都先后制订了有关 NIPPV 治疗急性呼吸衰竭的相关指南。我国也在 2002 年提出了在无创通气临床应用中的几点建议，在 2009 年制订了 NIPPV 临床应用专家共识，使得无创正压通气技术在临床应用更加科学和规范。国外大量的 RCT 研究显示，无创通气对 AECOPD 治疗已成为一线干预手段，使气管插管率、院内获得性肺炎发生率、在 ICU 住院的时间和病死率与常规治疗相比都有明显下降，特别是对于中度 AECOPD（pH $7.25\sim7.35$，有明显呼吸困难，辅助呼吸肌参与，呼吸频率>25 次/分）患者，已被用于临床 A 类推荐。对于部分稳定期慢性阻塞性肺疾病伴有二氧化碳潴留的患者，在改善喘憋症状和减少二氧化碳潴留方面，也可以从无创通气治疗上获益。NIPPV 技术可降低心脏前后负荷，改善心肌收缩力；通过增加肺泡功能残气量，改善肺的顺应性，进而增加氧合，这为 NIPPV 治疗急性心源性肺水肿提供了有效的病理生理学依据。80 年前 Poulton 首次描述了 NIPPV 治疗急性心源性肺水肿的可能性，1998 年第 1 个用无创通气 CPAP 模式治疗急性心源性肺水肿有效的 Meta 分析文章发表。

此后，一系列有关 CPAP 与标准的药物治疗相比较治疗急性心源性肺水肿的 RCT 研究相继发表，从而也确定了 NIPPV 治疗该病的地位。另外使用简单的无创呼吸机 CPAP 模式与使用有创呼吸机提供的该模式比较，在改善急性心源性肺水肿患者外周血氧饱和度、降低二氧化碳分压和呼吸频率上没有任何显著差异，并且无创通气治疗也并未增加心肌梗死的发生率。故此，由于 NIPPV 设备小巧，操作简单有效，被推荐为急性心源性肺水肿一线治疗。免疫抑制患者往往容易合并肺部感染,包括:艾滋病肺、非艾滋病免疫缺陷肺部并发症、血液系统恶性肿瘤、高强度化疗后肺部并发症、骨髓移植肺部并发症和实体器官移植后肺并发症。一旦出现急性呼吸衰竭,给予插管上机,出现呼吸机相关性肺炎后,病死率接近100%。所以早期对于这些患者给予NIPPV,可以减少呼吸机相关性肺炎的发生,进而降低病死率。但如果NIPPV不能改善急性呼吸衰竭的临床症状,有创通气仍然是NIPPV失败时必不可少的补救手段。对于有些需要插管上机治疗的急性呼吸衰竭患者,由于各种原因不同意插管上机,仅给予NIPPV治疗,仍然可以使一部分患者获益,急性呼吸衰竭症状得到改善。临床试验表明,有创-无创序贯通气可缩短有创通气时间,减少相关并发症,减轻护理工作量,缩短病程和住院时间,降低病死率,减轻医疗负担。

五、NIPPV在急诊的应用

在美国有接近150万的人因AECOPD到急诊就诊,有超过200万的急性心源性肺水肿患者住院治疗。在我国急诊科收治的患者中,呼吸系统疾病和心血管系统疾病占了前两位,其中在呼吸系统疾病中,以肺部感染和AECOPD患者为主;在心血管系统疾病中,原发性高血压病、冠状动脉硬化性心脏病和急、慢性心力衰竭又是主要病种。由于许多患者平素对自身健康不重视,对已患疾病在治疗上依从性差,导致就诊时患者病情都较重。AECOPD患者往往伴有Ⅱ型呼吸衰竭,急性心源性肺水肿患者往往伴有低氧血症。所以,除了药物治疗外,常常需要NIPPV对上述疾病进行干预治疗。目前多数医院专科病房床位紧张,大量AECOPD和急性心源性肺水肿患者需要在急诊接受治疗,致使近年来NIPPV技术在急诊得应用越来越普遍。根据现有的临床资料来看,NIPPV技术在急诊科主要应用于以下几种情况:AECOPD中度患者、急性心源性肺水肿患者、免疫抑制患者合并急性呼吸衰竭、呼吸衰竭而又不想插管上机(DNI)及有创和无创的序贯治疗撤机。随着无创通气技术的发展及对相关疾病病理生理机制的了解,指征和应用范围有逐渐扩大的趋势。使用地点包括了ICU、急诊抢救室、急诊留观病房、院前急救和家庭。NIPPV使用的时机更趋向早期介入。

NIPPV较有创正压通气看似简单,可调节的参数也不复杂,上机带来的并发症也不多,但真正用好NIPPV却并非一件容易的事。成功应用无创通气技术取决于:①患者的合作能力;②患者的气道保护能力;③患者疾病的严重程度;④选取的病种是否合适;⑤患者对无创正压通气短期内(1~2小时)的反应效果。所以上机之前对患者的教育是非常重要的。因为进行无创通气的患者都有意识,初次尝试无创通气都会感到不适,多数患者会紧张,不能与呼吸机同步,主诉比上机前更憋气,进而出现情绪焦躁,拒绝使用呼吸机治疗。所以,急诊医师要第一时间告知患者接受无创通气的必要性、行无创通气后可能出现的问题和应对措施,强调在治疗开始后要尽可能长时间连续应用无创正压通气,否则就不能达到好的治疗效果。但不能因无创通气影响排痰,一旦患者有痰,及时将痰排出。教会患者及家属连接和拆除面罩的方法,保证在紧急情况下家属或患者可以及时将面罩取下。急诊医师要对患者的病情有充分了解,包括患者的意识状况、自主呼吸情况、气道分泌物的多少、血流动力学指标是否稳定、有无上机的绝对禁忌证。把握NIPPV时机也非常重要,一旦发现常规治疗效果不理想,应尽早上机。疾病发展到不可逆程度,无创通气治疗的失败率、插管率都会增高。急诊医师还要熟悉使用无创通气的疾病的病理生理特点,了解其获益机会和失败风险。急诊医师要学会观察患者哪些表现是无创通气的治疗效果还没有达到,哪些情况是无创通气的治疗已经无效,同时急诊医师对所使用的无创通气机的性能和操作要非常了解,会排除简单的故障。

在决定给患者进行 NIPPV 后,首先要将机器与患者的适应性连接,包括让患者半卧位或平卧位,选择合适的鼻/面罩和无创呼吸机。将面罩正确置于患者面部,连接、开动呼吸机,正确地用固定带固定好鼻/面罩。开始调整呼吸机参数,如选用 BiPAP 模式,初始设置呼气压 $4cmH_2O$、吸气压 $8cmH_2O$,或 CPAP $4cmH_2O$,经过 5~20 分钟逐步增加压力指标至合适的水平。在刚开始上机后,急诊医师要在患者床旁进行密切的观察,包括:鼻/面罩与面颊接触部是否漏气、人-机是否协调、通气效果如何。通气效果可从以下几方面判断:①呼吸困难症状是否缓解;②辅助呼吸肌动用消失或减少;③是否可见较明显的胸廓起伏;④呼吸音清晰、呼吸频率及心率下降;⑤SpO_2 及血气指标是否改善。若出现以下情况,需要及时将无创通气改为有创正压通气:①行无创通气后 2 小时内呼吸困难症状无缓解,指标无改善;②出现呕吐、严重上消化道出血;③气道分泌物增多、排痰困难;④出现低血压、严重心律失常等循环系统异常表现。

对于无创通气的治疗时间和撤除目前没有明确的标准。它与基础疾病的种类和病情的严重程度有关。与有创通气不同,即使是在治疗的急性阶段,NIPPV 也不是强制性或持续性的,患者可以暂时停止 NIPPV 治疗而接受其他治疗(如雾化吸入)或进食。AECOPD 的治疗时间为 3~6 小时/次,每天 1~3 次。多数文献报道急性呼吸衰竭治疗 3~7 天,慢性呼吸衰竭治疗>4 小时/天,2 个月后进行疗效评价,有效者可长期应用。

NIPPV 最大的问题在于缺乏气道保护能力,如误吸、呛咳、痰堵等在临床上时有发生,随之而来的吸入性肺炎、窒息甚至猝死,必然带来许多不良后果,极大地限制了 NIPPV 的应用。较之于有创正压通气,目前 NIPPV 在气道保护方面尚没有完美的解决方案。某些措施比如让患者取半卧位(床头抬高 30°~45°),留置带抗反流装置的鼻胃管,在无创面罩中加用持续或间断自动吸引器以引流痰液和口咽分泌物等,可能对保护气道有所帮助,但这方面的大规模临床研究尚较缺乏。对于缺乏气道保护能力的患者,比如意识障碍、痰多黏稠不能咳出等,及早应用有创正压通气可能是唯一安全的选择。

另外,虽然 NIPPV 保留了患者的进食功能,但是临床中依然存在较多问题,比如经口进食必须移除面罩,可能会导致低氧血症或患者不耐受,甚至呛咳等问题,而应用鼻胃管进食,清醒患者可能不易接受,且会增加面罩漏气。由于在生理上人体在吞咽时往往伴随着吸气过程,因而有学者提出,可以先通过向患者口腔打水的方式来锻炼患者在无创通气中实现呼气、吸气(同时吞咽)、呼气的循环,并逐步换用流食,以实现在持续无创通气且更舒适的条件下,保证患者的营养支持。

总之,无创通气既是一门技术,也是一门艺术,会用不难,用好不易。急诊的性质是以急危重症为主,急诊病种的特点是涵盖了全身各个系统,所以无创通气技术将会成为急诊工作中的一项常规治疗手段。作为每个急诊医师都应该学会它、掌握它、用好它。无创通气技术没有公式可寻,在急诊应用 NIPPV 应采用个体化治疗方案。通常在应用 NIPPV 0.5~1 小时即出现疗效,如无效而拖延了插管时间并不增加并发症及病死率。成功的 NIPPV 能使患者避免气管插管及由此带来的各种并发症,早期应用 NIPPV 可以防止呼吸肌过度疲劳,改善疾病预后。当然对于 NIPPV 也一定要记得:当用即用、物尽其用、切勿滥用。

第七章　中医急救技术

中医急救法包括内服法和外治法两大类。内服法指中药的辨证论治或单验效方,外治法为药物的吹法、导法、熨法、敷贴法及非药物的针灸、放血、探吐、刮痧等。

一、内服法

内服法常以急症治法及其方剂的形式来实施。秦汉时期的《五十二病方》《黄帝内经》《神农本草经》等虽然出现了多种急症方剂,运用汤、散、丸、酒、醋、药熨、油膏等剂型,但组方配伍仅属经验,不够完备。直至东汉末年,张仲景著《伤寒杂病论》时才将急症方剂纳入急症辨证论治的理论体系之中,使理、法、方、药一脉贯通,既奠定了急症方剂的基础和发展方向,又大大提高了急救内服法的疗效水平。仲景组方以证为方据,方为证用,一证一方,达到方证的统一性和系统性。急症方剂构成序列化是一个质的飞跃。仲景创立的经方用治急症,强调组方严谨,药味精当,针对性强,十分重视药证之间、主辅之间的剂量关系,量数一变,主治亦变,有高度的方证对应性。药味配伍也巧妙地利用其协同和相反相成关系,扬长避短,相互为用,全方合力,提高疗效,成为后世制方的范式。晋代葛洪所著《肘后备急方》是第一部急症方剂专著,收集了许多急救内服的单验效方,如葱豉汤、黄连解毒汤等。葛洪还首次提出"成剂药"的概念,开中成药治疗急症的先河。

隋唐时期形成了急救内服法的第二个高潮。代表医著如孙思邈《千金要方》收方 5300首,《千金翼方》收方 2900首;王焘的《外台秘要》更多,达 6900首。其中有大量创新的急症新方剂,如《千金要方》的漏芦连翘汤,是解表清里的典型方;犀角地黄汤和紫雪散等突破了《伤寒论》辛温扶阳的旧框,是温病学组方的集成;生地黄煎则是清热养阴的祖方;大小续命汤是治外风名方。隋唐开始发明了芳香开窍类急救疗法,如《外台秘要》收集的吃力伽丸是苏合香丸的最早记载。隋唐医家虽然在急救内服上较多地采用汤剂,但已注意推广中成药,如《外台秘要》卷三十一专门论述制剂,主张采用丸剂、散剂、膏剂、酒类等,如耆婆万病丸等。《千金要方》还首次提出"煮散"法,如续命煮散等。

宋元时期,急救内服法有了重大发展。由于政府的提倡、组织并颁行,《太平圣惠方》《圣剂总录》《太平惠民和剂局方》(简称《局方》)盛行,其中总结并收集相当数量的急症内服方剂。重大发展有三个标志:第一,积极推广急症中成药,使其由从属地位上升到主体剂型,丸散最为流行,散剂大有取代汤剂的倾向。内服散剂采用调服散、煮散和锉散三种,如《太平圣惠方》好用煮散,《圣济总录》改煮散为锉散、锉切、㕮咀或粗捣筛末为汤。《局方》事实上已成为宋元制备中成药的规范,为后世传下众多有效的急症散剂,如川芎茶调散、人参败毒散、五积散、平胃散、藿香正气散、凉膈散、至宝丹等。第二,学术争鸣结果,丰富了急症方剂的门类。金元四大家在学术争鸣中创制了一大批急症内服新方剂,如刘河间的防风通圣散、地黄饮子,李东垣的生脉散。同时还提出急救内服法的新观点,如张从正的"急方"概念,主张急症急治,汤散荡涤;朱丹溪重视滋阴降火、化痰理气、泻火消食。第三,出现了广泛应用芳香药和矿物药的内服急症方剂,如《局方》黑锡丹等。

明清时期对急救内服法做了全面整理和充实。明代由朱橚主持、集体辑成的方书大成

《普济方》载方 61739 首。《医方类聚》集方万余首,既系统整理古方,又创制急症新方。这两部方书巨著成为明代以前急症内服方剂的最大资料库。明末吴又可《温疫论》率先突破《伤寒论》旧说,创"达原饮",之后温病学说的迅速崛起,至清代已形成完善的理论体系,一大批急救内服新方问世,如银翘散、清营汤、清瘟败毒饮、清暑益气汤、安宫牛黄丸、神犀丹、甘露消毒丹、玉枢丹等,极大地提高了外感热病急症的疗效水平,开创了急救内服法的新局面。明清医家在积极应用中成药的同时,重振汤剂的主体性,贯彻辨证论治原则,强调急救内服法中理法方药相贯通的严密性。这种以汤剂为主,辅以急症中成药,多法综合的急救内服法的趋势一直延续至今。

二、外治法

急救外治法由于方法多样,使用简便,见效较快,是内服法所不能取代的,成为中医急救疗法的重要组成。纵观中医发展史,急救外治法的起源早于内服法,石器时代早就有按摩、导引等理疗法。人类发明火之后,更产生了火熨疗法。最早的医疗工具砭石(石针),可以用来刺开脓肿,以后发展成骨针(兽骨)、青铜针、铁针、银针等,外治急症的范围也随之扩大。殷墟卜辞记载了 22 种疾病使用的外治法。现存最早的临床医学文献《五十二病方》中载方283 首,其外治方 70 余首,约占全书的 14%,有熏浴、敷、涂、酒擦等方法。

《史记》载有扁鹊治虢太子尸厥,采用针刺、药熨及内服药等综合措施。《黄帝内经》中不仅论述外治之理,还介绍了浸渍、热浴、热熨、涂敷、烟熏、膏贴、针灸术、放血术、穿刺术等多种外治急救法。

东汉张仲景《伤寒杂病论》治疗急症多用内服药,但也十分重视药物外贴、外摩、外洗、外熏、外塞、外吹等外治法。如用气味浓烈、刺激性强,具有开鼻窍、通阳气、醒神志作用的药物舌下含化或灌鼻、吹鼻,救治危重症。《伤寒杂病论》记有"桂屑着舌下"治"尸厥,脉动而无气,气闭不通,故静而死也"。同时使用针灸、保暖等措施,提高抢救成功率。

张仲景还是胸外心脏按压和人工呼吸急救术的先驱。如对自缢者的抢救:"徐徐抱解,不得截绳,上下安被卧之。一人以脚踏其两肩,手少挽其发,常弦弦勿纵之;一人以手按据胸上,数动之;一人摩捋臂胫,屈伸之。若已僵,但渐渐强屈之,并按其腹。如此一炊顷,气从口出,呼吸眼开,而犹引按莫置之,亦勿苦劳之。"

抢救猝死等危急重症,仲景特别重视四个环节:一是意识的恢复,应用芳香腥膻之品,开窍醒神;二是呼吸功能的恢复,应用刺激性强烈的药物,兴奋呼吸中枢,并配合使用人工呼吸复苏术;三是温通阳气,保持体温,促进血运,多采用辛温走窜通络的药物,或以灶灰等温暖肢体;四是祛除邪气,猝死等证多由邪气骤犯,闭阻于内外表里,故用三物备急丸与还魂汤等方。仲景创立的一系列内服外治法,为中医急救疗法的发展奠定了基础。晋唐时期,急救外治法进一步得到了充实与提高。《肘后备急方》除载有催吐、取嚏、热熨、艾灸、放血、吹耳等一般外治法外,还运用了口对口人工吹气抢救猝死患者的复苏法、蜡疗和烧灼止血法、放腹水和小夹板固定术等。

口对口吹气人工复苏术是《肘后备急方》对仲景人工呼吸法的改进。如云:"自缢死,心下尚微温,久犹可活方。徐徐抱解其绳,不得断之。悬其发,令足去地五寸许,塞两鼻孔,以芦管内其口中至咽,令人嘘之,有顷,其腹中岑岑转,或是通也。其举手捞人,当益坚捉持,更递嘘之。若活了能语,乃可置。"

蜡疗和烧灼止血法,蜡疗是以去节竹筒置于患部,灌注熔蜡和蜂蜜进行筒灸,别具一格。以烧灼法止血,至今仍为外科止血的重要手段。

放腹水及小夹板固定术,如"若唯腹大,下之不去,便针脐下二寸,入数分,令水出,孔合须腹减乃止"("治卒大腹水病方第二十五")。指出了放腹水的适应证是发汗后水肿,腹水不减反增,腹围更大;施术部位为脐下二寸,刺入深度为入腹数分,令有水出;放腹水量则以腹围减小为度。另外,以竹筒(小夹板)固定骨折,简便易行,实用有效,至今仍为临床常用方法。

《千金要方》和《外台秘要》收集了大量外治急救方法,如导尿术为"当以葱叶除尖头,内入茎孔中吹之,初渐渐以极,大吹之,令气入胞中,津液入便愈也"。说明导尿术在唐代已用于尿潴留的治疗。此外,救治溺水也用了排除积水、保暖及人工呼吸等综合措施,颇具科学性。

宋代宋慈的法医学专著《洗冤集录》辟有"救死方"专章,收集了一些有价值的急救方法,其中不乏科学道理。如解救砒霜中毒:"砒霜服下未久者,取鸡蛋一二十个打入碗内搅匀,入明矾三钱灌之。吐则再灌,吐尽便愈。"现在已知,砒霜是砷的化合物,与鸡蛋清中的蛋白质相遇后,形成凝固蛋白而不易被吸收。明矾具有催吐作用,可将已凝固的含砷化合物吐出,减少砷的吸收。又如救治毒蛇咬伤:"立将伤处用绳绢扎定,勿使毒入心腹;令人口含米醋或烧酒,吮伤处,以吸拔其毒。随吮随吐,随换酒醋再吮,俟红淡肿消为度。吮者,不可误咽,防止中毒。"

宋金时代,医学对饮食不入、汤药不进、生命危亡的患者,采用了鼻饲术。为了及时抢救急症的口噤,使汤药饮食能顺利吞食,曾用过"拗开口""取嚏""敲去已牙""针刺"等法,虽然其有可取之处,但并不理想。这些方法到宋代有了进一步发展。北宋《圣济总录》记有"治中风急,牙关紧……若牙紧不能下,即鼻中灌之",其方法为"用青葱筒子灌于鼻内,口立开,大效"。说明宋代或宋代之前鼻饲是以青葱筒子导入的。金代张子和对此术加以改进,使之更接近现代的方法:"一夫病痰厥,不知人,牙关紧急,诸药不能下,候死而已。戴人见之…乃取长蛤甲,磨去刃,以纸裹其尖,灌于右鼻窍中,果然下咽有声…顿苏。"长蛤酷似现代的漏斗,接以纸管纳入鼻孔中喂饲。

元代危亦林论述了骨折整复手术中剧烈疼痛造成的休克或昏迷的急救:"用盐汤或盐水与服,立醒。"这与西医学补充血容量,输液用0.9%氯化钠溶液是相似的。

明清时期,随着温病学的发展,一些医家将疫疠所致、发病急暴、变化迅速的病证归为"痧证",出现了《痧胀玉衡》《痧症全书》《痧喉正义》等专著。治疗痧证则以刮痧、放血为主。如云:"痧在肌肤者刮之则愈,痧在血肉者放之则愈,此二者皆痧之浅青。若乎痧之深重者,非药不能救醒,则刮放之外,又必用药以济之。

清代吴师机著《理瀹骈文》,集外治法之大成,充实提高了外治法。认为外治法古已有之,由来已久。凡病多从外入,故医有外治法,《内经》用桂心渍酒以熨寒痹,用白酒加桂以涂风中血脉,此用膏药之始《伤寒论》中有火熏令其汗,冷水潠之,赤豆纳鼻,猪胆汁蜜煎导法;《金匮要略》有盐附散摩、矾浆浸法,皆外治也。吴氏从历代医家外治法运用中受到启迪,并作为理论依据,对内病外治的作用机制、制方遣药、敷贴部位与腧穴等做了较为系统的理论性阐发,形成了理、法、方、药较完备的外治学术体系。遣方用药则多用猛药、生药,认为"气味俱厚者方能得力"。此外,还常用刺激性强烈之药,如白芥子、斑蝥、大蒜等,以及轻粉、朱砂、硫黄、雄黄、明矾等矿物类,蟾酥、蟾皮、穿山甲等虫类药,麝香、木香、丁香、冰片、樟脑、薄荷、苏合香、安息香、乳香、没药、肉桂等芳香药。敷贴部位与腧穴则认为须"熟于《内经》经络"而选择部位,"参古针灸法""与针灸取穴同一理",将药物置于"经络穴道"上。具体应用时每日以膏为主,附以点、搐、熏、擦、熨、烙、渗、敷之,药佐之。还有洗、坐、导、刮痧、火罐、推拿、按摩等常用法。

古代的急救外治法除针灸有回阳扶正作用外,大多着眼于攻邪,主要效应在于祛除邪气,疏利三焦,通窍启闭和逐瘀解毒。根据吴师机"外治之理,即内治之理,外治之药,即内治之药,医理药理无二"的观点,急救外治法也应在辨证理论指导下择方用药,切忌盲目性。现代中医学者不仅扩大了应用范围,改进了外治器具,还进行了实验研究,探讨了药物吸收机制和作用机制。

三、常用急救方法

综合救治方法,在临床上验证,具有确切疗效者,兹梳理如下。

1.针刺法　《针灸便览》指出:"缓病仍以方药治之,急症即以针法奏效。"说明急救外治中针刺法是重要手段之一,特别适合中风、昏迷、痰证、痛证、痧证、热病、中暑、吐泻、癃闭诸急症。

2.艾灸法　用艾炷或艾条直接灸或隔物灸,是十分普遍的急救外治法。灸法治急症达到通阳益气、散风活血、温通痰湿、下气降逆等目的,适用于厥证、脱证、寒证、虚证、痹证、哮喘、脘腹痛、霍乱吐泻等。

3.拔罐法　穴位上用火罐吸拔,可温经通络,活血止痛,用于痛证、痹证、哮喘、外感等。

4.雾化吸入法　是利用超声的雾化作用,使液体在气相中分散,将药液变成雾化颗粒,通过吸入气道使药物吸收而达治疗作用的一种疗法。临床常用超声雾化器等,多用于肺卫急症。

5.止血法　是将中药经过加工或辅以器具施于病变部位以制止出血的一种疗法。临床常用的方法有加压包扎法、塞鼻止血法、海绵剂止血法、敷药止血法等。

6.注射法　是将中药制成针剂,注射于肌肉、血脉之中,使药物吸收入机体内而起到治疗作用的一种疗法,这是近几十年来中药剂的重大突破。常用的方法有静脉滴注、肌内注射、穴位注射等。

7.灌肠法、结肠滴注法　是将药液从肛门灌入或滴入大肠,以吸收药物于机体之中而达治疗作用的一种疗法。前者称灌肠法,后者称结肠滴注法。

8.药熨法　又称热熨疗法,是将药物(或掺入某些吸热物)加热置于患者体表某些特定部位,进行热熨,以达到治疗目的的一种方法。适用于风湿痹痛、胃痛、腹痛、泄泻、痢疾、哮喘、积聚、鼓胀、两便不通等。

9.熏吸法　是利用药物加水煮沸后所产生的药蒸气熏蒸全身或患处,或用鼻口吸入达到治疗目的的一种疗法。常用于发热、头痛、水肿、癃闭和眩晕等。

10.敷贴法　是用药物或其他物品外敷于患处或某些穴位的一种治疗方法。适用于中暑、感冒、发热、哮喘、鼻衄、风湿痹痛、脘腹疼痛、头痛、胸痹、小便不通等。

11.搐鼻催嚏法　是将药物研成极细末,搐入鼻内,通过药末刺激鼻黏膜并吸收,使之连续不断地打喷嚏,以达到治疗目的的一种疗法。常用于感冒、神志迷糊(中风除外)、中暑、头痛、气厥、癃闭等。

12.噙化法　即含化，又称噙含，是将药物噙在口中含化用以治病的方法。其作用特点是通过口腔黏膜和舌下静脉直接吸收，现代又称舌下给药，由于取效迅速，可用于救治心痛。

13.刺络法　也叫刺血术，古称放血疗法，或泻血法。是急救危重患者生命的主要手段之一。其作用为刺络泻血，除滞祛结，以泻其邪。刺络之位，常取尺泽穴、委中穴、少商穴等，视病性病情而定。

急救疗法是中医处理急危重症的主要手段。无论内服法或是外治法都离不开基础理论的指导，必须治则明确，方能立法精当，然后以法立方，以方统药，或者精选外治法，强调综合措施，有的放矢，而达到真正的救治目的。

下篇　常见急危重症应对策略

第八章　严重创伤

第一节　概述

创伤是人体受到外界不同因素所引起的组织破坏及局部或全身功能障碍。创伤的含义可分为广义和狭义两种。广义的创伤，是指人体受外界某些物理性(如机械性、高热、电击等)、化学性(如强酸、强碱、农药及毒剂等)或生物性(虫、蛇、犬等动物咬、蜇)致伤因素作用后，出现的组织结构的破坏和(或)功能障碍。狭义的创伤，是指机械性致伤因素作用于机体，造成组织结构完整性的破坏和(或)功能障碍。日常生活中常见的创伤多由交通事故引起，轻微创伤引起功能障碍，严重创伤危及生命。

一、创伤分类

创伤分类是为了给创患者做出正确的诊断，使其得到及时而有效的救治。因创伤涉及的范围较广，可累及各种组织和器官部位可遍及全身，很难用一种方法进行分类。

1.根据致伤原因分类

(1)冷兵器伤：是与火器伤相对而言，指刀、剑等利器所造成的损伤。

(2)火器伤：指枪弹、弹片等火药发射物所致的创伤。

(3)烧(烫)伤：因热力作用而引起的损伤。

(4)冻伤：系寒冷环境而造成的全身性或局部性损伤。

(5)挤压伤：肢体或躯干肌肉丰富部位较长时间受钝力挤压，严重时肌肉组织广泛缺血、坏死、变性，随之坏死组织的分解产物被吸收，有可能发生挤压综合征，出现高钾血症和急性肾衰竭，可威胁生命。

(6)爆震伤：在冲击波作用下所造成的损伤。冲击波超压(超过正常大气压静压)常引起鼓膜破裂、肺出血、肺水肿和其他内脏出血，冲击波动压(压力波高速移动时产生的冲击力)可造成软组织伤、内脏破裂和骨折等。

(7)化学伤：因化学毒剂造成的损伤。

(8)放射损伤：电离辐射产生的损害，人在受到一定剂量的 γ 射线或中子射线后可产生急性放射病。

(9)复合伤：复指两种或两种以上致伤因子同时或相继作用于机体所造成的损伤。

2.根据损伤类型分类　根据伤后皮肤或黏膜是否有伤口可分为开放性伤口和闭合性伤口。

(1)开放性创伤：皮肤完整性被破坏，如擦伤、撕裂伤、切伤和砍伤、刺伤等，有的甚至可引起深部器官损伤。开放创伤有外出血，受伤时细菌侵入，感染机会增多。

(2)闭合性创伤：皮肤保持完整，表面无伤口，如挫伤、挤压伤、扭伤、震荡伤、关节脱位、骨折、闭合性内脏伤。

3.根据损伤部位分类　人体致伤部位，一般按解剖判定分为颅脑损伤、颌面颈部损伤、脊柱脊髓损伤、胸部损伤、腹部损伤、骨盆损伤、上肢损伤和下肢损伤。如伤及多部位或多器官,则称为多发伤。

(1)颅脑损伤:面部以外的头部损伤,常见颅骨骨折、脑震荡、脑挫伤等。

(2)颌面、颈部损伤:颈部内有气管、食管、甲状腺、大血管和神经等器官组织,颈部较严重的创伤可不同程度地影响呼吸、语言、进食和内分泌功能。

(3)胸部损伤:胸腔内有心脏、大血管、肺等重要脏器。胸部严重创伤造成心脏、大血管和肺破裂,形成气胸、血胸、心包积血,如抢救不及时,可导致死亡。

(4)腹部损伤:腹部内有许多实质性脏器(肝、脾、肾)、空腔脏器(胃肠、胆囊、膀胱)和大血管(腹主动脉、下腔静脉)。发生创伤时,轻者造成腹壁软组织挫伤或内脏斑点状出血,重者出现脏器破裂、腹膜炎和休克。

(5)骨盆损伤:盆腔内有泌尿生殖系统脏器和消化道末端及排出口。被撞击或被重物压砸造成骨盆骨折时,常容易引起盆腔脏器损伤。

(6)脊柱脊髓损伤:脊柱损伤伴有脊髓损伤时,可发生不同程度的运动知觉功能障碍,重者可造成截瘫和终身残疾,救护时必须让患者躺在平板床上,以免骨折错位加重损伤。

(7)四肢损伤:常见骨折和神经血管损伤,如治疗及时大多数能够恢复。

4.根据损伤组织与器官分类　人体各部位的组织器官其结构和功能的不同,受伤后病理改变也各不相同,需要区别对待。一般可划分为颅脑损伤、胸部损伤、腹部损伤、肢体损伤等。

5.根据损伤程度分类

(1)轻伤:绿色。患者意识清楚,无生命危险,暂时失去作业能力,但仍可坚持工作,在现场无须特殊处理,或只需小手术者,手术可延至伤后 12 小时处理。如轻微的撕裂伤、扭伤等。

(2)重伤:黄色。暂无生命危险,生命体征基本平稳,应严密观察,否则可转变为危重伤。需手术治疗,力争在伤后 12 小时内手术者。如无呼吸衰竭的胸外伤、胸腹贯通伤而无大出血、一般的腹腔脏器伤等。

(3)危重伤:红色。伤情严重、有生命危险,需行紧急手术或治疗的伤情,以及治愈后有严重残疾者。以下条件符合一项者即为危重伤:①收缩压<90mmHg、脉搏>120 次/分和呼吸>30 次/分或<12 次/分;②头、颈、胸、腹或腹股沟部穿透伤;③严重意识障碍;④腕或踝以上创伤性断肢;⑤连枷胸;⑥两处或两处以上长骨骨折;⑦3m 以上高空坠落伤。

二、创伤的病理生理

机体受到创伤,无论是皮肤的切割伤或大面积烧伤,还是单纯的软组织扭伤或复杂性骨折,都会对人体造成变化。轻的创伤只表现为局部破坏,伴随而来的是修复过程,全身性反应极小。但较严重的创伤可表现为全身性反应,局部创伤促使全身性反应,而全身性反应又会反过来影响局部的修复。

1.创伤性炎症反应　无论创伤轻重,伤后数小时内局部即可起炎症反应。受伤的局部出现红、肿、热、痛,伤后24~48 小时达高峰,3~5 天趋于消退,炎症反应被抑制。炎症是机体对有害刺激物所引起的损伤局部反应,刺激局部微血管先收缩后扩张充血;血管通透性增高,水、电解质和血浆蛋白渗入组织间隙;同时中性粒细胞、吞噬细胞大量趋向损伤区,对创伤内的细菌、坏死组织进行吞噬、清除;淋巴细胞产生淋巴因子及抗体,加强炎症细胞的吞噬作用。

2.创伤性全身反应　严重创伤时,因组织破坏广泛,生理扰乱大,可通过炎症递质及细胞因子网络,使局部损伤影响到全身,即致伤因素作用于机体后引起一系列神经内分泌活动增强,继而引发全身性炎症反应综合征(SIRS)和多器官功能障碍综合征(MODS),并由此引起机体各种功能和代谢改变的非特异性全身性创伤应激反应。

(1)神经内分泌系统的反应:由于疼痛、精神紧张、失血、失液等,下丘脑-垂体轴和交感神经-肾上腺髓质轴可出现应激反应。前者促肾上腺皮质激素(ACTH)、血管升压素(ADH)、生长激素(GH)等释放增多,后者儿茶酚胺释放增多。此外,如果血容量减少,肾素-血管紧张素-醛固酮的释放增多,胰高糖素、甲状腺素等也可能在伤后增加。

(2)代谢变化:严重创伤后,蛋白质分解显著增强,合成代谢受到抑制,基础代谢率增高。一般创伤能量代谢增加5%~50%,其中烧伤患者可达100%或更高,每天约需70g蛋白质,机体内的肌酐、尿素氮生成增多,呈现明显负氮平衡。由于儿茶酚胺大量分泌,糖原分解加速,机体内储存的可利用糖原在8~16小时消耗殆尽,机体通过糖异生供应能量。脂肪运动加速,严重创伤患者每天可动用250~500g脂肪。伤后10天左右,机体进入蛋白质合成代谢期,开始正氮平衡,直至完全恢复。

(3)体温变化:伤后部分炎症递质作用于体温中枢导致发热,并发感染时体温明显增高;并发休克时,体温反应受抑制。体温中枢受累严重时,可发生高热或体温过低。

(4)免疫功能变化:严重创伤可引起机体免疫功能紊乱或失调,既可能低下,也可能亢进。

(5)多器官功能障碍:长时间持续负氮平衡,会造成机体蛋白质缺乏,免疫与抵抗力下降,是出现多器官功能障碍的主要原因之一。

三、临床表现

因创伤的原因、部位、程度等不同,临床表现亦各异。

1.局部症状

(1)疼痛:程度不一,一般在伤后2~3天逐渐缓解。如果疼痛持续或加重,提示可能并发感染。但严重损伤并发休克时,患者常不诉疼痛。内脏损伤所致的疼痛常定位不确切。

(2)局部肿胀:因受伤局部出血和创伤性炎症反应所致。可伴有发红、发绀、瘀斑、血肿或肿胀。严重肿胀可致局部组织或远端肢体血供障碍。

(3)功能障碍:因解剖结构破坏、疼痛或炎症反应所致。神经或运动系统损伤所致的功能障碍有定位诊断价值。

(4)创口、创面:是开放性损伤特有的征象。常见创伤有挫伤、擦伤、刺伤、切割伤、撕裂伤、穿透伤。

2.全身症状

(1)发热:创伤出血、组织坏死分解或创伤产生的致热因子均可引发吸收热。创伤性炎症反应所致的发热,体温一般不超过38.5℃。

(2)生命体征变化:创伤后释放的炎症递质、疼痛、精神紧张、血容量减少等均可引起心率加速、减慢或骤停,血压升高、降低,呼吸深快、不规则或停止等。

（3）其他：因失血、失液，患者可有口渴、尿少、疲倦、失眠等症状。

3.常见并发症

（1）局部并发症：包括伤口出血、感染、裂开。

（2）全身并发症：主要有休克、急性肾衰竭和呼吸衰竭。创伤后大量失血、失液，强烈的神经刺激和并发严重感染等均可引发全身性并发症。

四、创伤处理原则

创伤处理原则是抢救生命、修复损伤组织器官和恢复生理功能。在处理复杂的伤情时，应优先解决危及生命和其他紧急的问题，必须优先抢救的急症有心搏骤停、窒息、大出血、开放性气胸、休克、腹腔内脏脱出等。对创伤的治疗还应采取全面措施，包括体位和局部制动、镇痛、镇静和心理治疗、感染防治、休克防治、维持体液平衡和营养代谢、开放性及闭合性创伤处理等。

五、创伤评分系统

创伤评分是将生理指标、解剖指数和诊断名称等作为参数给予量化和权重处理，采用计算机计算出分值，以显示伤情严重程度的方法。其目的是估计损伤的严重程度，指导合理的治疗，评价治疗效果。目前，已建立的创伤评分系统按使用场合，可分为院前评分、院内评分和ICU评分。

1.院前评分 院前评分是指在到达医院之前，医务人员根据所得数据（包括损伤部位、损伤类型、循环状态、呼吸状态和中枢神经状态，并结合解剖和生理因素）对伤情迅速做出判断，决定该患者是否送创伤中心、大医院治疗或一般医疗单位处理。院前评分对院前重症患者的抢救成功率有着重要意义。

修正的创伤计分法（RTS）于1989年提出，是采用了经权重处理的格拉斯哥昏迷评分（GCS）分值、呼吸频率和收缩压三项指标作为评分参数，每项计0~4分。RTS值为三项相加，评分越低伤情越重。RTS总分为0~12分。总分>11分为轻伤，总分<11分为重伤，总分<12分应送到创伤中心。RTS提高了对伤势的正确判断率，是目前较常采用又简便的创伤严重度评分（表8-1）。

表8-1 修正的创伤计分法

分值	4分	3分	2分	1分	0分
意识状态（GCS）	13~15	9~12	6~8	4~5	3
呼吸次数（次/分）	>29	10~29	6~9	1~5	0
循环收缩压（mmHg）	>89	76~89	50~75	9~14	0

2.院内评分 院内评分是指患者到达医院后，依据损伤类型及其严重程度对伤情进行定量评估的方法。主要用于预测预后及比较各级医疗单位救治水平。

简明创伤分级法（AIS）是以解剖学为基础，对组织、器官损伤严重度进行量化的评分法，现在最新版本为AIS08。该法按人体分区进行诊断编码，按损伤程度进行伤情分级。在AIS编码手册中，每一个患者的伤情都可用一个7位数字表示，记为"××××××.×"小数形式。小数点前的6位数为损伤的诊断编码，小数点后的1位数为伤情评分（有效值1~6分）。左起第1位数字表示身体区域，用1~9分别代表头部、面部、颈部、胸部、腹部（包括盆腔脏器）、脊柱、上肢、下肢(包括骨盆和臀部)和未特别指明的部位。左起第 2 位数字代表解剖类型,用 1~6 分别代表全区域、血管、神经、器官(包括肌肉/韧带)、骨骼及头、意识丧失。左起第3、第 4 位数字代表具体受伤器官代码,该区各个器官按照英文名词的第一个字母排序,序号为 02~99。左起第 5、第 6 位数字表示具体的损伤类型、性质或程度(按轻重顺序),从 02 开始,用两位数字顺序编排以表示具体的损伤,同一器官或部位,数字越大代表伤势越重。左起第 7 位(即小数点后面一位)表示伤情严重性的代码,共分为六级,即 AIS1 为轻度伤,AIS2 为中度伤,AIS3 为较严重伤,AIS4 为严重伤,AIS5 为危重伤,AIS6 为极重伤。器官部位不明确或资料不详的损伤编码用 AIS90 研究发现,AIS 评分值与各系统损伤严重度记分之间呈非线性关系,不能由后者简单相加或平均求得,故对多发伤很难进行评定与比较,仅适用于单个损伤的评定。该编码应用难度较大,实际编码应用评分工具。在此基础上有人提出了损伤严重度评分(ISS)等。

3.ICU 评分　急性生理学及既往健康评分(APACHE)是一种评价危重创伤患者,尤其是 ICU 患者病情严重程度及预测预后较为科学、客观、可信的评分系统。该系统由 Knaus 等建立,目前有 APACHE Ⅰ~Ⅳ四个版本,最常使用的是 APACHE Ⅱ。

APACHE Ⅱ评分由反映急性疾病严重程度的急性生理评分(APS)、年龄评分(B)及患病前的慢性健康评分(CPS)三部分组成。三部分得分之和即为 APACHE Ⅱ总分。APS 分(A)为进入 ICU 后第 1 个 24 小时内最差的 12 项生理参数评分,每项为 0~4 分,总分为 0~60 分;年龄分 0~6 分;CPS 分 2~5 分。APACHE Ⅱ总分为 0~71 分,分值越高,伤情越重,但实际上 55 分以上者基本没有。当 APACHE Ⅱ≥20 分时,院内预测死亡率≥50%,所以 20 分为重点。

第二节　多发伤、复合伤

一、多发伤

多发伤指在同一机械力的作用下,人体同时或相继遭受两个或两个以上解剖部位或脏器的创伤,且其中至少有一处是可以危及生命的损伤。患者多因休克、大出血、呼吸功能障碍等而死亡。多发伤平时或战时均常见,平时多由交通事故、坠落所致。

(一)病因

多发伤的病因多种多样,多为钝性损害和锐器伤。平时多发伤以交通事故最常见,其次是高处坠落,还有挤压伤、刀伤、塌方等。

(二)临床特点

多发伤不是各部位创伤的简单叠加,而是伤情彼此掩盖、互相作用的综合征。主要临床特点如下。

1.伤情重且变化快,死亡率高　多发伤涉及多部位、多脏器,由于损伤范围广,每一部位的伤情重,创伤反应强烈持久,生理紊乱严重,以致很快出现多器官功能不全或衰竭。因此,创伤早期死亡率高。

2.休克发生率高　因多发伤损伤范围广,往往失血量大,休克发生率高且出现早,以低血容量性休克(失血性、创伤性)最常见,尤其是胸腹联合伤,后期常为感染性休克。通常多发伤休克发生率不低于50%,且多为中、重度休克。有时低血容量性休克与心源性休克同时存在(由严重心、胸外伤所致)。

3.低氧血症发生率高　多发伤早期低氧血症发生率可高达90%,尤其是颅脑伤、胸部伤伴有休克或昏迷者,PaO_2可降至$30\sim40mmHg$。严重创伤可直接导致或继发急性肺损伤,甚至是急性呼吸窘迫综合征(ARDS)。低氧血症可加重组织器官损伤和多系统器官功能障碍。部分患者缺氧表现不明显,仅有烦躁不安,如此时给予强镇痛药,很容易导致呼吸停止。

4.容易发生漏诊和误诊　多发伤受伤部位多,如果未能按多发伤抢救常规进行伤情判断和分类很易造成漏诊。多数情况下,多发伤是闭合伤与开放伤同时存在,易使一些经验不足的救护人员将注意力集中在开放性外伤或易于察觉的伤情上,而忽视隐蔽和深在甚至更严重的创伤。

5.感染发生率高　开放性损伤、消化道破裂或呼吸道等闭合性损伤一般都有污染,如污染严重,处理不及时或不当,免疫力低下,很容易发生局部感染及肺部感染,重者迅速扩散为脓毒血症等全身感染。特别是对创伤部位较深且污染较重者,还应注意合并厌氧菌感染的可能。

6.多器官功能障碍发生率高　多发伤不仅原发的各部位损伤严重,而且由于创伤时多伴有组织的严重损伤,存在大量的坏死组织,可造成机体严重而持续的炎症反应,加之休克、应激、免疫功能紊乱及全身因素的作用,极易引起急性肾衰竭、ARDS、心力衰竭甚至是多脏器衰竭。衰竭的脏器数目越多,死亡率越高。

7.伤情复杂,治疗困难　因多发伤所累及的脏器或深部组织的严重程度不同,有时多个部位的创伤都很严重,均需要立即处理,就会出现确定救治顺序的困难。

8.并发症发生率高　应激性溃疡、凝血功能障碍和脂肪栓塞综合征等并发症发生率明显增高。

(三)伤情评估

1.评估

(1)对危及生命的伤情进行评估:判断有无致命性损伤并及时实施干预。一般要求在2分钟内快速有序地完成。评估内容可用ABCDE口诀协助记忆,见表8-2。

表8-2　对危及生命的伤情进行评估

项目	内容
A(气道)	在保护颈椎的同时检查有无气道不畅或阻塞
B(呼吸)	观察有无自主呼吸、呼吸频率,有无通气不良、呼吸困难,胸廓运动是否对称。特别注意有无张力性气胸、开放性气胸及连枷胸
C(循环)	判断有无脉搏,脉搏速率及强弱,有无活动性出血及血压情况
D(神志状况)	判断有无意识,瞳孔大小与对光反射,有无偏瘫或截瘫等
F(暴露)	小心安全地将患者完全暴露以便无遗漏全面检查伤情,特别是主要伤情,注意保护患者隐私和保暖。切记所有衣物将可能作为司法证据,需妥善保存

（2）全身伤情评估：在进行紧急处理后，生命体征稳定的情况下，及时进行全身伤情评估，以找出所有损伤并收集资料，作为复苏和救护的依据。可采用 CRASHPLAN 方案，即心脏、呼吸、腹部、脊髓、头颈、骨盆、四肢、动脉、神经，进行有顺序地检查，以减少漏诊、误诊。

2.辅助检查　如果病情允许，应进行全面的辅助检查，以提高对伤情诊断的准确性，确定救治优先次序。

（1）血尿便检查：血常规和红细胞压积可判断失血或感染情况；尿常规可提示泌尿系统损伤和糖尿病；血电解质、血气分析、肝肾功能检测可分析水、电解质和酸碱平衡紊乱及肾功能的情况；疑有胰腺损伤时应做血或尿淀粉酶测定等。

（2）内镜检查：直接观察气管、食管、直肠、膀胱等空腔器官的损伤。需要注意的是伤情会随着时间和治疗等因素而发生变化，此时应重复进行上述评估，找出原因并进行干预。

（3）诊断性穿刺和导管试验：诊断性穿刺是一种简单、安全的辅助方法，可在急诊室内进行。如血气胸、腹腔积液、腹膜炎等，阳性时能迅速确认，但阴性时也不能排除。放置导尿管或灌洗可诊断尿路和膀胱的损伤。

（4）影像学检查：X 线片可检查各部位的骨折、胸腹伤或异物存留。超声检查可观察伤后体腔有无积液，观察肝、脾等脏器损伤。CT 扫描可用于检测颅脑、肝、脾、胰等器官损伤和胸、腹腔积液。

3.确立多发伤诊断　凡因同一伤而致下列伤情两条或两条以上者可确定为多发伤。

（1）颅脑损伤：颅骨骨折、颅内血肿、脑挫伤、颌面部骨折。

（2）颈部损伤：颈部外伤伴大血管损伤、血肿、颈椎损伤。

（3）胸部损伤：多发性肋骨骨折、血气胸、肺挫伤、纵隔损伤。

（4）腹部损伤：腹腔内出血、内脏损伤、腹膜后大血肿。

（5）泌尿生殖系统损伤：肾、膀胱破裂，尿道断裂，阴道、子宫破裂。

（6）骨盆骨折伴有休克。

（7）脊椎骨折伴有神经损伤。

（8）上肢肩胛骨、长骨干骨折。

（9）下肢长骨干骨折。

（10）四肢广泛撕脱伤。

（四）救治及护理

1.救治要点　快速进行临床评估，并做出正确诊断。诊断方法要求简便，尽量少搬动患者，并在最短的时间内明确是否存在危及生命的损伤，如活动性大出血、心肺和大血管损伤、脑疝、腹腔器官开放性损伤等，对症紧急治疗。待病情稳定后，再进一步了解病史和体格检查。

（1）现场急救：原则是先抢救生命，后保护功能；先重后轻，先急后缓；做到抢救争分夺秒；有心搏呼吸骤停、窒息、大出血、张力性气胸和休克等必须优先抢救。

1）立即脱离危险环境，放置合理体位：如将患者从倒塌的建筑物或火场中抢救出来，转移到通风、安全、保暖、防雨的地方进行急救。搬运患者时动作必须轻、稳，防止再度损伤或继发性损伤。对疑有脊椎损患者应立即予以制动。在不影响急救的前提下，急救人员应协助患者取安全舒适体位。

2）现场心肺复苏（CPR）：严重创伤会引起心跳呼吸骤停，应尽快进行现场处理或现场心肺复苏术。

3）解除呼吸道梗阻：呼吸道梗阻或窒息是患者死亡的主要原因，应根据情况立即采取清理呼吸道异物及分泌物、托下颌等方法来确保呼吸道通畅。

4）处理活动性出血：应迅速采取加压等有效的局部止血措施。

5）处理创伤性血气胸：在紧急处理过程中应同时行抗休克等综合治疗。

6）抗休克：现场防治休克的主要措施是迅速有效的临时止血，输液扩容，必要时使用抗休克裤，并给予保暖、吸氧等。

7）伤口处理：创面与伤口要给予处置和包扎。操作中应注意：伤口内异物或血凝块不要随意去除以免发生再次大出血；创面中有外露的骨折断端、肌肉、内脏，严禁随意将其回纳，以免加重损伤或将污染带入伤口；骨折或严重软组织损伤要进行临时固定；脑组织脱出时，应先在伤口周围加垫圈保护脑组织，不可加压包扎。

8）保存好离断肢体：患者离断的肢体可采用干燥冷藏法保存，即将离断肢体用无菌或清洁敷料包裹，置入塑料袋中密封，再放于加盖的容器内，外周放入冰块低温（0～4℃）保存。切忌将离断肢体浸泡在任何液体中。离断肢体应随同患者一起送往医院，以备再植手术。

（2）医院急救：患者到达急诊科后，应尽快对伤情进行进一步判断，并迅速采取针对性措施进行救治。

1）进一步循环支持：主要是抗休克，建立并维持静脉通路通畅。补充有效循环血容量，按医嘱给予输液，必要时输血。

2）进一步呼吸支持：保持呼吸道通畅，视病情给予气管插管、机械通气、足够有效地吸氧等。

3）控制出血：根据情况可在原包扎的伤口外面再用厚敷料加压包扎，并抬高肢体。对较大活动性出血应迅速清创止血，对内脏大出血应立即进行手术处理。

4）对症支持治疗：对剧烈疼痛者，可在不影响病情观察的情况下按医嘱给予镇静、镇痛药物；防治感染，遵医嘱使用抗生素，开放性创伤常规加用破伤风抗毒素；维持水、电解质和酸碱平衡；营养支持。

5）专科处理：对颅脑损伤、泌尿系统损伤、四肢骨折等，给予急诊处理后，送专科或ICU救治。

2.护理措施

（1）病情观察：严密观察病情变化，及时发现并发症并报告医师协助处理。①尿液监测：每小时测量尿量，尿量小于30mL/h提示肾灌注不足；②血常规：在休克早期红细胞计数和血红蛋白仍可保持在正常范围。液体复苏后，血红蛋白与血细胞比容均下降。如果动态监测发现两者进行性下降，要考虑存在活动性出血的可能；③电解质：创伤休克时血清电解质往往发生显著变化，使内环境紊乱；④血气分析：严重多发伤时，大多存在酸碱平衡紊乱。一般来讲，休克时酸碱平衡紊乱多为代谢性酸中毒；⑤血糖：严重的应激反应，血糖升高。严重休克后期，如果葡萄糖来源断绝，再加上肾脏的血液灌注不足，肝脏的糖异生降低，可出现低血糖；⑥血乳酸：严重休克时，血中的乳酸水平上升。乳酸含量可反映细胞的缺氧程度。

（2）一般护理：视病情取合适体位；病情不稳者，严禁随意搬动；根据病情适当给予镇静和镇痛药物；加强饮食护理。

（3）心理护理：加强心理护理，缓解患者及家属对疾病的恐惧和焦虑。

3.健康指导

（1）加强安全教育，避免和减少创伤的发生。

（2）宣传和培训自救、互救知识。

（3）发生创伤及时转送医院，尽早获得确定性治疗。

二、复合伤

复合伤指同时或相继受到不同性质的两种或两种以上致伤因素的作用而发生的损伤。可发生于平时、战时，如核爆炸、核事故引起的放射复合伤，火器伤、烧伤、创伤和冲击伤的复合伤。临床上常以一伤为主，伤情可被掩盖，多有复合效应。

（一）伤情评估

1.放射复合伤　以放射损伤为主，合并烧伤和（或）冲击伤。伤情轻重、存活时间、死亡率主要取决于辐射剂量。病程经过具有放射病特征。一般说来，病程包括初期（休克期）、假愈期（假缓期）、极期和恢复期四个阶段。患者常有造血功能障碍、感染、出血等特殊病变和临床症状。伤口愈合延迟。

2.烧伤复合伤　烧伤复合伤常以烧伤为主，按伤情可分为轻度、中度、重度、极重度。伤情特点如下。

（1）整体损伤加重：两伤合并后，出现相互加重效应。

（2）重要脏器损伤：如有心肌损害、肺出血、肝功能障碍等。

3.化学复合伤　化学性复合伤常以中毒为主，伤情特点为伤口染毒后，毒物吸收加快，中毒症状明显加重，常有复合效应。化学毒剂可经呼吸道、消化道、皮肤或黏膜等途径进入人体，引起中毒甚至死亡。毒剂种类不同，临床表现各异。常见的毒剂有神经性毒剂、糜烂性毒剂、全身中毒性毒剂、窒息性毒剂、失能性毒剂、刺激性毒剂等。

（二）救治及护理

1.救治要点

（1）放射复合患者：放射复合患者应早期抗辐射处理。①防治感染：早期、适量、交替使用抗生素；加强创面护理；严重感染时可输注新鲜全血；防治厌氧菌感染；②防治出血：促进造血，有条件时尽早进行骨髓移植；③创面处理：手术应在早期进行（如伤后24~48小时），争取创面、伤口在极期前愈合，极期内一般禁止手术。

（2）烧伤复合患者：保持呼吸道通畅，补液，抗休克；合理使用抗生素和预防性注射破伤风抗毒素；配合手术处理创面。

（3）化学复合患者

1）及时实施抗毒疗法：确诊后立即对症实施抗毒疗法。神经性毒剂可使用阿托品、氯解磷定等；糜烂性毒剂可使用硫代硫酸钠、二巯丙醇、二巯丙磺钠等；全身性毒剂可使用亚硝酸异戊醋、硫代硫酸钠等；窒息性毒剂可使用乌洛托品、氧气雾化吸入氨茶碱、地塞米松、普鲁卡因等合剂；刺激性毒剂可使用抗烟剂（三氯甲烷、乙醇、氨水等合成）吸入、滴眼，外涂二巯基类；失能性毒剂可使用毒扁豆碱、解毕灵等。

2）对症处理：①胃肠道沾染者，可催吐、洗胃、导泻等，尽快服用碘化钾100mg，必要时可采用加速排出措施；②烧伤复合患者烧伤创面应予以冷疗、包扎处理；③化学复合患者应尽快清除毒剂，如果皮肤染毒，可用皮肤消毒剂（或粉）消毒局部。消毒时，应先用纱布、手帕等蘸去可见液滴，避免来回擦拭扩大染毒范围，继而用消毒剂消毒。消毒剂对局部皮肤有一定刺激，消毒10分钟后应用清水冲洗局部。无消毒剂时，肥皂水、碱水、清水等都可以应急消毒使用。大面积皮肤染毒局部处理不彻底时，应进行全身清洗消毒；④伤口染毒者应立即除去伤口内毒物，四肢伤口上方扎止血带，以减少毒剂吸收。用消毒液加数倍水或大量清水反复冲洗伤口，简单包扎，30分钟后松开止血带；⑤眼染毒者应立即用2%碳酸氢钠液、0.5%氯氨水溶液或清水彻底冲洗；⑥经口中毒者应立即用手指刺喉（或舌根）反复催吐，最好用2%碳酸氢钠、0.02%~0.05%高锰酸钾或0.3%~0.5%氯氨水溶液，每次500mL反复洗胃10余次，水温及压力要适当，动作要轻，以免加重胃黏膜损伤。洗胃后取药用活性炭粉15~20g混于一杯水中吞服。洗出的胃液及呕吐物及时予以消毒处理。

3）保护重要器官功能：尤其肺功能和心肌功能。

4）防治并发症：中毒性休克伴肺水肿者，禁止输血和等渗盐水。疑似发生肺水肿时，应掌握好输液的速度和量。

2.护理措施

（1）病情观察：严密观察病情变化，及时发现并发症并报告医师协助处理。

（2）一般护理：视病情取合适体位；病情不稳者，严禁随意搬动；疼痛明显者，遵医嘱合理使用镇静、镇痛药；加强换药和饮食护理；创造休养环境。

（3）心理护理：加强心理护理，缓解患者及家属对疾病的焦虑和恐惧。

（三）健康指导

1.加强安全防护教育，避免和减少各种复合伤的发生。

2.宣传和培训自救、互救知识。

第三节　胸部损伤

一、胸部损伤

胸部损伤常由外界的打击如车祸、挤压伤、摔伤和锐器伤等所致，由于胸腔内有心脏、肺脏等重要脏器，所以胸部损伤危害程度大，常危及生命。

（一）病因及发病机制

由车祸、挤压伤、摔伤和锐器伤等所致。

（二）病情评估

1.分类　一般根据受伤后胸膜腔是否与外界沟通，分为闭合性损伤和开放性损伤两大类。根据损伤性质不同，胸部损伤也可分为钝性损伤和穿透伤。

（1）闭合性损伤：指未导致胸膜腔与外界沟通的胸部损伤。多由暴力挤压、冲撞或钝器碰击胸部等钝性伤引起。轻者只有胸壁软组织挫伤和（或）单纯肋骨骨折，重者多伴有胸膜腔内器官或血管损伤，导致气胸、血胸，有时还造成心脏挫伤、裂伤而导致心包腔内出血。猛烈的暴力挤压胸部并传导至静脉系统，可使静脉压骤然升高，以致头、颈、肩、胸部毛细血管破裂,引起创伤性窒息。此外,高压气浪、水浪冲击胸部可引起肺爆震伤。

(2)开放性损伤:指导致胸膜腔与外界沟通的胸部损伤,伤情多较严重。多因利器、刀锥、火器弹片等穿破胸壁所致。如进入胸膜腔,可导致开放性气胸和(或)血胸,影响呼吸和循环功能。闭合性或开放性胸部损伤,不论膈肌是否穿破都可能同时伤及腹部脏器。这类胸腔和腹腔同时累及的多发性损伤统称为胸腹联合伤。

2.临床表现 胸部损伤的主要症状是受伤部位的胸痛,呼吸时加剧。疼痛可使胸廓活动受限,呼吸浅快。如气管、支气管有血液或分泌物堵塞,不能咳出,或肺挫伤后产生出血、淤血或肺水肿,则更容易导致和加重缺氧及二氧化碳滞留,引起呼吸困难。如有多处多根肋骨骨折,胸壁软化,影响正常呼吸运动,则呼吸困难加重,出现胸廓反常呼吸活动、气促、端坐呼吸、发绀、烦躁不安等。大量积气,特别是张力性气胸,除影响肺功能外,还可阻碍静脉血液回流。肺或支气管损患者,痰中常带血或咯血;大支气管损患者,咯血量较多,且出现较早。肺爆震伤后,多咳出泡沫样血痰,胸膜腔内大出血将引起血容量急剧下降。心包腔内出血则引起心脏压塞。这些都可使患者陷入休克状态。局部体征按损伤性质和伤情轻重而有所不同,可有胸廓畸形、反常呼吸运动、皮下气肿、局部压痛、触痛和气管、心脏移位征象。胸部叩诊,积气呈鼓音,积血则呈浊音;听诊,骨摩擦音,呼吸音减低或消失,或可听到痰鸣音、啰音。

(三)救治及护理

救护原则是保持呼吸道通畅和胸壁完整,稳定呼吸、循环功能;解除血气胸和心包积血的压迫;防止胸腔内感染。

1.现场急救

(1)维持呼吸道通畅:清除口腔内分泌物及呕吐物等异物,尽量保持呼吸道通畅;如患者神志清醒,可协助咳嗽、排痰;对胸部穿透患者应用大块厚实的无菌敷料密封包扎,注意敷料有无松动漏气;必要时在现场实行特殊急救处理,气管切开及辅助呼吸。

(2)控制反常呼吸:开放性气胸创口应用较厚的无菌敷料包扎。多处多根肋骨骨折,患者骨折区域反常呼吸,甚至出现发绀及呼吸困难,护理人员应协助医师积极处理,给予镇静、镇痛药、肋间神经封闭、胸部加压包扎或肋骨牵引固定等。

(3)积极处理气胸:闭合性气胸立即行胸穿抽气,或协助医师安置胸腔闭式引流;开放性气胸立即用大块敷料或手掌在患者深吸气末封闭伤口,使其转变为闭合性气胸,以待进一步处理;张力性气胸需立即在伤侧锁骨中线第2肋间插入18号针头以排出胸腔积气,降低胸膜腔内压。转运时用活瓣排气法。

(4)维持有效血容量:建立静脉通路,根据病情及时补充血容量,防治休克。

(5)迅速转运:胸部损伤患者在运送医院途中应取30°半坐体位,密切观察患者呼吸情况,如患者呼吸困难加重或有张力性气胸表现时,应在患者呼气时暂时开放密闭敷料,排出胸腔内高压气体后再封闭伤口。

2.医院急救及护理

(1)密切观察病情变化:每30分钟测量一次血压、脉搏和呼吸,密切观察生命体征。对于休克患者,取仰卧中凹位,迅速建立静脉通道,及时补液、输血,必要时遵医嘱给予升压药。如发现心脏压塞,需立即报告医师并协助其进行心包穿刺。胸膜腔内有活动性出血者,应在积极抗休克的同时快速做好开胸止血的术前准备。

（2）镇痛、防治感染：对剧烈疼痛影响呼吸、咳嗽和活动者，遵医嘱及时有效地给予口服或注射药物镇痛（禁用吗啡，尤其是对伴有颅脑损伤的患者），以减轻患者的疼痛，帮助呼吸活动，增强咳嗽排痰效果。有开放性胸部伤口的患者，尽量在 6~8 小时行清创缝合术。

（3）手术治疗：主要是剖胸探查术。心脏大血管损伤、严重气管、支气管损伤或肺裂伤、胸腹联合伤、胸膜腔内进行性出血及胸内存有较大异物等，应及时手术。

二、闭合性气胸的护理

闭合性气胸多为肋骨骨折的并发症，是肋骨断端刺破肺表面，空气漏入胸膜腔造成的。空气经肺或胸壁的伤道进入胸膜腔，伤道立即闭合，不再有气体进入胸膜腔，此类气胸抵消胸膜腔内负压，但胸膜腔内压仍低于大气压，使患侧肺部分萎陷。肺萎陷在 30% 以上者可出现明显的低氧血症症状，重者出现呼吸困难。

（一）一般护理

1. 环境　患者应置于安静、温湿度适宜的病房，减少探视，以保证患者的休息。
2. 体位　取半卧位，以使膈肌下降，利于呼吸及引流。
3. 吸氧　遵医嘱给予氧气吸入，以减轻胸闷、气促等不适。
4. 饮食　给予富含营养、易消化的食物，适当进食粗纤维的食物，以防便秘。
5. 活动　病情允许时，鼓励并协助患者适当活动，促进疾病康复。
6. 其他　与患者保持良好的沟通，及时了解患者的心理活动，满足患者的适当要求。

（二）症状护理

1. 加强心电监护　密切观察患者生命体征的变化，并做好护理记录。
2. 维持呼吸功能　鼓励并协助患者进行有效咳嗽、排痰，及时清理口腔、呼吸道内的分泌物及呕吐物等异物，保持呼吸道的通畅。痰液黏稠不易咳出者，应遵医嘱予以祛痰药、雾化吸入，必要时吸痰。大量气胸立即协助医师胸腔穿刺抽气，注意观察穿刺过程中及穿刺后患者的不良反应和观察呼吸困难改善的情况，如果有异常及时通知医师予以处理。
3. 胸腔穿刺抽气后　胸腔穿刺抽气后，若呼吸困难、胸痛等症状仍存在，可协助医师行胸腔闭式引流术，做好胸腔闭式引流的护理，按胸腔闭式引流护理常规护理。
4. 观察输液量及输液速度　密切观察患者的血压、尿量等情况，动态分析病情，调整输液速度及输液量，防止快速大量补液而造成肺水肿、心力衰竭等。
5. 对合并肋骨骨折患者　对单根单处肋骨骨折的患者，可采用胸带固定，可多带条胸带或宽胶布条叠瓦式固定胸廓。对多根多处肋骨骨折，胸壁软化范围大、反常呼吸明显的连枷胸患者，行牵引固定，或采用手术进行肋骨内固定。遵医嘱应用镇痛药，如布洛芬、可待因、吗啡等，也可用 1% 普鲁卡因做肋间神经封闭及患者自控镇痛装置。

（三）并发症护理

肺不张为术后常见并发症。卧床期间，定时协助患者翻身、坐起、叩背，指导并鼓励患者深呼吸及有效咳嗽，促使肺扩张。痰液黏稠者给予雾化吸入，必要时行支气管镜吸痰。保持胸腔闭式引流管通畅。

（四）心理护理

由于患者对疾病知识的不了解或了解得不全面,会产生恐惧心理,护士应加强与患者的沟通,告知患者各项操作的目的及注意事项,使患者积极配合治疗,并做好疾病相关健康教育。

（五）健康指导

1.注意安全,防止意外事故的发生。

2.多进食高蛋白、高维生素、富含营养的食物。保持大便的通畅,防止便秘。

3.指导患者出院后坚持腹式呼吸和有效咳嗽。

4.锻炼应早期进行并循序渐进。恢复期胸部出现轻微不适或疼痛,不影响患侧肩关节功能锻炼,出院1个月内避免剧烈运动。注意劳逸结合,避免过度劳累。

5.病情严重者,出院后需定期复诊。合并肋骨骨折的患者,术后3个月需复查胸部X线,以了解骨折愈合情况。

三、开放性气胸的护理

开放性气胸是指火器伤或锐器伤等造成胸壁缺损创口,胸膜腔通过缺损创口与外界大气直接相通,空气可随呼吸自由出入胸膜腔的胸部损伤。患者可有明显的呼吸困难、鼻翼翕动、口唇发绀等症状,重者可出现休克。视诊:可见患侧胸壁伤道、颈静脉怒张;听诊:可闻及气体进出胸腔创口产生的吸吮样声音,呼吸音减弱或消失;触诊:颈部和胸部皮下可触及捻发音,心脏、气管向健侧移位;叩诊:患侧胸部叩诊呈鼓音。

（一）一般护理

1.环境　置于抢救室或监护室,保持环境安静,温湿度适宜。

2.体位　给予半卧位,以使膈肌下降,利于呼吸及引流。在病情允许的情况下,鼓励并协助患者适当下床活动。

3.建立静脉通道　密切观察患者的血压、尿量等情况以动态分析病情,严格掌握输液速度及输液量,防止快速大量补液而造成肺水肿、心力衰竭等。了解药物的药理作用及可能出现的不良反应。

4.饮食　宜食用高蛋白、高维生素、高热量、粗纤维、易消化的食物。

5.术前准备　做好血型、交叉配血及药物过敏试验,备血、做血气分析及皮肤准备等。

6.严密观察　给予床边心电图、呼吸、血压、血氧饱和度监测,严密观察病情变化,以预防胸部并发症的发生。

7.沟通　与患者保持良好的沟通,减轻患者的恐惧及紧张心理,满足患者的适当要求。

（二）症状护理

1.加强心电监护　密切观察患者的生命体征并做好护理记录,观察呼吸频率、幅度及节律,双肺呼吸音,有无气促、发绀等缺氧征象及动脉血氧饱和度等情况,如果有异常及时通知医师予以处理。注意伤侧与健侧胸部呼吸活动度。

2.减轻疼痛,增进舒适　指导患者腹式深呼吸,吸气的同时腹部膨起,呼气的同时腹部下陷。指导患者应用分散注意力的方法减轻疼痛,如听音乐、读报等。因疼痛不敢咳嗽时,协助或指导患者及家属固定胸部伤口,减轻疼痛。方法如下。

(1)护士站在患者术侧,一手放在术侧肩膀上并向下压,另一手置于伤口下支托胸部协助。当患者咳嗽时,护士的头转向患者身后,避免被咳出的分泌物溅到。

(2)护士站在患者健侧,双手紧托伤口部位以固定胸部伤口。固定胸部时,手掌张开,手指并拢。指导患者先慢慢轻咳,再将痰咳出。

3.维持呼吸道的通畅 封闭胸壁伤口,立即用厚敷料封闭包扎伤口,变开放性气胸为闭合性气胸。鼓励并协助患者深呼吸及咳嗽,每1~2小时1次。定时给患者叩背,叩背由下向上、由外向内轻叩,促使肺叶、肺段处的分泌物松动,流至支气管中并咳出。

4.胸腔闭式引流的护理 对于需行胸腔闭式引流术的患者,做好胸腔闭式引流的护理。

(1)保持引流的密闭和无菌:严格检查整个装置是否密闭及引流管有无脱落,引流管各衔接处(包括皮肤接口处)均要求密闭。若引流管从伤口滑脱,应立即用手捏闭伤口处皮肤,消毒后用凡士林纱布封闭伤口;若引流瓶损坏或引流管连接处脱落,应立即用双钳夹闭引流导管,并更换引流装置;更换引流瓶时,必须双向夹紧引流管;放松止血钳时,注意先将引流瓶安置低于胸壁引流口平面的位置。通常引流水平面应低于胸腔出口平面60cm,引流管不可过长,如果仍有反吸,适当夹紧桥梁管,水封瓶内水柱波动在3~4cm,如水柱无波动,患者出现胸闷、气促等症状,应查明原因及时处理。各项操作应严格遵守无菌技术操作原则。

(2)有效体位:胸腔闭式引流术后,患者宜取半卧位,使膈肌下降,利于呼吸和引流;鼓励患者进行咳嗽、深呼吸运动,以利胸腔内气体和液体的排出。

(3)妥善固定:引流管应妥善固定于床旁,下床活动时,引流瓶位置应低于膝关节,并严格保持其密闭性。

(4)观察、记录:注意观察引流液的量、颜色、性状、水柱波动范围,以判断引流管是否通畅并准确记录,通常术后当天为血性,术后24小时内<600mL,以后呈逐渐减少,至完全消失,颜色逐渐由暗红色变为淡红色,最后成为浆性液渗出。当引流出血液量增多(100~200mL/h)时,应考虑有活动性出血。每日用无菌0.9%氯化钠溶液更换引流液,并做好标记,便于观察引流量。注意有无受压、折叠、扭转或不通,随时调整体位,定时挤捏引流管严防血块填塞。观察引流口处敷料渗血情况,术后应静卧24小时,避免翻身。

(5)拔管指征:48~72小时后,引流量明显减少且颜色变淡,24小时引流液小于50mL。脓液小于10mL,胸部X线片示肺膨胀良好,无漏气,患者无呼吸困难,可拔管。

(6)拔管后:注意观察患者有无胸闷、呼吸困难、切口漏气、渗液、出血、皮下气肿等情况,如发现异常及时通知医师处理。

5.伤口护理 检查敷料是否完整、干燥、清洁,有无渗血,并观察伤口有无红、肿、热、痛等表现,如发现异常,及时通知医师。

6.合并休克的护理 按休克护理常规执行。

7.做好基础护理 口腔的护理、皮肤的护理及会阴护理。

8.记录 严格地记录出入量。

(三)并发症护理

胸腔感染为术后常见的并发症,应密切观察体温变化及痰液性状,鼓励患者深呼吸及有效咳嗽,保持胸腔闭式引流管通畅,如患者出现畏寒、高热或咳脓痰等症状,及时通知医师,遵医嘱注射破伤风抗毒素。

（四）心理护理

由于患者病情危重,护士应加强与患者的沟通,做好心理护理,关心、体贴患者,帮助患者树立信心、配合治疗。

（五）健康指导

1.注意安全,防止意外事故的发生。

2.出院后继续练习深呼吸及有效咳嗽,以增强肺功能。

3.锻炼应早期进行并循序渐进。恢复期胸部出现轻微不适或疼痛,不影响患侧肩关节功能锻炼。出院1个月内避免剧烈运动,并注意劳逸结合。

4.病情严重者,注意定期复诊。

四、张力性气胸的护理

张力性气胸又称高压性气胸,常见于较大肺泡破裂、较大较深肺裂伤或支气管破裂,其裂口与胸膜腔相通,且形成活瓣,导致吸气时空气从裂口进入胸膜腔内,呼气时活瓣关闭,气体无法排出,使胸膜腔内积气不断增多,压力不断升高。胸膜腔内的高压迫使伤侧肺逐渐萎缩,纵隔明显向健侧移位,挤压健侧肺,导致呼吸和循环功能严重障碍;有时胸膜腔处于高压下,积气被挤入纵隔并扩散至皮下组织,形成纵隔气肿或颈部、面部、胸部等处皮下气肿。

（一）一般护理

1.环境　患者应置于抢救室或ICU,保持环境安静,温湿度适宜。

2.体位　根据患者的病情,选取合适体位。如合并休克、昏迷者应取平卧位,病情平稳后可取半卧位。

3.保持呼吸道的通畅　给予氧气吸入,根据患者的血氧饱和,遵医嘱采取不同给氧方式和氧流量。通常先给予高流量吸氧,血氧饱和度≥95%,可适当调低吸氧流量。

4.饮食　应食用富含营养、易消化的食物,对于不能进食者,应该给予肠内、肠外营养,以增强机体的抵抗力。

5.术前准备　对于需要手术的患者应做好术前准备,抽血、做好血型、交叉配血及药物过敏试验,备血、做血气分析及皮肤准备等。

（二）症状护理

1.迅速排气减压　立即排气减压,在危急情况下可用一粗针头在伤侧第2肋间与锁骨中点连线处刺入胸膜腔排气,以降低胸膜腔内压力。

2.维持呼吸道通畅　保持呼吸道的通畅,鼓励并协助患者进行深呼吸和有效咳嗽,及时清理呼吸道的分泌物。定时协助患者翻身、坐起、叩背,叩背由下向上、由外向内轻叩,促使肺叶、肺段处的分泌物松动,流至支气管中并咳出。

3.减轻疼痛　指导患者腹式深呼吸,吸气的同时腹部膨起,呼气的同时腹部下陷。当患者咳嗽或咳痰时,协助或指导患者及家属用双手按压患侧胸壁,以减轻疼痛。指导患者应用分散注意力的方法减轻疼痛,如听音乐、读报等。

4.胸腔闭式引流的护理　按胸腔闭式引流护理常规护理。

5.预防感染　预防切口感染,保持切口敷料完整、清洁、干燥并及时更换;预防肺部感染和胸腔感染,注意观察患者的体温变化及痰液性状,如有异常及时通知医师,并遵医嘱合理应用抗生素。

(三)心理护理

护士应加强与患者的沟通,关心、体贴患者,满足患者适当的需求,为患者创造安全、舒适、温暖的病房环境,及时了解患者的心理变化,帮助患者树立信心、配合治疗。

(四)健康指导

1.注意安全,防止意外事故的发生。

2.多进食高蛋白、高维生素、富含营养的食物。

3.出院后继续练习深呼吸及有效的咳嗽,以增强肺功能。

4.锻炼应早期进行并循序渐进,恢复期胸部出现轻微不适或疼痛,不影响患侧肩关节功能锻炼,出院1个月内避免剧烈运动,并注意劳逸结合。

5.病情严重者,注意定期复诊。

五、肺爆震伤的护理

爆炸产生的高压气浪或水波浪冲击胸部时,可使胸壁撞击肺组织,紧随高压后的负压波亦可使肺碰撞胸壁,导致急性肺损伤,肺毛细血管出血,小支气管和肺泡破裂,肺组织广泛性渗出而产生肺水肿。严重者合并肺裂伤,可引起血胸和气胸。此外,气体尚可进入肺血循环引起气栓,如果大量气栓进入脑动脉和冠状动脉,可立即造成死亡。肺爆震伤多以病情严重、复杂、进展迅速、死亡率高为特点。

(一)一般护理

1.环境　有条件的患者应置于抢救室或ICU,保持病房清洁、空气清新、温湿度适宜。给予床边心电图、呼吸、血压、血氧饱和度的监测,室内应配备必要的抢救设备和药物。

2.体位　休息时给予半卧位,使膈肌下降,利于呼吸及引流。严格限制探视,保证患者充分的休息。

3.建立静脉通道　密切观察患者的血压、尿量等情况以动态分析病情,严格掌握输液速度及输液量,防止快速大量补液而造成肺水肿、心力衰竭等。了解药物的药理作用及可能出现的不良反应。

4.饮食　宜食高蛋白、高维生素、高热量、易消化的食物,忌油腻、辛辣、刺激性的食物。

5.沟通　与患者保持良好的沟通,了解患者的思想活动,减轻患者的恐惧及紧张,理解患者的痛苦,接受患者对疼痛的行为反应,指导患者减轻疼痛的方法。

(二)症状护理

1.严密观察生命体征的变化、加强基础护理　密切观察患者意识、面色、呼吸、血氧饱和度、血气、中心静脉压等指标变化。加强口腔护理、皮肤护理及会阴护理。患者咯血后及时漱口,每天口腔护理2次。

2.加强呼吸道护理　采用复合序贯排痰法帮助患者排痰。复合序贯排痰方法是按顺序进行雾化吸入、翻身叩背等,将痰液引流至大气道后,鼓励患者自主咳嗽。

（1）患者早期有黑黄色黏痰,考虑外伤致肺泡内出血及化学物质吸入致肺毛细血管引起,护理中将患者置于平卧位头偏一侧,保持呼吸道通畅,及时清除口鼻分泌物,必要时用吸痰器吸痰。

（2）患者意识清醒后,痰液在咽喉部无力咳出时,护士在征得患者同意后,用示指刺激患者胸骨上窝,引起咳嗽反射。

（3）叩击震动排痰法:两名护士协助患者侧卧位,手指并拢,微微弯曲,呈空心状,用手腕的力量叩击患者背部,由外向内,由下向上。按气管汇集走行方向由边缘至肺门反复进行叩击。

（4）呼吸排痰法:患者逐渐能配合,护士教会其深吸气,在呼气的同时用力咳嗽,促进痰液排出。

3.合并血气胸者的护理　行胸腔闭式引流术,按胸腔闭式引流护理常规护理。

4.肺功能不全者的护理　行呼吸机辅助呼吸,按呼吸机护理常规护理。

5.预防感染　严格遵守无菌技术操作原则,防止感染,如出现感染征兆及时通知医师,并遵医嘱合理应用抗生素。

（三）并发症护理

1.胸腔感染　为术后常见的并发症,密切观察体温变化,鼓励患者深呼吸及有效咳嗽,保持胸腔闭式引流管通畅,如有异常及时通知医师,并遵医嘱合理应用抗生素。

2.呼吸衰竭　保持呼吸道的通畅,使用呼吸机辅助呼吸,复查动脉血气。

3.猝死　大量的气体进入脑动脉和冠状动脉,可立即造成死亡。做好病情观察,注意患者神志的变化,做好抢救准备。

（四）心理护理

由于患者病情危重,护士应加强与患者沟通,做好心理护理,减轻患者的紧张、恐惧等心理,关心、体贴患者,帮助患者树立信心、配合治疗。

（五）健康指导

1.注意安全,防止意外事故的发生。

2.多进食高蛋白、高维生素、富含营养的食物。

3.出院后继续练习深呼吸及有效的咳嗽,以增强肺功能。

4.锻炼应早期进行并循序渐进。恢复期胸部出现轻微不适或疼痛,不影响患侧肩关节功能锻炼。出院1个月内避免剧烈运动,并注意劳逸结合。

5.出院后如出现高热、胸闷、气促等不适,及时就诊。

六、气管、支气管损伤的护理

气管、支气管损伤多发生于严重的胸部撞击伤或挤压伤,如车祸,也有部分由刀砍、刺伤或子弹、弹片穿透所致。

（一）一般护理

1.环境　有条件的患者应置于抢救室或ICU,保持病房清洁、空气清新、温湿度适宜。给予床旁监测,密切观察病情的变化。

2.体位　合并休克者应取平卧位。血压平稳者应取半卧位,有利于呼吸及引流。

3.氧气　给予氧气吸入,根据患者的血氧浓度,遵医嘱采取不同给氧方式和氧流量。

4.饮食　易消化的食物,禁忌油腻、辛辣、刺激性的食物。

5.观察病情　密切观察患者的生命体征,并做好护理记录,观察呼吸频率、幅度及节律,双肺呼吸音;有无气促、发绀等缺氧征象及动脉血氧饱和度等情况,如果有异常及时通知医师予以处理。注意伤侧与健侧胸部呼吸活动度。

(二)症状护理

1.控制输液量及输液速度　根据病情,调整输液速度及输液量。如合并休克,一旦休克纠正应控制液体入量,防止快速大量补液而造成肺水肿、心力衰竭。

2.加强呼吸道护理

(1)保持呼吸道的通畅,及时清除气管内的异物和呼吸道分泌物及血凝块,预防窒息,并遵医嘱给予氧气吸入。

(2)观察呼吸频率、幅度及节律,双肺呼吸音;有无气促、发绀等缺氧征象,以及动脉血氧饱和度等情况,如果有异常及时通知医师予以处理。

3.咯血　按咯血的护理常规进行护理。

4.气管切开的护理　按气管切开的护理常规护理。

5.胸腔闭式引流护理　按胸腔闭式引流护理常规护理。

6.开胸探查术的护理　行开胸探查术者应加强术后病情观察,严密观察患者血压、脉搏、呼吸、体温及引流变化,若发现活动性出血的征象及时通知医师并协助处理。维持术后患者的呼吸功能并预防其发生感染、窒息等并发症。

7.合并休克的护理　按休克护理常规执行。

8.预防感染　严格遵守无菌技术操作原则,防止感染,如出现感染征兆及时通知医师,并遵医嘱合理应用抗生素。

(三)并发症护理

1.胸腔感染　为术后常见的并发症,密切观察体温变化及局部切口和全身情况;鼓励患者深呼吸及有效咳嗽,保持胸腔闭式引流管通畅,保持呼吸道通畅;遵医嘱合理应用抗生素。

2.支气管瘘　也是术后常见的并发症,密切观察病情变化,如患者呼吸困难、气促、发绀加重,立即通知医师。

(四)心理护理

由于患者病情危重,护士应加强与患者的沟通,对于气管切开不能说话的患者,可与患者写字沟通或与患者一起规定几个简单的手势,了解患者对疾病的认知程度,对手术的顾虑,做好心理护理,关心、体贴患者,了解并满足其适当的需要,帮助患者树立战胜疾病的信心。

(五)健康指导

1.注意安全,防止意外事故的发生。

2.多进食高蛋白、高维生素、富含营养的食物。

3.出院后继续练习深呼吸及有效的咳嗽,以增强肺功能。

4.锻炼应早期进行并循序渐进。恢复期胸部出现轻微不适或疼痛,不影响患侧肩关节功能锻炼。出院1个月内避免剧烈运动,并注意劳逸结合。

5.出院后如出现高热、胸闷、气促等不适,及时就诊。

第四节　腹部损伤

腹部损伤,由于致伤原因、受伤的器官及损伤的严重程度不同,临床表现各异。多数腹部损伤同时有严重的内脏损伤,如空腔脏器受损伤破裂时,可因发生严重的腹腔感染而威胁生命;如果伴有腹腔实质脏器或大血管损伤,可因大出血而导致死亡。因此,早期正确的诊断和有效及时的处理是降低腹部损伤患者死亡率的关键。

一、急救处理

腹部损伤患者在急救处理时分清轻重缓急,首先处理危及生命的情况。对心搏骤停者立即予以心肺复苏,大出血者立即包扎止血,随后建立静脉通道,遵医嘱用药或紧急输血。

二、诊断病情

诊断腹部损伤伤情中最关键的问题是确定是否有内脏损伤,其次是什么性质的脏器受到损伤和是否为多发性损伤。在不能确定伤情且生命体征不稳定的情况下,一般都需尽早手术治疗,行剖腹探查;否则,就有可能因延误手术时机而导致严重后果。

1.详细询问受伤情况　包括受伤时间、受伤地点、致伤源及致伤条件、伤情、受伤至就诊之间的病情变化和就诊前的急救措施等。如果患者神志不清,可向现场目击者及护送人员询问受伤经过。

2.注意生命体征变化　包括体温、心率、呼吸、脉率和血压的测定,注意患者有无面色苍白,脉搏加快、细弱、血压不稳甚至休克的情况,以及观察患者的尿量及颜色。

3.全面而有重点的体格检查　包括腹部压痛、肌紧张和反跳痛的程度和范围,是否有肝浊音界缩小或消失,有无腹部移动性浊音,肠蠕动是否减弱或消失,直肠指检是否有阳性发现等。总体来说,实质性脏器破裂的临床表现主要是内出血,而空腔脏器破裂时腹膜炎的表现较为明显。

4.辅助检查

(1)实验室检查:腹内有实质性脏器破裂而出血时,红细胞、血红蛋白、血细胞比容等数值明显下降,白细胞计数可略有增高。空腔脏器破裂时,白细胞计数明显上升。胰腺损伤、胃或十二指肠损伤时,血、尿淀粉酶值多有升高。尿常规检查发现血尿,提示有泌尿器官的损伤。

(2)B超检查:对肝、脾、肾等实质性脏器损伤,B超检查的确诊率达90%左右。可发现直径1~2cm的实质内血肿,并可发现脏器包膜连续性中断和实质破裂等情况。超声检查对腹腔积液的发现率很高,B超检查也可发现腹腔内的积气,有助于空腔脏器破裂或穿孔的诊断。

(3)X线检查:有选择的X线检查对腹部损伤的诊断是有帮助的。常用的有胸部X线片、平卧位及左侧卧位腹部X线片,根据需要拍骨盆正、侧位片。大多数胃、十二指肠破裂和少数结肠、小肠破裂者,腹部X线片显示膈下新月形阴影,提示有游离气体;侧卧位时的"穹窿征"和"镰状韧带征",仰卧位时的"双肠壁征"(在肠腔内外气体衬托下,肠管的内、外壁清晰可见),也是腹腔内积气的表现。

（4）CT 检查:CT 对软组织和实质性器官的分辨力较高,CT 能清晰地显示肝、脾、肾的包膜是否完整、大小及形态结构是否正常,对实质性脏器损伤的诊断帮助较大。在 B 超检查不能明确诊断时进行 CT 检查。

三、非手术治疗的护理

1.休息与体位　绝对卧床休息,减少搬动,以免加重病情。

2.病情观察　监测生命体征,包括体温、心率、呼吸、脉率和血压的测定;注意患者有无面色苍白、脉搏加快、细弱、血压不稳甚至休克的情况;观察患者的尿量及颜色;血气分析,监测患者的酸碱平衡与电解质及血色素;协助医师,行诊断性腹腔穿刺。

3.胃肠减压　禁饮食,胃肠减压。有助于腹部情况的观察,且对于怀疑有空肠脏器有损伤的患者,可防止胃肠内容物进一步漏出。

4.遵医嘱用药　遵医嘱补液,维持体液平衡,积极抗休克治疗,维持有效的循环血量,使收缩压维持在 90mmHg 以上。必要时,紧急合血输血。遵医嘱补充电解质,维持电解质平衡。尽早使用抗生素,积极的抗感染治疗。

5.镇静、镇痛　可根据病情,适当地镇静,减少患者躁动。病情诊断未明确者,禁用镇痛药;诊断明确者,可使用镇痛药。

6.心理护理　安慰患者,加强沟通解释,讲解病情,缓解患者的紧张焦虑情绪。

第九章　呼吸系统急危重症

第一节　呼吸衰竭

呼吸衰竭是指各种原因引起肺部氧合和（或）换气功能严重障碍，以致在静息状态下亦不能维持足够的气体交换，导致低氧血症伴（或不伴）高碳酸血症，进而引起一系列病理生理改变和相应临床症状的综合征。其诊断依据：①在海平面、静息状态下，呼吸空气时，动脉血氧分压（PaO_2）<60mmHg，伴或不伴 $PaCO_2$>50mmHg；②排除心内解剖分流和原发的心排血量降低所致的低氧因素。

一、西医病因

肺气体交换涉及两个环节，首先为通气（依赖"通气泵"作用），其次为肺换气（肺泡和血液之间的气体交换过程）。根据气体交换的两个环节，可将常见的呼吸衰竭的病因分为通气功能衰竭和换气功能衰竭。

1.通气功能衰竭　通气功能取决于呼吸泵功能和呼吸负荷。引起通气功能衰竭的常见病因如下。

（1）呼吸肌疲劳或衰竭：气体阻力增加和肺顺应性降低导致呼吸肌过负荷。

（2）胸廓和胸膜病变：严重气胸、大量胸腔积液、连枷胸、脊柱侧后凸、血胸、上腹部和胸部术后。

（3）神经肌肉接头病变：重症肌无力、药物阻滞作用。

（4）运动神经病变：脊髓损伤、脊髓灰质炎、吉兰-巴雷综合征、肌萎缩侧索硬化。

（5）中枢神经系统抑制或功能紊乱：脑血管意外、病毒性脑炎、细菌性脑膜炎、药物中毒、脑水肿、颅脑损伤、中枢性通气功能不足综合征等。

2.换气功能衰竭　换气功能衰竭是各种原因引起的肺泡气体交换不足的病理状态，引起换气功能衰竭的主要病因如下。

（1）呼吸道气流受限：喉头水肿、喉痉挛、异物、肿瘤、外伤、感染等上呼吸道梗阻，以及支气管哮喘严重发作，慢性支气管炎、阻塞性肺气肿和肺源性心脏病等广泛和严重的下呼吸道阻力增加。

（2）肺实质性疾病：严重肺部感染、毛细支气管炎、间质性肺炎、肺水肿、肺栓塞和各种原因引起的肺实质损伤，以及急性呼吸窘迫综合征等。

二、中医病因病机

1.热毒内攻　外感温热邪毒，由表传里，热毒内攻。邪热犯肺，炼津成痰，痰热壅盛，阻遏肺气，宣肃失司，气逆而喘；若邪热传入阳明，与肠中燥矢相搏结，则腑气不通，浊气不得下泄而上迫于肺，气机上逆而喘；热毒炽盛，传入心营，扰乱神明，可见神昏。

2.跌仆外伤　突然外伤后，气血受损，或产后恶露不行，瘀血滞留，引起气机逆乱，气血横逆，恶血上攻，壅塞于肺，或败血冲心，上搏于肺，肺之宣肃失常而为喘。

3.脏腑虚损　多为脾肾不足,因虚致损。平常恣食肥厚、生冷,或酒食伤中,致脾失健运,聚湿成痰,上渍于肺,发为喘促;中气虚弱,肺气失于充养,肺虚则气失所主而发生喘促;若欲伤肾,精气内夺,肾虚摄纳无权,肺气肃降不利,逆气上奔而为喘;若肾阳虚衰,肾不主水,水邪上凌心肺,亦致喘。

4.宿患咳逆　宿疾咳逆,肺气耗散,反复不愈,则子盗母气,累及于脾;若肺病日久,肺之气阴亏耗,不能下荫于肾,可肺虚及肾;肺、脾、肾亏虚,不能温化水液,痰饮壅盛,上干于肺,阻塞气道为喘;肺气不足,失于调节心血,血行不畅,致气虚血瘀,可加重喘促。

本病进展迅速,不但肺、脾、肾俱虚,常病及于心。心气、心阳衰惫,鼓动血脉无力,血行瘀滞,见面色、唇舌、指甲发绀。重者心阳暴脱,而出现大汗淋漓、四肢厥冷之厥脱。

三、病理生理

呼吸衰竭包括肺通气功能障碍和(或)肺换气功能障碍,肺换气功能障碍又可以分为弥散功能障碍和通气/血流(V/Q)比例失调。

1.通气功能障碍　肺泡通气功能障碍的常见原因为阻塞性通气障碍和限制性通气功能障碍。主要见于下列情况:肺实质或气道的严重疾病(如 COPD),影响呼吸中枢的疾病,抑制中枢神经系统的麻醉药或镇静药过量,损伤呼吸肌功能的神经肌肉疾病,胸廓损伤。上述各种病因导致肺泡通气不足时,使进出肺的气体量减少,致使 PaO_2 降低和 $PaCO_2$ 升高,从而引起缺氧和 CO_2 潴留。当各种原因导致氧耗量增加时,肺泡氧分压下降,此时需通过增加通气量防止缺氧,若同时伴有通气功能障碍,则会出现严重的低氧血症。

2.弥散功能障碍　弥散功能障碍是肺换气功能障碍的一种形式,指的是肺泡膜面积减少或肺泡膜异常增厚和弥散时间缩短引起的气体交换障碍。

(1)肺泡膜面积减少:正常成年人肺泡总面积约为 $80m^2$,面积减少 50% 以上时才会发生换气功能障碍,如肺实变。

(2)肺泡膜厚度增加:健康人血液通过肺部毛细血管约需要 0.75 秒,而肺泡膜两侧的氧气仅需 0.25 秒即达到平衡。肺泡膜病变时,弥散速度减慢导致低氧血症。

3.通气/血流比例失调　肺内气体交换有赖于单位时间内肺泡通气量和肺泡血流灌注量之间一定的比例。正常情况下 V/Q 值为 0.8。病变严重部位肺泡通气明显减少,而血流未相应减少,使流经该区肺动脉的静脉血未经充分氧合便掺入肺静脉中,即发生肺泡 V/Q 比例失调,从而引起 PaO_2 下降。某些病理状态(如支气管扩张)可伴有支气管血流扩张和肺内动-静脉短路开放,引起肺内动-静脉解剖分流增加。

低氧血症和高碳酸血症的发生,对神经、循环、呼吸、消化系统及肾功能和电解质酸碱平衡产生影响,可引起头痛、谵妄、昏迷、心率加快、心室颤动、心搏骤停、肾功能不全、呼吸衰竭等表现。

四、分类

1.按动脉血气分析分类

(1)低氧血症型呼吸衰竭(旧称Ⅰ型呼吸衰竭):无 CO_2 潴留。血气分析特点:$PaO_2 < 60mmHg$,$PaCO_2$ 降低或正常,见于换气功能障碍(通气/血流比例失调、弥散功能损害和肺动-静脉分流)疾病。

（2）高碳酸血症型呼吸衰竭(旧称Ⅱ型呼吸衰竭)：既有缺氧，又有CO_2潴留。血气分析特点：$PaCO_2>50mmHg$，$PaO_2<60mmHg$，是肺泡通气不足所致。

2.按发病急缓分类

（1）急性呼吸衰竭：由于多种突发致病因素使通气或换气功能迅速出现严重障碍，在短时间内发展为呼吸衰竭。因机体不能很快代偿，如不及时抢救，可危及生命。

（2）慢性呼吸衰竭：由于呼吸和神经肌肉系统的慢性疾病，导致呼吸功能损害逐渐加重，在早期机体可代偿适应，多能耐受工作及日常活动，此时称代偿性慢性呼吸衰竭。若在此基础上并发呼吸系统感染或气道痉挛等，可出现急性加重，在短时间内PaO_2明显下降，$PaCO_2$明显升高，则称为慢性呼吸衰竭急性发作，其临床情况兼有急性呼吸衰竭的特点。

3.按发病机制分类

（1）泵衰竭：由呼吸泵(驱动或制约呼吸运动的神经、肌肉和胸廓)功能障碍引起，以Ⅱ型呼吸衰竭表现为主。

（2）肺衰竭：由肺组织及肺血管病变或气道阻塞引起，可表现Ⅰ型或Ⅱ型呼吸衰竭。

五、临床表现

除呼吸衰竭原发病的症状和体征外，主要为缺氧和二氧化碳潴留所致的呼吸困难和多脏器衰竭。

1.呼吸困难、呼吸费力　早期表现为呼吸频率增快，病情严重时出现呼吸困难，辅助呼吸肌活动增加，表现为三凹征，呼吸浅快；并发CO_2麻醉状态，出现潮式呼吸、比奥呼吸等。

2.发绀　是缺氧的典型表现。当PaO_2为50mmHg，血氧饱和度为80%时，即可出现发绀。舌色发绀，较口唇、甲床显现得更早，更明显。发绀的程度与还原血红蛋白含量有关，因此，红细胞增多症者发绀明显，而贫血患者则不明显。

3.精神-神经症状　轻度缺氧可有注意力不集中，定向障碍；严重缺氧者，特别是伴有二氧化碳潴留时，可出现头痛、兴奋、抑制、嗜睡、抽搐、意识丧失，甚至昏迷等。慢性胸肺疾病引起的呼吸衰竭急性加剧，低氧血症和二氧化碳潴留发生迅速，因此可出现明显的精神-神经症状，此时可为肺性脑病。

4.循环系统症状　心动过速，心律失常，严重者心脏停搏。缺氧可引起心搏量减少，血压下降、循环衰竭。

5.消化系统症状　消化不良，转氨酶升高，消化道出血等。

6.肾脏并发症　可出现肾功能不全，但多为功能性肾功能不全，严重二氧化碳潴留、缺氧晚期可出现肾衰竭。

7.酸碱失衡和电解质紊乱　呼吸衰竭时常因缺氧和(或)二氧化碳潴留，以及临床上应用糖皮质激素、利尿药和食欲缺乏等因素存在，可并发酸碱失衡和电解质紊乱。

六、辅助检查

1.血气分析　临床上常以动脉血气分析结果作为诊断呼吸衰竭的重要依据。呼吸衰竭时，$PaO_2<60mmHg$(正常值为80～100mmHg)、$PaCO_2>50mmHg$(正常值为35～45mmHg)、动脉血氧饱和度(SaO_2)<75%(正常值为97%以上)。代偿性酸中毒或碱中毒时，pH在正常范围，低于7.35为失代偿性酸中毒，高于7.45为失代偿性碱中毒，但pH异常不能说明是何种性质的酸碱失衡。剩余碱(BE)为机体代谢性酸碱失衡的定量指标，代谢性酸中毒时，BE负

值增大;代谢性碱中毒时,BE 正值增大。二氧化碳结合力(CO_2 combining power,CO_2CP)可作为反映体内主要碱储备的指标,代谢性酸中毒或呼吸性碱中毒时,CO_2CP 降低,代谢性碱中毒或呼吸性酸中毒时,CO_2CP 升高。

2.电解质测定　呼吸性酸中毒合并代谢性酸中毒时有高钾血症。呼吸性酸中毒合并代谢性碱中毒时有低钾血症和低氯血症。

3.痰液检查　痰液涂片与细菌培养的检查结果,有利于确诊病因。

4.肺功能检查　第 1 秒用力呼气容积(FEV_1)和用力肺活量(FVC)低于正常值。

七、诊断要点

1.西医诊断

(1)急性呼吸衰竭的诊断:根据病史、症状、体征,结合动脉血气分析可做出诊断,即患者有引起急性呼吸衰竭的原发病史,有低氧血症和(或)高碳酸血症,出现呼吸、循环和中枢神经系统等多脏器功能紊乱的症状和体征,血气分析 PaO_2 低于 60mmHg 和(或)$PaCO_2$ 高于 50mmHg,即可确定诊断。

(2)明确呼吸衰竭的类型:通过分析引起急性呼吸衰竭的原发病,结合血气分析检查,判断是急性呼吸衰竭还是在慢性呼吸衰竭基础上的急性加重,是 Ⅰ 型呼吸衰竭还是 Ⅱ 型呼吸衰竭。

(3)寻找引起呼吸衰竭的原因与发生机制:通过询问病史与发病情况,结合临床表现、实验室检查结果及治疗后的反应,有助于分析判断。动脉血气分析结果也有助于分析引起呼吸衰竭的机制。

2.中医辨病与辨证要点

(1)辨病要点:本病以喘促气短,呼吸困难,甚至张口抬肩,鼻翼翕动,不能平卧或口唇发绀为典型临床表现,危重者可出现昏迷、厥脱候。本证应注意与哮病鉴别:哮病与本证相似,表现为突然发作,呼吸喘促,不能平卧,甚至张口抬肩,心悸烦躁,冷汗淋漓等,但哮病伴有喉间痰鸣,常有外感,或鼻痒、咳嗽或胸闷等先兆症状,而后喘鸣并逐渐加重,是一种发作性的痰鸣气喘疾病。

(2)辨证要点

1)辨虚实:实证多由外邪侵袭或伤损所致,发病急骤,病程短,症见呼吸深长有余,呼出为快,气粗声高,脉数有力。虚证因久病迁延,或虚损所致,病程较长,常有内伤疾病的基础,症见呼吸短促难续,深吸为快,神倦气怯,脉象微弱或浮大中空;如出现面色苍白或发绀,呼吸微弱,额有冷汗或大汗淋漓,四肢厥冷,二便失禁,脉微欲绝,为元阳衰微,阳气暴脱之征。

2)辨寒热:属寒者其痰清稀如水或痰白有沫,面色青灰,或四肢不温,小便清冷,舌质淡,苔白滑,脉象浮紧或弦迟。属热者症见痰黄、黏稠,咯吐不利,身热面赤,气粗,口臭,便结尿黄,或颧红唇赤,或发热,舌质红或干红,苔黄腻或黄燥,脉滑数或洪大。

八、西医治疗原则

呼吸衰竭的处理原则是保持呼吸道通畅、迅速纠正缺氧、改善通气、积极治疗原发病、消除诱因、加强一般支持治疗和对其他重要脏器功能的监测与支持,预防和治疗并发症。

1.保持呼吸道通畅　气道不通畅可加重呼吸肌疲劳,气道分泌物积聚时可加重感染,并可导致肺不张,减少呼吸面积,加重呼吸衰竭,因此,保持呼吸道通畅是纠正 CO_2 潴留的最重要措施。

（1）清除呼吸道分泌物及异物。

（2）昏迷患者用仰头提颏法打开气道并将领口解开。

（3）缓解支气管痉挛:用支气管舒张药(如 β 肾上腺素受体激动剂、糖皮质激素等)缓解支气管痉挛。急性呼吸衰竭患者需静脉给药。

（4）建立人工气道:如上述方法不能有效地保持气道通畅,可采用简易人工气道或气管内导管(气管插管和气管切开)建立人工气道。

2.氧疗　不同类型的呼吸衰竭,其氧疗的指征和给氧方法不同。原则是高碳酸血症型呼吸衰竭应给予低浓度(<35%)持续吸氧;低氧血症型呼吸衰竭则可给予较高浓度(>35%)吸氧。急性呼吸衰竭的给氧原则是,在保证 PaO_2 迅速提高到 60mmHg 或 SaO_2 达 90% 以上的前提下,尽量降低吸氧浓度。

3.增加通气量、减少 CO_2 潴留

（1）呼吸兴奋剂:呼吸兴奋剂通过刺激呼吸中枢或外周化学感受器,增加呼吸频率和潮气量,改善通气。

（2）机械通气:对于呼吸衰竭严重,经上述处理不能有效地改善缺氧和 CO_2 潴留时,需考虑机械通气。

4.抗感染　支气管、肺感染是呼吸衰竭最常见的诱发和加重因素,因此需及时进行抗感染治疗。

5.纠正酸碱平衡失调　急性呼吸衰竭患者常容易合并代谢性酸中毒,应及时纠正。慢性呼吸衰竭常有 CO_2 潴留,导致呼吸性酸中毒,宜采用改善通气的方法纠正。如果呼吸性酸中毒纠正后,原已增加的碱储备会使 pH 升高,对机体造成严重危害,因此,在纠正呼吸性酸中毒的同时需给予盐酸精氨酸和氯化钾,以防止代谢性碱中毒的发生。

6.病因治疗　在解决呼吸衰竭本身造成危害的前提下,针对不同病因采取适当的治疗措施是呼吸衰竭的根本所在。

7.重要脏器功能的监测与支持　重症患者需转入 ICU 进行积极抢救和监测,预防和治疗肺动脉高压、肺源性心脏病、肺性脑病、肾功能不全和消化道功能障碍,尤其要注意预防多器官功能障碍综合征。

九、中医治疗

本证的治疗以虚实为纲,实证乃外邪、痰浊、瘀血,邪壅肺气而致宣降不利而成,治在肺,法以祛邪利气,应区别寒、热、痰、瘀的不同而分别采用温宣、清肃、祛痰、化瘀等法。虚喘乃精气不足、气阴亏耗而致肺肾出纳失常而成,治在肺肾,以肾为主,法以培补摄纳,针对脏腑病机,采用补肺、纳肾、温阳、益气、养阴、固脱等法。虚实夹杂,下虚上实者当祛邪与扶正并举,但要分清主次,权衡标本,有所侧重,辨证选方用药。如出现阳气暴脱,又当给予回阳救脱之剂。

1.应急治疗

（1）针刺:取大椎、肺俞、定喘、天突、丰隆、足三里等穴,手法泻法。用于痰气闭窍患者。

（2）安宫牛黄丸:1 丸,口服或鼻饲给药,每天 1~2 次。用于痰热闭窍之神昏、喘急患者。

（3）至宝丹：1丸，每天2~3次，口服或鼻饲。用于痰浊蒙窍神昏患者。

（4）清开灵注射液：40mL加入5%葡萄糖注射液中静脉滴注，或双黄连粉针剂3g加入5%葡萄糖溶液中静脉滴注。用于热毒内盛患者。

（5）醒脑静脉注射射液：20mL加入5%葡萄糖注射液中静脉滴注。用于痰热或邪热内盛患者。

（6）参附注射液：20mL加入5%葡萄糖注射液中静脉滴注。用于出现喘脱或厥脱患者的抢救。

2.辨证论治

（1）邪热壅肺

主要症候：喘促气粗，鼻翼翕动，胸部胀满，烦躁不安，甚或谵语神昏，痰黄稠或夹血痰。舌质红苔黄腻，脉滑数。

治法：清热解毒，宣肺化痰。

方药：麻杏甘石汤合苇茎汤。

方中辛寒之生石膏清泄肺热，麻黄辛散宣肺，二药合用，能宣肺而泄邪热，是"火郁发之"，使肺气肃降有权，喘急可平；杏仁苦降肺气，助麻黄、石膏清肺平喘；重用苇茎清肺泄热；冬瓜仁、薏苡仁清化痰热，下利肠胃；桃仁祛瘀化浊，以消热结；炙甘草能益气和中，调和于寒温宣降之间。诸药共奏清热解毒、宣肺化痰之效，热毒之邪得从二便而解。

若表寒较甚者可加荆芥、防风；痰热较盛者可加黄芩、桑白皮、瓜蒌仁；津伤口燥者可加天花粉、麦冬。

（2）腑结肺痹

主要症候：呼吸喘急，痰热壅盛，烦躁不安，腹满便秘，发热不恶寒。舌红苔黄燥，脉弦数。

治法：通腑泻下，宣肺平喘。

方药：宣白承气汤。

方中生石膏清泄肺胃之热；杏仁、瓜蒌皮宣降肺气，化痰定喘；大黄攻下腑实，腑实得下，则肺热易清；肺气清肃，则腑气易通。全方脏腑、上下合治，相辅相成，共奏泄热攻下、宣肺化痰之效。

高热烦躁者加黄芩、麦冬；喘急痰盛者加桑白皮、葶苈子；便结腹胀者加芒硝、枳实、厚朴。

（3）痰浊阻肺

主要症候：呼吸不畅，喉间痰鸣，口唇发绀，胸中窒闷，恶心纳呆。舌质淡苔白腻，脉濡滑。

治法：涤痰化浊，降逆平喘。

方药：导痰汤。

方中制半夏辛温，善燥湿化痰，并可降逆和胃；制南星燥湿化痰，善祛风痰；橘红、枳实理气燥湿，使气顺而痰消；茯苓渗湿健脾，湿去脾旺，痰无由生；生姜降逆化饮，既可制半夏之毒，且能助半夏、橘红行气消痰；炙甘草能益气和中，并调和诸药。诸药共奏燥湿祛痰、行气开郁之效，使肺气肃降。

脾虚湿痰者加苍术、白术；痰黏难出者加瓜蒌皮、杏仁；便秘腹胀者加厚朴、杏仁；挟郁热者加黄芩、桑白皮。

（4）脾肾阳虚

主要症候：呼吸不利，气短难续，语言无力，精神疲惫，纳呆便溏，痰涎壅盛，汗出肢冷。舌质淡苔白，脉濡细或沉溺无力。

治法：健脾补肾，纳气平喘。

方药：附子理中丸。

方中附子、干姜大辛大热，温肾暖脾，扶阳祛寒；人参甘温入脾，补中益气，培补后天之本，气旺而阳复；脾为湿土，中虚不运，必生寒湿，故又以甘苦温燥之白术，燥湿健脾，健运中州。诸药合用，共奏益气健脾、温肾祛寒之效。使阳气得复，则水寒之气消散。

阳虚内寒者加肉桂、川椒；寒饮较盛者加半夏、细辛；并见肢体水肿，合用苓桂术甘汤。

（5）元阳欲脱。

主要症候：呼吸间断不续，气息微弱，神志不清，四肢厥冷，大汗淋漓。舌色紫暗，苔白滑，脉微欲绝。

治法：益气固脱，回阳救逆。

方药：参附汤加龙骨、牡蛎。

方中人参大补元气，益气以固脱，使阳气回复；附子纯阳，为补益先天命门真火之第一要药，并通行十二经；人参、附子合用峻补阳气，以救暴脱；加龙骨、牡蛎温敛固脱，镇逆纳气，以定咳喘。诸药共奏益气固脱、回阳救逆之效。

若呼吸微弱，间断难续，或叹气样呼吸，汗出如洗，烦躁颧红，舌质红，无苔，或光泽，脉细微而数，或散或芤，为气阴两竭之危证，治应益气救阴防脱，可用生脉散加生地、山萸肉。

第二节　重症肺炎

重症肺炎是由肺组织（细支气管、肺泡、间质）炎症发展到一定阶段，恶化加重，引起器官功能障碍，甚至危及生命的一种疾病。社区获得性肺炎（community acquired pneumonia，CAP）、医院获得性肺炎（hospital acquired pneumonia，HAP）、健康护理医疗相关性肺炎（health care associated pneumonia，HCAP）和呼吸机相关性肺炎（ventilator associated pneumonia，VAP）均可引起重症肺炎，重症肺炎的病死率高达30%～50%。目前一般认为，如果肺炎患者的病情严重程度需要通气支持（急性呼吸衰竭、气体交换严重障碍伴高碳酸血症或持续低氧血症）、循环支持（血流动力学障碍、外周低灌注）和需要加强监护和治疗（肺炎引起的脓毒症或基础疾病所致的其他器官功能障碍）可称为重症肺炎。

中医学认为重症肺炎属于"风温肺热病""肺热病"范畴，可参照其辨证论治。有研究表明，中医药治疗重症肺炎能够改善临床症状，减轻炎症反应，提高临床疗效，降低病死率。

一、病因

1.西医病因　下呼吸道感染的发生应具备下列条件之一：患者的防御功能发生障碍，有足够数量的致病菌到达患者的下呼吸道并破坏患者的自身防御机制；出现致病力极强的致病菌。合并基础病是发生重症社区获得性肺炎（severe community acquired pneumonia，SCAP）和重症医院获得性肺炎（severe hospital acquired pneumonia，SHAP）的共同风险因素，几乎 50%的 SCAP 患者合并慢性阻塞性肺疾病,是最主要的易感因素;此外,还有慢性心脏病、糖尿病、酗酒等。相较于 SCAP,SHAP 易感因素还包括感染控制相关因素和治疗干预引起的宿主防御能力变化,住院患者先前的治疗措施可以削弱宿主对病原菌的防御能力,从而增加 SHAP 的患病风险,如镇静药可引起中枢神经系统功能抑制而增加误吸危险,长时间应用免疫抑制药或皮质激素可抑制患者免疫功能等。

2.中医病因病机　重症肺炎表现为发热、咳嗽咳痰、痰黄或白或带血、气喘胸痛、口干口渴等,重者可见壮热烦躁、神昏谵语、四肢厥冷等表现。从中医角度看,并无重症肺炎的具体病名记载。《素问》"肺热病者,先渐然厥,起毫毛恶风寒,舌上黄,身热,热争则喘咳,痛走胸膺背,不得太息,头痛不堪,汗出而寒"。《难经》提出"伤寒"有五:"有中风,有伤寒,有湿温,有热病,有温病。"《伤寒论》中提道:"太阳病,发热而渴,不恶寒者,为温病。"明清时期医家在前人的基础上明确了风温病的病因病机、传变特点及辨证论治依据。《温病经纬》指出,"温邪上受,首先犯肺",说明起病时风温外邪侵袭肺卫,然后热入气分,或热入营血,热伤肺络等。现代医家根据重症肺炎的发病特点和临床表现,把其归于"风温肺热病"的范畴。中医学家对其发生发展机制有大致相同的阐述,多数认为由于正气不足,而复感外邪,侵袭肺卫,肺失宣降,肺气郁闭而化热,热伤津液,肺失宣降,津液不能输布,而出现发热、喘息、呼吸困难、咳嗽咳痰等症状。也有人认为重症肺炎,中医辨证为病邪深入气血,形成气血两燔证,或营血热盛证,治则为清营凉血解毒。以上论述体现了痰、热、毒、瘀、虚为重症肺炎的病因病机特点。

中医管理局发布的《风温肺热病的证候分类》将老年肺炎概括为痰热壅肺型、风热犯肺型、气阴两亏型、热闭心包型、正虚欲脱型 5 型。余学庆等通过对相关文献予以分析总结和统计,得出肺部感染的证型有 58 个,而排列在前 9 位依次为:痰热壅肺、风热犯肺、邪犯肺卫(邪指外邪,包括风热、风寒、风燥等)、痰湿阻肺、肺阴虚、燥热伤肺、风寒袭肺、气阴两虚、肺胃阴虚等。可见实证较虚实夹杂证多,最少的是虚证。陈佳杰等在回顾分析中发现,风热犯肺主要以铜绿假单胞菌为主,痰热壅肺主要以鲍曼不动杆菌与铜绿假单胞菌为主,而热闭心包、瘀热蕴肺则以鲍曼不动杆菌、铜绿假单胞菌和肺炎克雷伯氏菌为主,气阴两虚与邪陷正脱均以铜绿假单胞菌和肺炎克雷伯氏菌为主。对于临床结合痰培养结果,进行辩证有参考意义。

二、病理生理

近年的研究认为重症肺炎的发生与病原体感染后失控的免疫应答有关。病原体通过空气吸入、血道播散、邻近感染部位直接侵犯、上呼吸道定植菌的误吸、胃食管反流、人工气道吸入环境等因素进入机体,组织吞噬细胞捕获病原分子,触发感染部位细胞因子及炎症递质的产生和释放,使局部血管通透性增加,吸引中性粒细胞趋化到感染部位,形成全身炎症反应综合征(SIRS)。机体通过激活补体系统、凝血与纤溶系统等产生各种生物活性物质,对抗微生物的入侵及防止感染和炎症扩散,血管内的纤维蛋白沉积,血栓形成,引起微循环障碍,进一步发展可导致休克和 MODS/MOF。

三、分类

1.重症社区获得性肺炎　是指在医院外罹患的感染性肺实质炎症,包括具有明确潜伏期的病原体感染,在入院后于潜伏期内发病的肺炎。重症社区获得性肺炎的病死率为 22%～

50%。SCAP 的发生与患者存在的基础病有较密切关系。

2.重症医院获得性肺炎　是指患者入院时不存在感染，也不处于感染潜伏期，而于入院 48 小时后发生的，由各种病原体引起的各种类型的肺实质炎症，因病情严重而需进入 ICD。医院获得性肺炎主要传播途径为患者与医务人员之间或患者之间的接触，其他途径如感染静脉导管所致的血源性感染，肠道细菌易位定植等也可引起。

四、临床表现

1.症状

（1）全身表现：肺炎患者大多出现发热，一般为急性发热，热型可为稽留热或弛张热，伴或不伴畏寒、寒战，部分身体衰弱患者可仅表现为低热或不发热。其他表现有全身不适感、头痛、肌肉酸痛、食欲缺乏、恶心、呕吐等，病情严重者可出现神志障碍或精神异常。

（2）呼吸系统表现：以咳嗽、咳痰为主要症状，常咳黄脓痰或白黏痰，部分患者咯铁锈色痰或血痰，伴胸痛，一般在深吸气或剧烈咳嗽时出现。病情严重时可有气促、呼吸困难表现，伴有唇、甲发绀等缺氧体征。SCAP 患者由于双肺出现弥散性损害，导致进行性低氧血症，可出现进行性呼吸困难、窘迫等 ARDS 的临床表现。

（3）肺外表现：SCAP 患者病情进展迅速，除呼吸系统损害外，常引起身体其他脏器功能损害，并可出现机体炎症反应异常。除了肺脏是最常受累的器官外，随着病情的进展，其他脏器可相继出现不同程度的功能损害，如心、肾功能受损。还有其他脏器也可序贯出现不同程度的损害，如消化道、肝脏、血液系统、神经系统、内分泌系统等。

2.体征　早期肺部体征表现为局部的异常体征，如局部叩诊呈浊音至实音，触觉语颤增强，听诊可闻及肺泡呼吸音减弱、局部湿啰音等。随着病情发展至病变弥散的 SCAP 时，肺部体征为广泛的肺实变征，肺泡呼吸音明显减弱，而湿啰音改变多不明显。

3.并发症　常见有心力衰竭、肺水肿、弥散性血管内凝血等。

五、辅助检查

1.血常规　血白细胞计数和中性粒细胞计数升高，少部分患者白细胞计数可呈下降。若累及血液系统时，可有血小板计数进行性下降，导致凝血功能障碍。

2.血气分析　多数患者主要表现为严重低氧血症。若患者同时存在其他基础疾病，则血气分析可有 CO_2 潴留，不同类型及不同程度酸碱平衡失调的表现。

3.影像学检查　胸部 X 线检查是最常应用的方式，能及早发现肺部的渗出性病灶，胸部 X 线片显示为片状、斑片状、结节状阴影，甚至出现双肺大片实变阴影。胸部 CT 检查可以较准确地了解肺炎的范围、肺组织实变程度。

4.病原学检查

（1）痰、气道分泌物涂片革兰氏染色：此项检查具有方便、价廉等特点，是临床上常用的检查措施之一，但其敏感性和特异性相对较差。

（2）痰培养：作为细菌学检查的重要手段，临床上最为常用。留取的痰液标本应尽可能在抗生素治疗前采集，以提高其阳性率。

（3）血培养：血培养是疑有严重感染性疾病时常用的病原学检查手段，结果特异性高，但阳性率也较低，约 25%。近年来强调必须在抗生素应用前采集血液标本，每次不少于 20mL 血液，可使阳性率提高至 40%～50%。必要时可重复留取。

（4）经纤维支气管镜防污染样本毛刷（protected specimen brush，PSB）、支气管肺泡灌洗液（BAL）标本培养：这两种技术近年来得到多数学者提倡，两者的敏感性和特异性均较高，但标本留取有一定难度。

六、治疗原则

1.一般监护与治疗　重症肺炎患者病情危重，进展迅速，因此在患者进入 ICU 后应加强生命体征、尿量及神志等的监测，及时制订相应的抢救措施，给予营养支持，维持内环境的稳定。合并脓毒症尤其是需要液体复苏时，可考虑应用清蛋白作为液体复苏的治疗手段之一。《中国严重脓毒症/脓毒性休克治疗指南》建议低热卡、渐进性喂养的非全量喂养［以 20～25kcal/（kg·d）为目标，蛋白摄入量建议为 1.2~1.5g/（kg·d），3~5 天不低于 50%目标量，5~7天不低于 80%目标量］是较合适的营养支持策略。

2.抗感染治疗　抗生素的治疗应遵循早期、充分，足量的原则，抗生素必须在入院后 8小时内应用，对于重症肺炎的预后十分重要。由于重症肺炎的致病菌常为多重耐药菌，故在治疗上多建议采用"猛击"方案。若有可靠的病原学结果，按照降阶梯简化联合方案调整抗生素，选择高敏、窄谱、低毒、价廉的药物，但转换时机的决定，除了特异性的病原学依据外，最重要的还是患者的临床治疗反应。如果抗菌治疗效果不佳，则应"整体更换"。

3.抗真菌治疗　重症社区获得性肺炎中真菌感染的比例逐渐升高，而且病死率高，临床上应引起重视，治疗上可参考目前抗真菌治疗的指南，根据患者临床情况选择经验性治疗、抢先治疗或针对性治疗的策略。目前应用的抗真菌药物有多烯类、唑类、棘霉素类等。对于病情严重、疗效差的真菌感染患者，可考虑联合用药，但需注意药物间的拮抗效应。

4.基础疾病治疗　在发生重症肺炎时，患者的基础病多数情况下出现恶化，如 COPD、心功能不全、糖尿病等，故在抗感染治疗的同时，应加强对基础病的治疗，以缓解病情的进展恶化。《中国急诊重症肺炎临床实践专家共识》指出，合并感染性休克的 SCAP 患者，糖皮质激素能降低其病死率，因此，建议可遵循感染性休克的处理原则，适量短程使用小剂量糖皮质激素；对于不合并感染性休克的 CAP 患者，由于临床最终受益不确定，因此，不常规建议推荐糖皮质激素的使用。

5.机械通气治疗　重症肺炎常引起严重的呼吸衰竭，需应用机械通气辅助治疗，包括无创机械通气和有创机械通气。通气方式的选择应根据患者的神志、分泌物情况、呼吸肌疲劳程度及缺氧程度等因素而定。近年来通过推广应用保护性肺通气策略，其抢救成功率有了明显提高。

6.维持或纠正重要器官功能　重症肺炎病情进展，可引起多器官功能受到损害，常见心、肾、消化道、肝、内分泌、血液等器官或系统的功能损害，故在临床上应密切监测机体各器官功能状况。一旦出现器官功能受损，则应采用相应的治疗措施。

七、中西医结合治疗

针对重症肺炎的初发期、重症期、恢复期可采用五步法进行治疗。

1.第一步宣肺气法　重症肺炎初发之时，因温邪热毒侵袭肺卫，肺失清肃，临床表现为发热、不恶寒或微恶寒、咳嗽、咳痰少、咽红、尿微黄、苔薄白、脉浮数。治以银翘散加板蓝根。吴鞠通《温病条辨》列银翘散为辛凉平剂。银翘散不仅解表邪，宣发肺气，还具有抗病毒活性的作用。

2.第二步清肺热法　重症肺炎进入重症期，患者因细菌感染或病毒合并细菌感染，临床症状加重，多见高热、汗多、咳嗽、咳痰、脉数带滑、苔薄白或黄。李顺保主任认为此为温热毒邪壅肺所致，治以清肺热法，选用麻杏石甘汤加川贝母、知母。麻杏石甘汤具有较好的解热、抗感染、镇咳、抑菌和抗病毒的作用。

3.第三步化痰浊法　重症肺炎患者高热解除后，体温降至正常，便进入痰浊期。咳痰黏稠、量多，黄色痰多为感染金色葡萄球菌，白色黏稠痰多为感染白假丝酵母菌，脓痰多为感染大肠埃希菌，铁锈色多为感染肺炎链球菌，砖红色痰多为感染肺炎克雷伯菌，蓝绿色痰多为感染铜绿假单胞菌，且多为混合性感染。此时热毒壅盛，炼液成痰，痰稠成浊，治以清热解毒，消痰化浊，选用普济消毒饮去马勃、僵蚕、升麻、胆南星、鱼腥草、川贝母、全瓜蒌。普济消毒饮对肺炎链球菌、金葡菌、白葡菌等抗菌作用强。

4.第四步养肺阴法　重症肺炎患者进入恢复期，临床症状和体征消失。双肺未闻及干湿性啰音。唯胸部影像学表现仍有片状阴影，吸收欠佳。此时肺热毒邪化燥，耗损肺阴，治以沙参麦冬汤养肺阴，养阴生津，可促使肺部阴影吸收加速。

5.第五步补肺气法　重症肺炎患者恢复期，临床上会出现疲乏肢软、神倦、食欲缺乏等一派肺脾虚相，此时皆因温热毒邪损阴涉阳，肺脾之气有待扶正之故，治以六君子汤，重用炙黄芪加太子参等，收效甚佳。

第三节　重症哮喘

重症哮喘是指哮喘患者虽经吸入糖皮质激素（≤1000μg/d）和应用长效 β 受体激动剂或茶碱类药物治疗后，哮喘症状仍持续存在或继续恶化；或哮喘呈暴发性发作，哮喘发作后短时间内即进入危重状态，临床上常难以处理，也称为难治性急性重症哮喘。这类哮喘患者可能迅速发展至呼吸衰竭并出现一系列的并发症，既往也称为"哮喘持续状态"。故哮喘持续状态是支气管哮喘临床上的危重症，可严重影响气体交换，如病情不能得到有效控制，可危及患者的生命。

一、病因

1.西医病因　哮喘发病的危险因素主要分为宿主因素（即遗传因素）和环境因素。导致重症哮喘的原因，常为感染未能得到有效控制，过敏原持续作用，黏液痰块阻塞气道，严重脱水、缺氧、物理、化学、生物学等过敏原的经常性刺激，复合性酸中毒，对平喘药物耐药或治疗措施不力，突然停用激素及神经精神因素等原因单独或综合存在。近年来多个研究结果表明，吸氧、空气质量差、室内真菌接触等均与哮喘的发病有关。哮喘是一种具有遗传倾向的疾病，受多基因调控，如 HLA 基因多态性、染色体 5q 的多种细胞因子基因、IgE 受体、$β_2$ 受体及激素受体等基因多态性，皆与哮喘发病及治疗反应相关。可以推测，重症哮喘也可能存在遗传易感性，许多哮喘遗传因素也是难治性哮喘的重要危险因素之一。

2.中医病因病机

（1）宿痰伏肺：由于痰的成因不一，宿痰有寒化、热化的不同。屡感风寒，失于表散，或嗜食生冷，素体阳虚，寒饮内生，伏于肺与膈上，则为寒痰；嗜食肥甘辛热，内酿痰热，上干于肺，或素体阳盛，寒痰郁久化热，则为热痰。宿痰伏肺，积结难解，成为"夙根"。

（2）外因诱发：外邪、饮食、情志、劳倦等为哮证发作的诱因，其中尤以气候变化最为密切。外因触发肺内伏痰，痰随气升，痰气搏结，阻塞气道。正如《证治汇补·哮病》所说："因内有壅塞之气，外有非时之感，膈有胶固之痰，三者相合，闭拒气道，搏击有声，发为哮病。"

若久哮不愈，常肺病及肾，肾精不足，下元亏虚，不能温化水饮，聚为痰饮，上壅于肺，形成上盛下虚之证。病情到了危重阶段，可累及心阳，以致阳气暴脱，而见突然大汗淋漓，四肢厥冷之危候。

二、病理生理

支气管哮喘是气道综合性病理生理变化的结果，包括炎症基础和气流阻塞两方面，气道炎症是由多种炎症和结构细胞、细胞因子和炎症递质参与并相互作用形成，累及大、小气道和肺组织，引起气道高反应性；气流受阻主要是由气道平滑肌功能失调异常收缩、支气管黏膜水肿、黏膜下炎症细胞浸润、腺体分泌亢进引起分泌物堵塞，以及逐渐加重的气道重塑等多种原因引起。

多种病因均可使哮喘患者支气管黏膜感受器在特定的刺激后发生速发相及迟发相反应，引起支气管痉挛、气道炎症及气道高反应性，造成呼吸道狭窄，引起哮喘发作。呼吸道细菌感染并不引起过敏反应，但是由于气道分泌物增多，可以加重气道狭窄，使哮喘发作或加重。如果病因持续存在，可致支气管平滑肌的持续痉挛和进行性加重的气道炎症，上皮细胞剥脱并损伤黏膜，使黏膜充血水肿、黏液大量分泌甚至形成黏液栓，加上气道平滑肌极度痉挛，可严重阻塞呼吸道，引起哮喘持续状态而难以缓解。

三、分类

重症哮喘按照炎症机制分为嗜酸性粒细胞型、中性粒细胞型和少炎症细胞型。

四、临床表现

1.症状 重症哮喘患者多有喘息、咳嗽、呼吸困难等，部分重症哮喘常呈现极度严重的呼气性呼吸困难、吸气浅、呼气时相延长且费力、强迫端坐呼吸、不能讲话、大汗淋漓、焦虑恐惧、表情痛苦。病情严重患者可出现意识障碍，甚至昏迷。并非所有征象都会出现，17%～18%的患者可不出现呼吸困难。

2.体征 呼吸>30次/分，呼吸时常出现辅助呼吸肌活动，有三凹征，甚至出现胸腹矛盾运动；胸部呈过度充气状态，听诊可闻及响亮、广泛的哮鸣音，但是随着病情的加重，呼吸音和哮鸣音可逐渐降低甚至消失；心率多增快，常大于120次/分，终末期可以表现为心动过缓、心律失常、低血压等；可出现奇脉，脉压大于3.33kPa（25mmHg），但是极重度患者由于呼吸肌疲劳，不能产生较大的胸腔内压改变，奇脉消失；发绀一般少见，若出现则提示病情极危重。呼吸音消失、发绀、神志改变提示病情极危重，需要及时抢救。

3.并发症 发作时可并发气胸、纵隔气肿、肺不张、呼吸衰竭，长期反复发作和感染可并发肺气肿、支气管扩张症、间质性肺炎、肺纤维化和肺源性心脏病等。

五、辅助检查

1.心电图 常见窦性心动过速，电轴右偏，偶见肺性P波。在使用大量糖皮质激素（甲泼尼龙）和β受体激动药后，可有房性或室性期前收缩、室上性心动过速。

2.胸部X线片 表现为肺过度通气，也可有气胸、肺不张、纵隔气肿或肺炎等。

3.动脉血气分析 血氧分压（PaO_2）<60mmHg，血氧饱和度（SaO_2）<90%。一般哮喘患者二氧化碳分压低于35mmHg，如大于该值甚至超过45mmHg，则提示重症哮喘或极为严重的气道阻塞和呼吸肌疲劳。

六、诊断要点

1.西医诊断 主要根据病史和发作时症状与体征，以及其他检查可做出诊断。

（1）既往有支气管哮喘反复发作病史。

（2）哮喘持续不缓解，静坐仍喘息，大汗淋漓。单字方式讲话，甚或不能讲话。

（3）常有焦虑、烦躁，意识障碍（嗜睡、昏迷）。

（4）R>30次/分，辅助呼吸肌参与呼吸运动。两肺哮鸣音弥散性响亮，心率>120次/分，常有奇脉。

（5）结合动脉血气分析、肺功能、胸部X线检查等。

2.中医辨病与辨证要点

（1）辨病要点：本病以呼吸迫促，胸闷，喉间痰鸣或伴咳嗽、咳痰为临床特征。常表现为突然发作，或可有外感、鼻痒、咽痒、咳嗽或胸闷等先兆症状，而后哮喘逐渐加重，患者呼吸困难，不能平卧，伴有哮鸣，痰黏咯吐不利，甚至张口抬肩，心跳心悸，冷汗淋漓，面唇紫暗，睛突，烦躁不安。

（2）辨证要点：本病辨证关键在于分清寒热。寒证内外皆寒，谓之冷哮。其证喉中如水鸡声，咳痰清稀，或色白而如泡沫，胸膈满闷如塞，面色苍白或青灰，背冷，口不渴，或渴喜热饮，舌质淡，苔白滑，脉浮紧。热证痰火壅盛，谓之热哮。其证喉中痰声如拽锯，胸高气粗，咳痰黄稠胶黏，咯吐不利，烦躁不安，面赤，口渴喜饮，大便秘结，舌质红，苔黄腻或滑，脉滑数。此外，哮病屡发，责之正气亏虚，辨证应注意寒热、虚实之间的转化，辨清证候寒热、虚实之兼夹。如病情进一步发展，出现神倦气怯，面色发绀或苍白，冷汗如油，四肢厥冷，脉微欲绝为阳气暴脱之证。

七、西医治疗原则

重症哮喘病情变化快，易发生呼吸衰竭，危及生命，因此一旦确诊，需要立即收入呼吸监护病房或重症监护室，进行监护和规范治疗。2016版全球哮喘防治创议（global initiative for asthma，GINA）建议哮喘急性发作时不必常规使用抗生素。哮喘急性发作后应尽快安排复诊，以了解患者症状控制情况及有无未来急性发作的危险因素。多数患者应规律性控制治疗，以降低未来发作的风险。

1.一般治疗

（1）初步评估病情：简单体检，1秒用力呼气容积、最大呼气量测定，氧饱和度及动脉血气检查。

（2）氧疗：立即吸氧，保证SaO_2>90%，PaO_2>8.0kPa（60mmHg）。应注意气道湿化。如果吸氧不能保证氧饱和度并伴有二氧化碳潴留，则需要机械通气治疗。

（3）补液：建立静脉通路，保证水、电解质平衡。

2.支气管扩张剂应用

（1）β_2受体激动剂：通过对气道平滑肌和肥大细胞膜表面的β_2受体的兴奋，舒张气道平滑肌,减少肥大细胞和嗜碱性粒细胞脱颗粒、递质的释放,降低微血管的通透性,增加气道上皮纤毛的摆动等,以缓解哮喘症状。急性重症哮喘患者推荐雾化、静脉应用短效 β_2 受体激动剂,常用的药物如沙丁胺醇(salbutamol)和特布他林(terbutaline)等。

(2)茶碱类:茶碱具有舒张支气管平滑肌作用,并具有强心、利尿、扩张冠状动脉、兴奋呼吸中枢和呼吸肌等作用。有研究资料显示,低浓度茶碱具有抗感染和免疫调节作用。重度患者可将氨茶碱加入葡萄糖溶液中,缓慢静脉注射[注射速度不宜超过 0.2mg/(kg·min)]或静脉滴注,适用于哮喘急性发作且近 24 小时内未用过茶碱类药物的患者。

(3)抗胆碱类:吸入抗胆碱能药物,如溴化异丙托品、溴化氧托品和溴化泰乌托品等,可阻断节后迷走神经传出支,通过降低迷走神经张力而舒张支气管。扩张支气管的作用比 β 受体激动剂弱,起效也较慢,但长期应用不易产生耐药,对老年人的疗效不低于年轻人。本品与 β 受体激动剂联合应用具有协同、互补作用。对有吸烟史的老年哮喘患者较为适宜,但对妊娠早期妇女和患有青光眼或前列腺肥大的患者应禁用。

(4)白三烯调节剂:白三烯调节剂包括半胱氨酰白三烯受体阻滞药和 5-脂氧化酶抑制剂,是一类新的哮喘治疗药物。可减轻哮喘症状、改善肺功能、减少哮喘的恶化。但其作用不如吸入型糖皮质激素,也不能取代糖皮质激素。作为联合治疗中的一种药物,本品可减少中、重度哮喘患者吸入糖皮质激素的剂量,并可提高吸入糖皮质激素治疗的临床疗效。

3.激素　糖皮质激素是控制和缓解哮喘严重发作的重要措施,重症患者推荐静脉给药或口服给药。

4.氧疗

(1)鼻导管或面罩吸氧:吸氧流量为每分钟 1~3L,吸入氧浓度一般不超过 40%。为避免气道干燥和寒冷气流的刺激而导致气道痉挛,吸入的氧气应尽量温暖湿润。

(2)机械通气:鼻导管或面罩吸氧若无效,则应及早插管机械通气。指征包括神志改变、呼吸肌疲劳,$PaCO_2$ 由低于正常转为正常,甚或>6.0kPa(45mmHg)。

八、中医治疗

本病以“发时治标”为急。由于痰气搏结是本病的关键,故当以宣肺豁痰利气为重点,冷哮治以宣肺散寒、豁痰平喘;热哮治以宣肺清热、涤痰利气。此外,临证还要注意寒热、虚实的兼夹,切中病机随证用药。如出现阳气暴脱,又当给予回阳救脱之剂。

1.应急治疗

(1)针灸:针刺大椎、肺俞、定喘、风门、丰隆等穴,用强刺激手法。或加灸肾俞、太溪、足三里等穴。

(2)中成药:安宫牛黄丸 1 丸,每天 1 次;或咳喘顺丸 6g,每天 3 次。口服或胃管注入。用于痰热或肺热较重患者。

(3)清开灵注射液 40mL 加入 5% 葡萄糖注射液 500mL,静脉滴注,每天 1 次;或痰热清注射液 20mL 加入 5% 葡萄糖注射液 250mL,静脉滴注,每天 1 次。用于肺热壅盛哮喘患者。

(4)参麦注射液 60mL 加入 5% 葡萄糖注射液 250mL,静脉滴注,每天 1~2 次。用于哮喘持续,耗伤气阴或气阴欲竭者。

(5)参附注射液 20mL 加入 5% 葡萄糖注射液 20mL,静脉注射,每天 2~3 次。用于哮喘危证出现厥脱患者的抢救。

2.辨证论治

（1）冷哮

主要症候：呼吸喘促,喉中哮鸣有声,痰白而黏,或稀薄多沫,胸膈满闷如窒,口不渴或渴喜热饮。舌质淡苔白滑,脉浮紧。

治法：温肺散寒,豁痰利窍。

方药：射干麻黄汤。

方中射干开痰结;麻黄宣肺平喘;干姜、细辛温肺蠲饮;半夏化痰降逆;紫菀、款冬花温肺降气止咳;细辛、五味子一开一合,以利肺气升降;生姜散寒;大枣和中并调和诸药。

若痰涌胸满,喘逆不得卧,可加苏子、瓜蒌仁、杏仁等泻肺涤痰,宽胸利气;若痰稠胶黏难出,哮喘持续难平者,加皂荚、白芥子豁痰利肺以平喘;若表寒里饮、寒象较甚者,可用小青龙汤加减。

（2）热哮

主要症候：喘促气粗胸高,喉中哮鸣有声,痰稠黄胶黏,咳吐不利,烦躁不安,口渴喜冷饮。舌质红苔黄腻,脉滑数。

治法：宣肺清热,化痰降逆。

方药：定喘汤。

方中麻黄宣肺散邪以平喘;白果敛肺定喘而祛痰,一散一收,既可加强平喘之功,又可防麻黄耗散肺气;桑白皮、黄芩清泄肺热,止咳平喘;杏仁、半夏、款冬花、苏子降气平喘,化痰降逆;甘草和中并调和诸药。

若寒邪外束,肺热内盛,加石膏与麻黄相配,宣散寒邪,解肌清里;肺气壅实,痰鸣息涌不得卧,加葶苈子、地龙涤痰泻壅;痰黄稠胶黏,加知母、海蛤粉、鱼腥草、枇杷叶等清泄痰热;胃热壅盛,舌苔燥黄,大便秘结者,加大黄、芒硝通腑利肺。

（3）上实下虚

主要症候：喘促气急,喉中哮鸣,痰多黏腻,咳吐不爽,胸中满闷,气短难续,汗出肢冷,唇舌紫暗。舌苔白腻,脉濡滑无力。

治法：化痰降浊,温肾纳气。

方药：苏子降气汤合三子养亲汤。

方中白芥子畅膈消痰,苏子降气行痰,莱菔子消滞导痰,三药合而用之,化痰下气平喘;更配半夏、橘红、厚朴、前胡降气祛痰,兼能发表,既能疏内壅之气,又兼散外寒,以治上实有余;肉桂引火归元,温肾纳气;当归润以和血,合肉桂以温补下虚;甘草和中调药。诸药合用,上下兼顾而以上为主,使气降痰消,则喘咳自平。

可加葶苈子、杏仁以利气涤痰。若痰多色黄而稠,苔黄腻,可加连翘、黄芩清热解毒;如兼腹胀,便秘者,可酌加大黄、芒硝通腑泻壅;若兼意识模糊,似清似昧者,可合用涤痰汤涤痰开窍。

（4）阳气暴脱

主要症候：哮喘持续不解,突然神气怯倦,大汗淋漓,四肢厥冷,面色发绀。舌色青暗,苔白滑,脉微欲绝。

治法：回阳救脱。

方药:四逆汤,送服黑锡丹。

方中附子大辛大热,补益先天命门真火,温阳逐寒;干姜温中焦之阳而除里寒,可助附子升发阳气;炙甘草益气和中,既能解毒,又能缓姜、附辛烈之性,合用共奏回阳救逆之效。亡阳之证,急当温壮下元,镇纳浮阳以救本。黑锡丹以黑锡质重甘寒,镇摄浮阳,降逆平喘;硫黄性热味酸,温补命火,暖肾消寒;二药相须为用,水火并补。更用附子、肉桂温肾助阳引火归原,使虚阳复归肾中;阳起石、破故纸、葫芦巴温命门除冷气,能接纳下归之虚阳;茴香、沉香、肉豆蔻温中调气,降逆除痰,兼能暖肾;川楝子苦寒,既能监制诸药温燥,又能疏利肝气。诸药合用,可使真阳充下元温,喘促平,厥逆回,冷汗止,气归肾中。

若汗多不敛者,加龙骨、牡蛎以敛汗固脱;若呼吸微弱,间断难续,或叹气样呼吸,汗出如洗,烦躁内热,口干颧红,舌红绛无苔,脉细微而数,或散或芤,为气阴两竭之证,可用生脉散加生地、山萸肉,以救气阴、防虚脱。

第十章 心血管急危重症

第一节 心力衰竭

一、疾病概述

心力衰竭简称心衰,是指心肌收缩力下降,使心排血量减少,不能满足机体代谢的需要,导致器官、组织血液灌注不足,出现肺循环淤血的表现,是各种心脏疾病的严重表现或终末阶段。由于心力衰竭通常伴有肺循环和(或)体循环的被动充血,故又称为充血性心力衰竭。按病情急缓,心力衰竭可分为急性心力衰竭和慢性心力衰竭。

1.基本病因

(1)慢性心力衰竭的基本病因:先天性获得性心肌、心瓣膜、心包或大血管、冠状动脉结构异常,导致血流动力功能不全,是慢性心力衰竭的基本病因。可通过下列机制影响心功能,引起心力衰竭。

1)原发性心肌收缩力受损:如缺血和心肌梗死、心肌炎症、心肌变性或坏死、心肌病等,可使心肌收缩力减弱而导致心力衰竭。

2)心室后负荷过高:肺及体循环高压,左、右心室流出道狭窄,主动脉或肺动脉狭窄等,均能使心室收缩时阻力增高、后负荷加重,引起继发性心肌舒缩功能减弱而导致心力衰竭。

3)心室的前负荷过高:瓣膜关闭不全、心内或大血管间左至右分流等,使心室舒张期容量增加,前负荷加重,也可引起继发性心肌收缩力减弱和心力衰竭。

4)高动力性循环状态:主要发生于贫血、体循环动静脉瘘、甲状腺功能亢进症、脚气性心脏病等,由于周围血管阻力降低,心排血量增多,也能引起心室容量负荷加重,导致心力衰竭。

5)心室前负荷不足:二尖瓣狭窄,心脏压塞和限制型心肌病等,引起心室充盈受限,体、肺循环充血。

(2)急性左心衰竭的常见病因

1)慢性心力衰竭急性加重。

2)急性弥散性心肌损害引起心肌收缩无力:如急性心肌梗死、急性重症心肌炎、药物所致的心肌损伤与坏死、围生期心肌病。

3)急性血流动力学障碍:如急性的心脏容量负荷加重,见于瓣膜损害、腱索断裂、心室乳头肌功能不全、室间隔穿孔、人工瓣膜急性损害,以及过快或过多静脉输血或输入含钠液体等;高血压危象;急性起病的机械性阻塞引起心脏压力负荷加重,排血受阻,如重度主动脉瓣或二尖瓣狭窄、心室流出道梗阻、心房内血栓或黏液瘤嵌顿;主动脉夹层;急性起病的心室舒张受限制;严重心律失常等。

(3)急性右心衰竭的病因:多见于右心室梗死、急性大块肺栓塞和右侧心瓣膜病。

2.临床特点

(1)左心衰竭:左心衰竭以肺循环淤血及心排血量降低为主要表现。

1）不同程度的呼吸困难：①劳力性呼吸困难：是左心衰竭最早出现的症状。因运动使回心血量增加，左心房压力升高，加重肺淤血。引起呼吸困难的运动量随心力衰竭程度加重而减少；②端坐呼吸：肺淤血达到一定程度时，患者不能平卧，因平卧时回心血量增多，且膈肌上抬，呼吸更为困难。高枕卧位、半卧位，甚至端坐时方可好转；③夜间阵发性呼吸困难：患者入睡后突然因憋气而惊醒，被迫取坐位，重者可有哮鸣音，称为心源性哮喘。多于端坐休息后缓解。其发生机制除睡眠平卧血液重新分配使肺血量增加外，夜间迷走神经张力增加、小支气管收缩、横膈抬高、肺活量减少等也是促发因素；④潮式呼吸：见于严重心力衰竭，预后不良。呼吸有节律地由暂停逐渐增快、加深，再逐渐减慢、变浅，直到再停，0.5~1分钟后呼吸再起，如此周而复始。发生机制为心力衰竭时脑部缺血和缺氧，呼吸中枢敏感性降低，呼吸减弱，二氧化碳留到一定量时方能兴奋呼吸中枢，使呼吸增快、加深。随二氧化碳的排出，呼吸中枢又逐渐转入抑制状态，呼吸又减弱直至暂停。脑缺氧严重的患者还可伴有嗜睡、烦躁、神志错乱等精神症状。

2）咳嗽、咳痰、咯血：咳嗽、咳痰是肺泡和支气管黏膜淤血所致，开始常于夜间发生，坐位或立位时咳嗽可减轻，白色浆液泡沫状痰为其特点，偶可见痰中带血丝，急性左心衰竭发作时可出现粉红色泡沫样痰。长期慢性肺淤血，肺静脉压力升高，导致肺循环和支气管血液循环之间在支气管黏膜下形成侧支，此种血管一旦破裂可引起大咯血。

3）乏力、疲倦、运动耐量降低、头晕、心悸等：因器官、组织灌注不足及代偿性心率加快所致的症状。

4）急性肺水肿：是急性左心衰竭最常见的表现。典型发作为突然、严重的呼吸急促，每分钟呼吸可达30~40次，端坐呼吸，阵阵咳嗽，面色灰白，口唇发绀，大汗，常咳出泡沫样痰，严重者可从口腔和鼻腔内涌出大量粉红色泡沫液。发作时心率、脉搏增快，血压在起始时可升高，以后降至正常或低于正常。两肺内可闻及广泛的水泡音和（或）哮鸣音。心尖部可闻及奔马律，但常被肺部水泡音掩盖。X线片可见典型蝴蝶形大片阴影由肺门向周围扩展。急性肺水肿早期间质水肿阶段可无上述典型的临床和X线片表现，而仅有气促、阵发性咳嗽、心率增快、心尖部奔马律和肺部哮鸣音，X线片显示上肺静脉充盈、肺门血管模糊不清、肺纹理增粗和肺小叶间隔增厚，肺水肿早期为间质水肿，如不能及时做出诊断并采取治疗措施，可以发展成肺泡性肺水肿。

（2）右心衰竭：右心衰竭以体循环淤血为主要表现，大多数右心衰竭是由左心衰竭发展而来。表现为心悸、气短、乏力等心脑病和原发病症状，以及由慢性持续淤血引起各脏器功能改变所致，如：①长期背痛凝血引起的腹胀，食欲缺乏，恶心、呕吐等；②肾淤血引起尿量减少，夜尿多，蛋白尿和肾功能减退；③肝缺血引起上腹饱胀，甚至剧烈腹痛，黄疸，心源性肝硬化。

3.辅助检查

（1）常规化验检查：血常规、尿常规、肝肾功能、血电解质等，在用药过程中是必须进行检查的。

（2）脑钠肽（BNP）、N端前脑钠肽（NT-proBNP）测定。

（3）心电图检查：有助于病因诊断。所有心力衰竭患者都必须进行心电图检查。

（4）胸部X线检查：①心影的形状和大小可对病因诊断提供帮助；②能反映是否存在肺淤血及其程度，以及其他肺部疾病；③治疗过程中每3~6个月复查胸部X线片可判断治疗效果,若心影较前缩小,说明治疗有效;心影进行性增大,说明病情在发展。

(5)超声心动图检查:该检查具有简便、价廉、无创、可重复检查、床边操作等优点。可行心力衰竭病因的鉴别(结构、大小),判断心脏功能(收缩、舒张),估测肺动脉压,评价心力衰竭治疗效果。

(6)放射性核素检查:①放射性核素心室造影:测量心室腔大小、左室射血分数值及室壁运动;②放射性核素心肌灌注显像:可诊断心肌缺血和心肌梗死,鉴别扩张性心肌病和缺血性心肌病。

4.治疗原则

(1)病因治疗:积极治疗基础疾病,如药物控制高血压和甲状腺功能亢进症,通过介入治疗或冠状动脉旁路移植术改善冠心病患者心肌缺血,为心脏瓣膜病患者进行瓣膜置换等;去除诱发因素如感染、心律失常、脑梗死、贫血等。

(2)减轻心脏负荷:①利尿药的应用:利尿药是治疗心力衰竭最常用的药物,有排钾利尿和保钾利尿;②血管扩张剂:通过扩张小动脉,降低左室射血阻力,减轻心脏后负荷,从而增加心搏出量;扩张静脉,使回心血量减少,降低心脏前负荷,从而减轻静脉淤血,改善心功能。常用的血管扩张药有硝普钠、硝酸甘油、硝酸异山梨酯、酚妥拉明、肼屈嗪、血管紧张素转化酶抑制剂等;③β受体阻滞药的应用:常用的β受体阻滞药有卡维地洛、拉贝洛尔、比索洛尔和美托洛尔等;④休息和镇静药的应用:休息包括身、心两方面。限制体力活动,以不出现症状为原则,严重者卧床休息,必要时给予小剂量的镇静药;⑤控制钠盐摄入:正常成人每天钠盐摄入量为 3~6g;Ⅰ度心力衰竭者,每天摄入量控制在 2g 左右;Ⅱ度心力衰竭者应限制在1g;Ⅲ度心力衰竭者应限制在 0.4g。

(3)增加心排血量:正性肌力药物可增加心肌收缩力,从而增加心排血量,是治疗心力衰竭的主要药物,临床常用的是洋地黄类药物。

二、主要护理问题

1.心排血量减少　与心脏负荷增加有关。

2.体液过多　与体循环淤血有关。

3.气体交换受损　与肺循环淤血、肺部感染有关。

4.活动无耐力　与呼吸困难、心搏出量减少有关。

5.焦虑　与呼吸困难及担心病情预后等有关。

6.潜在并发症　栓塞、心源性休克、猝死、洋地黄中毒、直立性低血压。

三、护理措施

1.常规护理

(1)体位:让患者卧床休息,以减轻心脏负担,取半坐卧位,两腿下垂。

(2)休息:保持病室安静舒适,避免各种精神刺激,防止过度用力,保持大便通畅,必要时用开塞露通便。休息原则根据心力衰竭程度而定。急性期绝对卧床休息,给予完善的生活护理。

(3)吸氧:改善气体交换给予鼻导管或面罩吸氧,先予 2~4L/min,可逐渐增加至 4~6L/min。氧气经 50%乙醇湿化后吸入。随时清除鼻腔分泌物,保持鼻导管通畅,每班更换 1 次。

(4)镇静:当出现心源性哮喘而又排除支气管哮喘时,可遵医嘱给予吗啡镇静,减轻焦虑。

（5）饮食：病情较轻者可给予少盐饮食，饮食中钠盐不超过 1~5g/d，重者限钠 1g/d 以下或无盐饮食。

2.专科护理

（1）遵医嘱合理给予血管扩张药或利尿药等药物改善心脏功能，增加活动耐受力，静脉用药时要严格控制输液速度，密切监测血压变化，避免病情加重。利尿药最好在上午或早晨使用，以免夜间尿量过多影响休息。用利尿药时，注意尿量，监测电解质变化，以便评估用药后效果。

（2）仔细观察患者应用洋地黄类药物的反应，洋地黄严格按时间、按剂量服用；注意剂量个体化；给药前先测心率，若成人<60 次/分、儿童<70 次/分、婴儿<90 次/分不能给药；密切观察洋地黄治疗效果，询问患者有无不适，观察患者心电图及血洋地黄浓度，发现洋地黄中毒表现及时通知医师，及时处理。

洋地黄不良反应：洋地黄治疗剂量与中毒剂量很接近，容易中毒。此外，当心肌有严重损害、低血钾、严重缺氧时，更易发生洋地黄中毒，其不良反应如下：①胃肠道反应：有厌食、恶心、呕吐、腹痛和腹泻等，常为中毒先兆；②神经系统反应：可有头痛、头晕、疲倦、失眠、谵妄等，还可见视觉障碍如黄视、绿视、视物模糊等，视觉异常为停药指征之一；③心脏反应：表现为各种心律失常，常见快速心律失常、房室传导阻滞、窦性心动过缓等。快速房性心律失常又伴有传导阻滞是洋地黄中毒特征性表现。

3.病情观察　实施心电监护，做好心率、心律、呼吸、血压、神志、尿量的监测，记录出入液量，抽血查电解质及血气分析，根据实验室结果调整药物。

4.健康指导

（1）心力衰竭患者应注意控制原发病，防止心力衰竭反复发作。避免引起心力衰竭的诱发因素，如过度劳累、过度激动、感染，尤其是呼吸道感染、钠盐摄入过多等，应根据心功能情况合理安排工作、活动和休息。

（2）采取低盐、低脂饮食，忌食盐腌制食品及含盐炒货，每天摄盐量少于 6g（约 1 啤酒瓶盖），提倡食用低脂肪、低胆固醇食物，如鸡肉、鱼肉、鸡鸭蛋的蛋白、豆腐等，不建议食用肥肉、动物内脏、鱼子、蟹黄等动物性脂肪和高胆固醇食物，同时应注意避免暴饮暴食。重度心力衰竭者应限制入水量并每天称体重，及时监测病情变化。

（3）严格按照医嘱服药，不得随便改变药物的用法和用量，特别是服用利尿药时应观察24 小时的尿量情况；服用地高辛应注意服药前数脉搏，应≥60 次/分；观察有无洋地黄中毒表现，如心律失常、恶心、呕吐、头晕、视物模糊、黄视、绿视等。

第二节　急性心肌梗死

一、疾病概述

急性心肌梗死（AMI）是在冠状动脉硬化的基础上，冠状动脉血管供应急剧减少或中断，使相应的心肌发生严重持久的缺血导致心肌坏死。临床表现为持久的胸前区疼痛、发热、白细胞计数增高、血清心肌坏死标志物增高和心电图进行性改变，还可发生心律失常、休克或心力衰竭三大并发症，亦属于急性冠脉综合征的严重类型。

1.临床特点

（1）先兆表现：约半数以上患者发病数天或数周前有胸闷、心悸、乏力、恶心、大汗、烦躁、血压波动、心律失常、心绞痛等前驱症状。以新发生的心绞痛，或原有心绞痛发作频繁且程度加重、持续时间长、服用硝酸甘油效果不好为常见。

（2）主要症状

1）疼痛：为最早、最突出的症状，其性质和部位与心绞痛相似，但程度更剧烈，伴有烦躁、大汗、濒死感。一般无明显的诱因，疼痛可持续数小时或数天，经休息和含服硝酸甘油无效。少数患者症状不典型，疼痛位于上腹部或颈背部，甚至无疼痛表现。

2）全身症状：通常在发生疼痛24~48小时后出现发热、心动过速，一般体温在38℃左右，多在1周内恢复正常。可有胃肠道症状，如恶心、呕吐、上腹胀痛，重者可有呃逆。

3）心律失常：有75%~95%的患者发生心律失常，多发生于病后1~2天，前24小时内发生率最高，以室性心律失常最多见。心室颤动是急性心肌梗死早期患者死亡的主要原因。

4）心源性休克：疼痛时常见血压下降，如疼痛缓解时，收缩压<80mmHg，同时伴有烦躁不安、面色苍白或发绀、皮肤湿冷、脉搏细速、尿量减少、反应迟钝，则为休克表现，约20%患者常于心肌梗死后数小时至1周内发生。

5）心力衰竭：约半数患者在起病最初几日，疼痛或休克好转后，出现呼吸困难、咳嗽、发绀、烦躁等左心衰竭的表现，重者可发生急性肺水肿，随后可出现颈静脉怒张、肝大、水肿等右心衰竭的表现。右心室心肌梗死患者发病开始即可出现右心衰竭表现，同时伴有血压下降。

2.辅助检查

（1）心电图检查：常有进行性的改变。对心肌梗死的诊断、定位、范围、估计病情演变和预后都有帮助。

（2）放射性核素检查：利用坏死心肌细胞中的钙离子能结合放射性锝（^{99m}Tc）焦磷酸盐或坏死心肌细胞的肌凝蛋白可与其特异抗体结合的特点，静脉注射^{99m}Tc-焦磷酸盐或铟111（^{111}In）抗肌凝蛋白单克隆抗体，进行"热点"扫描或照相；利用坏死心肌血供断绝和瘢痕组织中无血管以致铊201（^{201}Tl）^{99m}Tc-MIBI不能进入细胞的特点，静脉注射这种放射性核素进行"冷点"扫描或照相；均可显示心肌梗死的部位和范围。

（3）超声心动图检查：切面和M型超声心动图也有助于了解心室壁的运动和左心室功能，诊断室壁瘤和乳头肌功能失调等。

（4）实验室检查：①起病24~48小时后白细胞计数可增至（10~20）×10^9/L，中性粒细胞增多，嗜酸粒细胞减少或消失；红细胞沉降率增快；C-反应蛋白（CRP）增高均可持续1~3周。起病数小时至2日内血中游离脂肪酸增高；②心肌坏死标志物增高。

3.治疗原则　急性心肌梗死治疗原则是尽快恢复心肌血流灌注，挽救心肌，缩小心肌缺血范围，防止梗死面积扩大，保护和维持心脏功能，及时处理各种并发症。

（1）一般治疗：①休息：急性期卧床休息12小时，若无并发症，24小时内应鼓励患者床上活动肢体，第3天可床边活动，第4天起逐步增加活动，1周内可达到每天3次步行100~150m；②监护：急性期进行心电图、血压、呼吸监护，密切观察生命体征变化和心功能变化；③吸氧：急性期持续吸氧4~6L/min，如发生急性肺水肿，按其处理原则处理；④抗凝治疗：无禁忌证患者嚼服阿司匹林肠溶片150~300mg，连服3天，以后改为75~150mg/d，长期服用。

（2）解除疼痛：哌替啶 50~100mg 肌内注射，或吗啡 5~10mg 皮下注射，必要时 1~2 小时可重复使用 1 次，以后每 4~6 小时重复使用，用药期间注意防止呼吸抑制。

（3）心肌再灌注：心肌再灌注是一种积极治疗措施，应在发病 12 小时内，最好在 3~6 小时进行，使冠状动脉再通，心肌再灌注，使濒临坏死的心肌得以存活，坏死范围缩小，减轻梗死后心肌重塑，改善预后。包括经皮冠状动脉介入治疗（PCI）及溶栓疗法。

（4）心律失常的处理：室性心律失常常可引起猝死，应立即处理。首先给予利多卡因静脉注射，反复出现可使用胺碘酮治疗，发生心室颤动时立即实施电复律；对房室传导阻滞者，可用阿托品、异丙肾上腺素等药物，严重者需安装人工心脏起搏器。

（5）控制休克：补充血容量，应用升压药物及血管扩张药，纠正酸碱平衡失调。如处理无效时，应选用在主动脉内球囊反搏术的支持下，积极行经皮冠状动脉成形术或支架植入术。

（6）治疗心力衰竭：主要是治疗急性左心衰竭。急性心肌梗死 24 小时内禁止使用洋地黄制剂。

（7）二级预防：预防动脉粥样硬化、冠心病的措施属于一级预防，对于已经患有冠心病、心肌梗死患者预防再梗，防止发生心血管事件的措施属于二级预防。①应用阿司匹林或氯吡格雷等药物，抗血小板集聚；应用硝酸酯类药物，抗心绞痛治疗；②预防心律失常，减轻心脏负荷；③戒烟，控制血脂；④控制饮食，治疗糖尿病；⑤对患者及家属要普及冠心病相关知识，鼓励患者有计划、适当地运动。

二、主要护理问题

1.心排血量减少　与心肌梗死有关。

2.有猝死的可能　与心肌梗死有关。

3.意识障碍　与心肺复苏术后脑损伤有关。

4.疼痛　与心肌缺氧缺血有关。

5.体温过高　与心肌梗死后吸收热有关。

6.潜在并发症　心力衰竭、快速型心律失常、心搏骤停、心源性休克、便秘等。

三、护理措施

1.常规护理

（1）休息：急性期绝对卧床休息，减少心肌耗氧，避免诱因。保持安静，减少探视，避免不良刺激，保证睡眠。陪伴和安慰患者，操作熟练，理解并鼓励患者表达恐惧。

（2）改善活动耐力：帮助患者制订逐渐活动计划。若患者在活动后出现呼吸加快或困难、脉搏过快或停止后 3 分钟未恢复、血压异常、胸痛、眩晕应停止活动，并以此作为限制最大活动量的指标。

（3）给氧：前 3 日给予高流量吸氧 4~6L/min，而后可间断吸氧。

（4）镇痛的护理：遵医嘱给予哌替啶、吗啡、硝酸甘油等止痛药物，对于烦躁不安的患者可给予地西泮肌内注射。观察疼痛性质及其伴随症状的变化，注意有无呼吸抑制、心率加快等不良反应。

（5）防止便秘：向患者强调预防便秘的重要性，食用富含纤维的食物，注意饮水 1500mL/d，遵医嘱长期服用缓泻药，保证大便通畅。必要时应用润肠药、低压灌肠等。

（6）饮食护理：给予低热量、低脂、低胆固醇和富含维生素饮食，少量多餐，避免刺激性食物。

2.专科护理

(1)溶栓治疗的护理:溶栓前要建立并保持静脉通路畅通。仔细询问病史,除外溶栓禁忌证。溶栓前需检查血常规、出凝血时间、血型和配血备用。溶栓治疗中观察患者有无寒战、皮疹、发热等过敏反应。应用抗凝血药如阿司匹林、肝素,使用过程中应严密观察有无出血倾向。应用溶栓治疗时应严密监测出凝血时间和纤溶酶原,防止出血,注意观察有无牙龈、皮肤、穿刺点出血和大小便的颜色。如出现大出血时需立即停止溶栓,输鱼精蛋白,输血。溶栓治疗后应定时记录心电图、检查心肌酶谱,观察胸痛有无缓解。

(2)经皮冠状动脉介入治疗后的护理:防止出血与血栓形成,停用肝素4小时后,复查全血凝固时间,凝血时间在正常范围之内,拔除动脉鞘管,压迫止血,加压包扎,患者继续卧床24小时,术肢制动。同时严密观察生命体征,有无胸痛,观察足背动脉搏动情况及鞘管留置部位有无出血、血肿。

(3)预防并发症:①预防心律失常及护理:急性期要持续心电监护,如有问题应及时通知医师处理,遵医嘱应用利多卡因等抗心律失常药物,同时要警惕发生心室颤动、猝死。电解质紊乱,酸碱平衡失调也是引起心律失常的重要因素,要监测电解质和酸碱平衡状态,准备好急救药物和急救设备如除颤器、起搏器等;②预防休克及护理:遵医嘱给予扩容、纠酸、血管活性药物,避免脑出血,保护肾功能,安置患者平卧位或头低足高位;③预防心力衰竭及护理:在起病最初几日甚至心肌梗死演变期内,急性心肌梗死的患者可以发生心力衰竭,多表现左心衰竭。因此要严密观察患者有无咳嗽、咳痰、呼吸困难、尿少等症状,观察肺部有无湿啰音。避免情绪烦躁、饱餐、用力排便等加重心脏负荷的因素。

3.病情观察　监护5~7天,监测心电图、心率、心律、血压、血流动力学,有并发症应延长监护时间。观察尿量、意识状态等。

4.健康指导

(1)急性期绝对卧床休息3~7天,由护理人员协助患者完成一切生活护理,经3~7天,如无并发症发生,无新的心肌缺血改变,护士应指导患者进行康复活动。如床上坐起,看书洗漱等。坐起动作应缓慢,防止直立性低血压。患者应逐渐于床边、室内慢慢步行走动,逐渐增加活动量,以不感到劳累为原则。

(2)根据患者的病情选择合适的运动方式进行体力活动和锻炼。

(3)合理调整饮食,以清淡易消化为宜,多进食新鲜水果、蔬菜和纤维食物,养成良好的饮食习惯,少食高脂、高胆固醇食物。戒烟、酒、咖啡、浓茶、辛辣等刺激性食物。

(4)养成有规律的起居生活习惯,保持稳定情绪。避免各种诱因,建议患者家属积极参与康复治疗,帮助患者面对疾病,树立战胜疾病的信心。

(5)保持大便通畅:过度用力排便可导致心脏负荷增加,加重心脏缺氧而发生意外,必要时可给予药物通便。

(6)按时服药,定期检查:随身携带硝酸甘油以备急用。如出现心绞痛发作次数增加,持续时间长,疼痛程度加重,含服硝酸甘油无效时,应急呼"120"救助及时就诊。

第三节　主动脉夹层

一、疾病概述

主动脉夹层(AD)是指主动脉腔内的血液从主动脉内膜撕裂口进入主动脉中膜,并沿主动脉长轴方向扩展,造成主动脉真假两腔分离的一种病理变化,因通常呈继发瘤样改变,故将其称为主动脉夹层动脉瘤。

1.临床特点　本病分为急性期、亚急性期及慢性期。急性期指发病3日之内,症状重、病死率高;亚急性期指发病3日至2个月;慢性期则为发病后2个月以上的患者。本病临床表现多变,病情复杂。

(1)突发剧烈疼痛:高达96%的患者以剧烈疼痛为主诉。疼痛的特点:①性质:多为刀割样、撕裂样或针刺样;②程度:剧烈、难以忍受,可出现烦躁、大汗、恶心、呕吐等症状,伴濒死感;③部位:多位于胸骨区,可向肩胛部及后背部扩展,疼痛的部位往往与夹层病变的起源部位密切相关,以前胸痛为主要表现提示夹层病变累及近端升主动脉;而肩胛间区疼痛则提示降主动脉夹层;颈、咽及下颌部疼痛往往提示夹层侵及升主动脉或主动脉弓;而后背、腹部及下肢痛则强烈提示腹主动脉夹层形成;④持续时间长。

(2)昏厥:大约16%的主动脉夹层患者发生昏厥,部分患者可以是以昏厥为首发表现。昏厥通常由一些严重并发症如心脏压塞、急性左心衰竭、脑动脉梗阻等引起。当然,剧痛本身也可诱发昏厥。

(3)休克:部分患者表现为面色苍白、出汗、四肢皮肤湿冷等类似休克的临床表现,但真正发生休克者不多,可见于合并急性左心衰竭恶化、急性心脏压塞、夹层破裂大出血等。

(4)夹层血肿延展、压迫引起的相关系统表现:①心血管系统:Stanford A 型病变可合并严重主动脉瓣关闭不全,导致急性左心衰竭;波及冠状动脉可以引起急性心肌梗死;夹层血肿破入心包引起急性心脏压塞;②神经系统:夹层波及无名动脉及颈总动脉患者,可以有头晕、嗜睡、失语、定向力障碍及对侧偏瘫等表现;③消化系统:反复发作的腹痛、恶心、呕吐及黑便等症状,通常提示夹层病变延展至腹主动脉主干或肠系膜动脉;④泌尿系统:病变累及肾动脉时,则常引起腰痛、血尿、少尿、无尿甚至急性肾衰竭。

2.辅助检查

(1)胸部 X 线片与心电图检查:一般均无特异性诊断价值。胸部 X 线片可见主动脉增宽,占主动脉夹层病例的80%~90%;少见的为上纵隔增宽,虽无诊断价值但可提示进一步做确诊检查。心电图除在少数急性心包积血时可有急性心包炎改变,或累及冠状动脉时可出现下壁心肌梗死的心电图改变外,一般无特异性 ST-T 波改变,故在急性胸痛患者常作为与急性心肌梗死鉴别的手段。

(2)超声心动图检查:经胸超声心动图能显示分离的内膜、真腔、假腔及附壁血栓,如为假性动脉瘤,则可以显示假性动脉瘤的破口、瘤腔及附壁血栓。

(3)CT 血管造影及磁共振血管造影检查:均有很高的决定性诊断价值,敏感性与特异性可达98%左右。

(4)主动脉逆行造影:为术前确诊、判定破口部位及假腔血流方向,并制订介入治疗或手术计划而必须进行的检查。

（5）实验室检查：多数患者血、尿常规正常；部分患者发病急性期可出现白细胞计数升高，中性粒细胞增加，如血液从主动脉漏出，常有轻度贫血；部分病例尿常规检查尿蛋白阳性，也可出现管型及红细胞。

3.治疗原则　对于急性主动脉夹层，一经诊断，应立即进行监护治疗，绝对卧床休息。在严密监测下采取有效干预措施如降血压或纠正休克，使生命体征包括血压、心率及心律等稳定，并监测中心静脉压及尿量，根据需要可测量肺毛细血管血压和心排血量。病情一旦稳定，要不失时机做进一步检查，明确病变的类型与范围，为随后的治疗提供必要的信息。

（1）药物治疗：①止痛药物：应给予足够的镇痛药（如吗啡、哌替啶等）缓解疼痛，并解除患者的焦虑情绪；②降压及降低心肌收缩力的药物：血压高可加重夹层血肿的蔓延，因此维持适当的血压非常重要。收缩压控制目标为 110～120mmHg，心率宜<60 次/分。降压治疗首选静脉给予 β 受体阻滞药，如美托洛尔、艾司洛尔和拉贝洛尔等。β 受体阻滞药不仅有降压的作用，还可以降低心肌收缩力及心率。血管扩张药如硝普钠［0.25～10μg/（kg·min）］也是常用且降压效果非常好的药物。硝普钠可以单独使用，也可以联合 β 受体阻滞药。当患者存在 β 受体阻滞药禁忌证时，可以静脉滴注非二氢吡啶类钙拮抗剂，如地尔硫䓬（2.5～15mg/h），作为替代。

（2）外科手术治疗

1）A 型（Ⅰ型和Ⅱ型）主动脉夹层：患者往往需要手术治疗，手术目的是预防主动脉破裂、心脏压塞并矫治主动脉瓣关闭不全，以减少患者死亡。常用术式包括 Bentall 术（适用于马方综合征合并 A 型主动脉夹层者）、Wheat 术（适用于非 Marfan 综合征合并 A 型主动脉夹层伴主动脉瓣关闭不全者）、升主动脉移植术（适用于主动脉瓣正常的 A 型主动脉夹层患者）和次全主动脉弓移植术（适用于Ⅰ型主动脉夹层伴主动脉弓部分支狭窄患者）等。

2）B 型（Ⅲ型）主动脉夹层：患者通常以内科治疗为主，手术适应证包括剧烈疼痛不能缓解、急性胸（腹）主动脉扩张及胸（腹）主动脉旁或纵隔内血肿形成等，常用术式为胸腹主动脉移植术等。

（3）介入治疗：血管内支架植入术可以有效治疗慢性 B 型（Ⅲ型）主动脉夹层病变。目前支架植入术也可用于 A 型和 B 型主动脉夹层并发的低灌注综合征的治疗。

二、主要护理问题

1.疼痛　与夹层分离有关。

2.有便秘的危险　与长期卧床、高龄有关。

3.潜在并发症　心脏压塞。

4.恐惧　与剧烈疼痛伴濒死感有关。

三、护理措施

1.术前护理

（1）休息：绝对卧床休息，避免情绪激动；禁止剧烈运动、胸部物理治疗，如叩背、使用排痰机等。

（2）有效地控制血压及心率：急性主动脉夹层治疗常以静脉持续输入硝普钠为主，同时配合应用 β 受体阻滞药或钙离子拮抗剂，慢性主动脉夹层采用口服降压药及其他口服药。

收缩压控制在 100~120mmHg,心率控制在 60~70 次/分。

（3）病情观察:对患者进行持续监护,包括神志、四肢动脉压和脉搏、中心静脉压、尿量、心电图及胸腹部体征的监护。入 ICU 患者常规应用止痛药物后再留置动脉导管,穿刺部位首选左桡动脉。

（4）镇静与镇痛:给予患者合理的镇痛、镇静治疗,保证夜间睡眠质量;评估疼痛的位置、性质、持续时间、诱因等,集中护理操作,减少环境刺激,指导患者放松的技巧。

（5）保持大小便通畅:嘱患者不可用力大小便,排便困难时及时告知护士,必要时留置导尿。

（6）心理护理:主动脉夹层最大的危险是瘤体破裂出血,多数患者对此有沉重的思想包袱,护理人员应关心体贴患者,耐心解释,介绍成功的患者病例,着重强调手术的正面效果,以消除恐惧、焦虑的心情,积极配合治疗。

2.术后护理

（1）加强病情监测:①动态监测患者的心率、心律、血压和心电图变化,必要时进行双侧肢体血压对照;②监测皮肤温度、色泽,四肢末梢动脉搏动及动脉血乳酸水平,了解远端血供是否充足;③监测呼吸功能、呼吸频率、呼吸幅度和双侧呼吸音;④观察尿量、尿颜色、尿比重,监测肾功能指标,记录每小时尿量,了解肾功能;⑤观察患者意识状态,四肢活动情况及病理征象等,了解中枢神经系统的功能状态。

（2）加强呼吸道管理:根据呼吸监测结果调整呼吸机参数,及时清理呼吸道内分泌物。患者拔管停用机械通气后及时吸氧,同时结合有效的肺部体疗,鼓励患者深呼吸、咳痰,预防肺不张。密切观察患者的呼吸频率、节律、幅度和双肺呼吸音,及时发现异常情况。

（3）循环系统的护理:持续监测患者血压和 CVP,主动脉手术吻合口多、创面大,维持血压稳定的同时,积极补充循环血量,保证重要器官的血液灌注。

（4）维持酸碱平衡和内环境稳定:及时纠正电解质、酸碱平衡紊乱,监测血气分析结果,根据血气分析报告及时评估患者的酸碱平衡及电解质情况并提前干预。

（5）抗凝药物的使用:监测患者的凝血功能,遵医嘱使用抗凝药物,观察患者有无出血倾向和征象。

（6）神经系统的观察和护理:术后密切观察患者意识、瞳孔、肢体活动情况。患者麻醉清醒后,给予适度镇痛、镇静药,每 4 小时评估患者的意识、瞳孔及四肢活动情况。患者拔除气管插管后,每 4 小时评估患者的活动能力、四肢肌力、局部疼痛等情况。

（7）谵妄的预防和管理:①躁动患者要注意患者的安全,防止坠床和跌倒;②高危导管、气管导管、中心静脉导管、动脉导管等的妥善固定,防止发生非计划性拔管;③关心和安慰患者,减少患者的恐惧和孤独感;④镇痛、镇静药的应用,减少疼痛,促进休息;⑤谵妄预防:以积极地早期活动为主,主要包括被动活动、主动活动、床上坐起、床边站立、短距离步行等。

（8）低体温的护理:主动脉夹层手术为了保护患者的脑灌注,基本在术中选择深低温或中低温循环,体外循环结束后进行复温治疗。有部分患者转入 ICU 时体温低于 35℃,要注意保温,必要时使用加温毯;监测体温,关注体温变化;输注库血等低温液体前先加温再输注。

（9）并发症的观察与护理:常见的并发症有出血、脑卒中、呼吸衰竭、截瘫、急性肾衰竭、主动脉主要分支阻塞;常见手术损伤并发症有左喉返神经损伤、气胸、肺不张、乳糜胸等,切口感染、肺部感染、夹层复发。

1）出血的观察及护理：主动脉夹层手术后出血是最严重、最主要的并发症之一，主动脉夹层患者术前假腔内血块形成，消耗大量凝血因子，术中肝素化、低温体外循环进一步加重凝血机制障碍，术后鱼精蛋白中和肝素不完全及复温引起肝素反跳等因素导致术后出血。患者入 ICU 后、持续监测有创动脉血压，根据尿量、血乳酸水平、外周循环等情况评估组织有效灌注压，及时调整心血管活性药物、维持能保证脏器最低灌注压的最低血压水平，防止吻合口破裂出血，减少吻合口渗血。严密观察每小时出血量及引流液的量、性状、有无血凝块，在第一个 2 小时，每 15 分钟挤压引流管 1 次，在第二个 2 小时、每 1 小时挤压 1 次，以后根据引流液性状、量按需进行；挤压心包和纵隔引流管时将一只手的拇指与示指压力施加到引流管上，而另一只手则使用一个向下拉的手势挤压，使管道中的血凝块挤压到引流瓶，保持引流管通畅，以便及时了解出血量，并且避免引流不畅而导致胸腔内大量凝血，进一步消耗凝血因子，加重出血。注意穿刺处有无渗血，监测引流派的量。

2）神经系统并发症的观察和护理：动脉夹层患者，术前因为夹层累及头臂干，导致大施的供血不足，出现意识障碍、神志不清、躁动、谵妄等症状；手术中又因为体外循环时间长、深低温停循环、单侧脑部供血，可能影响脑部灌注，造成一定的神经系统损伤，临床表现为暂时或永久性的神经系统损害，一过性脑功能紊乱（指术后病程延迟、一过性的烦躁和谵妄）占大多数。术后密切观察患者意识、瞳孔、肢体活动情比。

3）夹层复发的观察：术后监测患者血压，控制血压在（100～120）/（60～90）mmHg，动态监测患者的疼痛，评估疼痛部位、性质及分值，及时发现患者夹层复发。

第十一章　脑血管急危重症

脑血管病是最常见的神经系统疾病,其中很多类型可能危及患者生命,被称为重症脑血管病(Severe Cerebrovascular Diseases,SCVD)。如何界定SCVD? G.Broessner等人提出了一个简单的标准:①Hunt & Hess Ⅲ~Ⅴ级的SAH;②脑出血并GCS≤10分;③NIHSS评分≥15分且需要神经重症监护室(NCU)治疗的复杂脑梗死。

《中国重症脑血管病管理共识2015》将重症脑血管病的标准定义为:①急性意识障碍(GCS评分≤于8分);②严重神经功能障碍(NIHSS评分≥17分);③需要气管插管和(或)机械通气;④血流动力学不稳定;⑤全面强直阵挛发作和(或)SE;⑥全身脏器功能障碍。

第一节　蛛网膜下隙出血

蛛网膜下隙出血(subarachnoid hemorrhage,SAH)分为创伤性和非创伤性,非创伤性多见于脑动脉瘤破裂。动脉瘤性蛛网膜下隙出血(aneurysmal SAH,aSAH)占非创伤性SAH的80%,我国发病率约为2/10万,远低于西方国家。未经治疗的患者1个月内的病死率可达70%,NCU医师应对此保持充分警惕。

一、病因

1.动脉瘤　囊性动脉瘤占绝大多数,还可见高血压、动脉粥样硬化所致的梭形动脉瘤、夹层动脉瘤,极少数情况下由感染导致。

2.血管畸形　约占SAH的10%,多见于青年人。

3.其他　如moyamoya病、颅内肿瘤、血液病等。

对于aSAH患者,至关重要的急性期治疗是处理责任动脉瘤。未开展动脉瘤血管内介入治疗的神经内科,应尽早将患者转至相应手术科室。

二、临床表现

1.年龄、性别　任何年龄均可发病,aSAH好发于30~60岁,女性多于男性;血管畸形多见于青少年。

2.起病形式　突然起病,数秒钟或数分钟速度发生。发病前多有诱因,如剧烈运动、情绪激动、用力、排便、咳嗽、饮酒等。约1/3患者动脉瘤破裂前数天或数周有头痛、恶心、呕吐等症状。

3.典型症状　突然发生的剧烈头痛、恶心、呕吐和脑膜刺激征,伴或不伴局灶体征。

(1)头痛:患者常描述为"此生以来最为严重的头痛",表现为突发、剧烈雷击样、爆裂样头痛,呈持续性或持续进行性加重,部位与动脉瘤破裂部位有关。常伴随呕吐、短暂意识障碍、项背部疼痛、畏光等。

(2)脑膜刺激征:多数患者发病后数小时内出现脑膜刺激征,以颈强直最明显,Kernig征、Brudzinski征也可阳性。

(3)眼部症状:眼底检查可见视网膜出血、视盘水肿;眼球活动障碍可提示动脉瘤所在位置。

（4）意识及精神症状：如谵妄、兴奋、幻觉等，发生率约 25%。需要注意的是，对于老年、体弱患者，头痛、脑膜刺激征等临床表现常不典型，而精神症状较突出。

（5）其他：约 20% 的 aSAH 患者并发癫痫发作，部分患者可能出现局灶神经功能缺损体征如动眼神经麻痹、失语、单瘫或轻偏瘫、感觉障碍等。

4. 动脉瘤定位与临床表现 ①颈内动脉海绵窦段动脉瘤可出现前额及眼部疼痛、血管杂音、突眼，以及Ⅲ、Ⅳ、Ⅴ和Ⅵ对颅神经损害所致眼球活动障碍；②颈内动脉-后交通动脉瘤常表现为动眼神经受损症状；③大脑中动脉血管瘤可表现为偏瘫、失语和抽搐等。

5. 常见并发症

（1）再出血：是最主要的急性严重并发症，病死率约为 50%。再出血发生得越早，预后越差。SAH 后 24 小时内再出血发生率为 4.0%～13.6%，发病 1 个月内再出血风险约为 30%。入院时昏迷、高龄、女性、收缩压超过 170mmHg 者与动脉瘤再破裂出血有关。

（2）脑积水：15%～25% 的 SAH 患者会出现，其中包括急性梗阻性脑积水和迟发性交通性脑积水。急性梗阻性脑积水（发病 72 小时内出现），是因血液进入脑室系统和蛛网膜下隙形成血凝块阻碍脑脊液循环通路所致，轻者表现为嗜睡、精神运动迟缓和记忆损害，重者出现头痛、呕吐、意识障碍等。临床评分较差的病例更易出现急性梗阻性脑积水。迟发性交通性脑积水（发病后 2～3 周）是因蛛网膜颗粒对脑脊液吸收障碍所致，脑脊液压力正常。典型临床表现三联征为认知功能障碍、步态不稳及尿便障碍。

（3）脑血管痉挛：多开始于发病第 3～5 天，第 5～14 天为高峰期，发病 2～4 周内逐渐缓解。特点是意识状态改变和局灶性神经功能缺损。严重者会发生脑梗死，这种源于血管痉挛的临床恶化或影像学新发梗死被定义为迟发性脑缺血（delayed cerebral ischemia，DCI），发病率约为 36%，是 SAH 患者预后不良重要的独立危险因素之一。

（4）系统并发症：消化道出血、心律失常、急性肺水肿等。

6. 临床分级 判断疾病严重程度，采用 Hunt-Hess 分级；判别预后，采用 WFNS 量表（表 11-1）。Hunt-Hess Ⅰ～Ⅱ级为轻型 SAH，患者症状较轻，病死率低；Ⅳ级以上者，意识障碍程度及脑损伤严重，治疗策略及预后与轻症患者有较大差别，即使积极救治，病死率仍高。

表 11-1 Hunt-Hess 分级和 WFNS 量表

分级	Hunt-Hess 分级法	WFNS 量表
Ⅰ	无症状或有轻微头痛，轻度颈项强直	GCS 15 分，无运动障碍
Ⅱ	中度至重度头痛，颈项强立，颅神经麻痹	GCS 13～14 分，无运动障碍
Ⅲ	轻度局灶性神经障碍，嗜睡或意识错乱	GCS 13～14 分，有神经功能缺损
Ⅳ	昏迷，中度至重度偏瘫，去大脑强直早期	GCS 7～12 分，有或无运动障碍
Ⅴ	深昏迷，去大脑强直，濒死	GCS 3～6 分，有或无运动障碍

摘自《重症动脉瘤性蛛网膜下隙出血管理专家共识（2015）》。

三、辅助检查

1. 头颅 CT SAH 的首选检查，能显示 SAH 出血部位及程度。出血部位对病因诊断具有指导性意义;出血程度的评估可参考改良 Fisher 量表(表 11-2),分级与脑血管痉挛发生率有相关性。CT 诊断的敏感性与检查时间密切相关,一般认为 SAH 发病后 12 小时内,CT 敏感度高达 98%~100%;24 小时内逐渐降至 93%;6 天内降至 57%~85%;出血 10 天后或出血量较少时,CT 检查可阴性。

表 11-2　改良 Fisher 量表

分数	CT 表现	血管痉挛风险(%)
0	未见出血或仅脑室内出血或实质内出血	3
1	仅见基底池出血	14
2	仅见周边脑池或侧裂池出血	38
3	广泛 SAII 伴脑实质出血	57
4	基底池和周边脑池、侧裂池较厚积血	57

摘自《中国蛛网膜下隙出血诊治指南 2015》。

2.腰椎穿刺　对于临床怀疑 SAH 的患者,CT 检查已明确诊断,腰穿不作为临床常规检查。如果 CT 结果为阴性或不能确定时,需行腰穿 CSF 检查。均匀血性 CSF 是 SAII 特征性表现,如出血已有一段时间,则 CSF 可表现出均一黄变。

3.CT 血管成像(CTA)和磁共振血管成像(MRA)　主要用于筛查和随访,是 DSA 不能进行及时检查时的替代方法。CTA 检查更为快捷、损伤小,适用于危重患者,对较大动脉瘤的灵敏度接近 DSA,一旦补充 DSA 的结果(如确定动脉瘤壁的钙化、瘤腔内血栓、瘤体与出血的关系及动脉瘤位置与骨性结构的关系等)。MRA 检查无须使用对比剂,不接受放射线,对直径 3~15mm 动脉瘤检出率达 84%~100%,但其空间分辨率较差,对瘤颈及载瘤动脉显示欠清晰。

4.数字剪影全脑血管造影术(DSA)　是诊断颅内动脉瘤的金标准。但 20%~25%的 SAH 患者 DSA 不能发现出血来源或原因。首次 DSA 阴性的患者,应在发病后 2~4 周再次行 DSA 检查,增加阳性率。

5.TCD　动态监测颅内大动脉流速、脉动指数(PI)可监测 SAH 后脑血管痉挛情况。

四、鉴别诊断

1.高血压性脑出血　也可出现血性脑脊液,但此时应有明显局灶性体征。原发性脑室出血、尾状核头出血等可无明显局灶性体征,但 CT、DSA 检查可以鉴别。

2.脑肿瘤　约 1.5%的脑肿瘤可发生瘤卒中,形成瘤内或瘤旁血肿时可合并 SAH,结合患者病史、CSF 瘤细胞及影像学可以鉴别。

3.其他　如颅内感染、偏头痛、中毒等,部分症状与 SAH 类似,易造成误诊。

五、治疗要点

急性期治疗的目的是防治再出血、减少并发症、治疗原发病和预防复发。

1.一般处理

(1)保持生命体征平稳,必要时收住 NCU,密切监测生命体征和病情变化;保持呼吸道通畅。

（2）降颅压：主要使用渗透性脱水剂，甘露醇、高渗盐水（如 3%、10%NaCl），辅助使用利尿药，呋塞米，可酌情选用清蛋白。

（3）保持安静：绝对卧床 4~6 周，避免用力和情绪波动，保持大便通畅。烦躁、头痛者，酌情给予镇静、镇痛治疗。

（4）其他：抬高床头，防止误吸及吸入性肺炎，营养治疗，维持水电解质平衡；防治深静脉血栓；稳定血糖等。

2.预防再出血

（1）控制血压：防止血压过高导致再出血，同时维持 CPP，动脉瘤处理前可将收缩压控制在 140~160mmHg；动脉瘤处理后，可参考患者发病前的基础血压来修正，以高于基础血压的 20%左右为宜。应在血压监测下给予静脉泵注短效降压药（乌拉地尔、尼卡地平等），避免使用硝普钠。

（2）止血治疗：抗纤溶药物（氨基己酸、氨甲苯酸等）虽可能减少再出血，但可能增加 SAH 患者缺血性卒中的发生，故使用应谨慎。新近研究认为，早期治疗动脉瘤结合短程（<72 小时）抗纤溶药物应用，同时预防脑低灌注和血管痉挛，是较好的急性期治疗策略。

（3）破裂动脉瘤的治疗：动脉瘤夹闭或血管内治疗是预防 SAH 再出血最有效的方法，手术方式应根据患者病情特点而定。Hunt-Hess Ⅰ级、Ⅱ级时，应在发病 3 天内治疗；Ⅳ级、Ⅴ级的患者，无论是否处理破裂动脉瘤，预后均较差，一般认为，经内科治疗病情好转后，可行延迟性血管内或手术治疗。

3.防治脑血管痉挛和迟发性脑缺血

（1）监测 DCI：①每天行神经系统检查，观察新出现的神经功能缺损或意识水平改变；②床旁 TCD 监测，颅内大动脉流速降低，PI 指数升高，提示脑血管痉挛的发生；③CT 或 MR 灌注成像，局部脑区灌注降低有提示作用，有研究认为，CT 灌注成像检查发现脑血流量（cerebral blood flow，CBF）<35mL/（100g·min）和对比剂平均通过时间（mean transit time，WIT）>5.5 秒是预测 DCI 发生的阈值。

（2）防治 DCI：维持正常血容量避免脑低灌注；应早期使用尼莫地平改善脑血管痉挛；罂粟碱对于减轻脑血管痉挛亦有可靠效果，可联合应用；若患者已存在 DCI，可参考基线血压及在评估心脏功能的前提下给予诱导高血压治疗；少量多次（如每周 2 次，每次 10~20mL）行腰穿释放脑脊液可能减轻脑血管痉挛，但应警惕脑疝、颅内感染和再出血的风险。

4.脑积水处理　SAH 急性期的症状性脑积水，可行脑脊液外引流术；慢性症状性脑积水，应行永久脑脊液分流术。

5.癫痫的防治　中国专家共识不主张预防使用抗癫痫药物，如果患者有明确癫痫发作，应给予抗癫痫治疗，若无癫痫复发，维持治疗 3~6 个月后停用抗癫痫药物。

六、护理

（一）一般护理

患者在出血急性期或有动脉瘤破裂危险时应绝对卧床休息，抬高床头 15°~30°，以促进脑部血液回流、减轻脑水肿。保持环境安静，光线柔和。避免各种不良刺激，进食少渣饮食。

（二）加强监护

床旁心电监测，观察生命体征、GCS、瞳孔、血氧饱和度、中心静脉压、血糖及血电解质的变化。再出血和血管痉挛是 SAH 最严重的并发症,一般首次出血后第 1 个月有 20%～30% 的再出血可能,其中出血后 24～48 小时为再出血高峰,需注意有无出血征兆。SAH 症状好转后又出现或进行性加重、意识障碍加重、外周血白细胞计数持续增高、持续发热、出现偏瘫伴或不伴感觉减退或偏盲等,是 DID 的先兆症状,均须及时报告医师。

(三)症状护理

1.预防血管痉挛的护理　血管痉挛一般发生在 SAH 后 4～21 天,高峰期在第 7～8 天。危险因素包括脱水、高血糖、高 Fisher 等级及年龄<50 岁。60%～70%SAH 患者可有血管痉挛,表现为神经功能状态下降和(或)局灶性脑缺血。按医嘱扩容,使用钙离子拮抗剂尼莫地平,使用前需询问过敏史,乙醇过敏者禁用。微量泵 24 小时维持,避光使用。单独使用可发生心率增快、面部潮红、头痛、头晕、胸闷不适等症状,对血管也有一定的刺激,必须与另一路补液同时滴注。同时监测血压,收缩压<100mmHg 时慎用。

2.镇静、镇痛的护理　评估患者的疼痛分值、烦躁程度,减少各种声响、光线的刺激。按医嘱使用镇静、镇痛药,并评价其疗效。

3.低血钠的护理　脑性耗盐综合征患者不可限制水分摄入,按医嘱输入 0.9%氯化钠溶液和胶体溶液。抗利尿激素分泌失调综合征患者则应限水,饮食偏咸,按医嘱补钠,应用抑制 ADH 的药,如苯妥英钠针剂。

(四)DSA 的护理

1.检查前

(1)应对手术中可能出现的感觉(如注射造影剂时的温热感觉等)及手术操作情况做一简单说明,以获得患者良好的配合。训练在床上大小便,指导其深呼吸、有效咳嗽的方法和技巧,避免剧烈咳嗽、用力排便等增加腹压的因素。

(2)常规检查血常规、血小板计数、出血和凝血时间,若有明显的凝血机制障碍或出血倾向者禁止检查。

(3)了解患者双下肢足背动脉搏动情况,以便与术后对比。

(4)皮肤准备:插管部位通常选股动脉,术前清洗局部皮肤包括阴毛。告知患者进入手术室后,医师可能会剃除手术区域影响操作的毛发以减少感染风险。

(5)胃肠道准备:一般禁食 6 小时,不禁水。如需口服水化治疗,按医嘱指导患者饮水。如对碘或贝类过敏,需报告医师。进入介入室前排空膀胱。

(6)遵医嘱准备用物及药物。

2.检查中

(1)根据患者情况,可局部或全身麻醉。

(2)准备并检查介入器械及材料。

(3)协助患者仰卧位,建立静脉通路,遵医嘱给药。

(4)监测脉搏、呼吸、血压变化,配合医师监测患者肝素化情况并记录。

(5)造影结束,医师拔出动脉鞘管后,配合其实施人工压迫止血或使用血管闭合器(VCD)。人工加压止血需用力压迫股动脉穿刺点,垂直下压 2～3cm,持续 10～30 分钟,再用弹力绷带加压包扎。

3.检查后

(1)体位:传统人工压迫止血后要求卧床制动24小时或遵医嘱。应用VCD者,穿刺肢体严格制动4~6小时或遵医嘱。嘱患者不可将腿弯曲,禁做屈髋、屈膝动作,上下肢角度>90°。

(2)观察:监测患者的意识、瞳孔、GCS、SPO₂、生命体征及肢体活动情况。观察穿刺部位伤口敷料是否渗血、肢体温度及足背动脉搏动,每半小时测足背动脉搏动1次,连续8次。对使用7Fr以上鞘管或手术时间过长的患者,以及有糖尿病、缺血性心脏病史者,尤其要加强对缺血倾向的观察。如遇患者主诉头晕、头痛,有呕吐、失语、短暂意识障碍、肌力下降,下肢动脉搏动减弱或不清、温度过低等异常表现,均应立即通知医师。

(3)饮食:检查后常规禁食4~6小时或遵医嘱。

(4)并发症的观察及护理

1)局部出血:伤口渗血,皮肤瘀斑、硬结,穿刺部位血肿,是血管内穿刺插管最常见的并发症。小血肿能自行吸收;出血量大者可压迫血管或神经,有时需输血治疗。必要时可给予其他措施,如弹力绑带包扎髋部可对穿刺点形成17.5mmHg有效压力,2.27kg重沙袋的有效压力为33mmHg;密切观察穿刺部位及其周围皮肤有无红肿、瘙痒、渗血,有异常时及时报告医师;避免焦虑紧张、激动、烦躁等不良情绪影响,按医嘱予以镇静治疗。

2)假性动脉瘤:诊断性DSA时的发生率为0.1%~0.2%,介入治疗时的发生率为3%~5%。表现为股动脉穿刺点疼痛、有搏动的团块,听诊有杂音。独立危险因素包括低位(股骨头下方)穿刺、大尺寸鞘及使用抗凝剂。直径<2cm的假性动脉瘤常自行愈合,直径≥2cm需行B超引导下凝血酶注射或压迫,必要时需予手术修补。

3)造影剂肾病(contrast-media induced nephropathy,CIN):排除其他原因后,应用造影剂24~72小时出现肾功能(包括新发或原有肾功能不全)急剧下降,血肌酐升高≥25%或绝对值升高≥44.2μmol/L。在造影剂使用者中的整体发病率为1%~2%,已成为院内获得性急性肾衰竭的第三大原因。高龄、慢性肾病和糖尿病等是其高危因素。水化治疗是目前公认的有效预防措施,补液方式主要有3种:口服、静脉输注、口服和静脉输注相结合。使用造影剂前后24小时水化的液体量分别至少为500mL和2500mL,补液起止时间、速度及量需依据患者具体情况(如心、肾功能)和造影剂剂量等进行调整。鼓励患者术后饮水800~1200mL,保证患者使用造影剂当天尿量>3000mL,前12小时尿量不少于1500mL,以促进造影剂的排出,减轻肾损害。观察患者是否出现水肿、尿少、乏力等非少尿型急性肾衰竭症状,控制血压在正常范围内。

4)后腹腔出血(RPH):严重而罕见。常见于行股动脉高位(腹股沟韧带以上)穿刺的女性和瘦小患者,典型表现有腰痛和瘀伤。任何股动脉穿刺术后低血压、心动过速或急性贫血者均应怀疑有RPH的可能,需立即通知医师。一旦CT确诊后,根据医嘱给予支持治疗,做好输血或腔内支架修复术的准备。

5)急性下肢动脉血栓形成:约2%应用VCD的患者可能出现该并发症,临床表现为"6P"征,即疼痛(pain)、麻木(paresthesia)、苍白(pallor)、无脉(pulseless)、运动障碍(paralysis)和冰冷(poikilothermia)。护士应耐心倾听患者的主诉,加强穿刺部位的观察,每15~30分钟检查足背动脉的搏动,如发现肢体变冷、苍白、无脉,则提示血栓形成,应尽早通知医师及时治疗。抬高床头使患肢低于心脏平面15°左右,以防止体位性缺血及血栓逆流。患肢加盖棉被保暖,切忌用手按摩患肢以免血栓脱落造成肺动脉栓塞。对于诊断明确且患肢疼痛明显的患者可适量给予止痛药,减轻患者的疼痛。做好急诊取栓术的准备工作。

(五)康复指导

1.禁烟,多饮水,避免乙醇和咖啡因的摄入,有助于缓解头痛。

2.SAH 后,患者可有疲乏、失眠、头痛、感觉异常或消失、味觉异常等改变,随着脑内血块的吸收,会逐渐改善。皮肤温度感障碍的患者,洗浴时应谨慎,避免烫伤。

3.活动应循序渐进增加,在 72 小时内仍需避免爬楼梯、开车、弯腰等动作。

4.DSA 检查阴性者,应在 2 周左右复查脑血管造影。

5.对于使用 VCD 的患者,需向患者说明相关的注意事项。

第二节　重症脑出血

脑出血(intracranial hemorrhage,ICH)是指非外伤性脑实质内出血,占全部脑卒中的 20%~30%。其病死率较高,30 天内病死率为 40.4%,其中主要是大容积 ICH 患者。本节重点关注大容积脑出血伴意识障碍(GCS≤8)的重症脑出血患者。

最常见的病因是高血压导致颅内细小动脉破裂出血,约 70% 高血压 ICH 发生在基底核区,脑叶、脑干、小脑齿状回部位的出血各约占 10%。非高血压 ICH 的病灶多位于皮质下,病因包括淀粉样血管病变、动-静脉血管畸形、血液病、抗凝治疗等。

一、临床表现

1.一般表现　常见于中老年患者,活动或情绪激动时突然起病,迅速出现的局灶性神经功能缺损,伴有头痛和呕吐等高颅压症状,症状多于数分钟到数小时内达到高峰。

2.意识障碍　①幕上脑出血患者的意识水平与中线结构的移位程度密切相关:移位 4~6mm 可出现嗜睡,移位 6~8mm 可出现昏睡,超过 8mm 可出现昏迷;②幕下脑出血患者的意识水平与脑干受累程度密切相关。所以意识障碍的程度可笼统地反映脑出血的严重程度,无论出血部位位于基底核区、丘脑,或是脑干、小脑,无论出血量多少,只要患者出现意识障碍,就属于神经重症的范畴,需要 NCU 监护治疗。

3.大容积 ICH 判断与不良预后的预判

(1)发病早期表现为局限性神经功能缺损伴意识障碍(GCS≤8 分)、瞳孔不等大、呼吸节律异常,提示大容积 ICH 可能。

(2)发病早期头颅 CT 显示幕上血肿≥30mL、脑桥血肿≥5mL、丘脑或小脑血肿≥15mL,可判定为大容积 ICH。

(3)大容积 ICH 伴占位效应、脑室出血、脑积水,可作为不良预后的影像学预判指标。ICH 评分≥3 分可作为不良预后的预判指标(表 11-3)。

(4)有研究建立了一种新的评分系统用于评估血肿扩大的风险(表 11-4)。

表 11-3　ICH 评分

评价指标		评分
GCS 评分	3~4	2
	5~12	1
	13~15	0
血肿体积(mL)	≥30	1
	<30	0
血肿破入脑室	是	1
	否	0
血肿源自幕下	是	1
	否	0
患者年龄(岁)	≥80	1
	<80	0

表 11-4　脑出血血肿扩大风险评分

指标		评分
病前华法林使用史	是	2
	否	0
发病到首次头颅 CT 检查时间	≥6 小时	2
	<6 小时	0
基线血肿体积	<30mL	0
	30~60mL	1
	>60mL	2
CTA 造影剂外渗/点征	阴性	0
	阳性	3
	未完成	1

0~3 分:患者血肿扩大的发生率低,可以在普通病房进行常规对症治疗。

4~9 分:患者血肿扩大风险是 0~3 分患者的 4.59 倍;可作为 ICH,患者分诊的标准之一

二、辅助检查

1.CT 和 CTA 检查　是诊断脑出血的首选方法,可清楚显示出血部位和出血量,二者决定了患者的预后及应给予的治疗措施。血肿是否扩大、是否破入脑室系统、是否导致脑疝、是否有所吸收等问题都可以通过复查头颅 CT 得以明确。ICH 患者复查头颅 CT 的时机,可按一条简便原则执行:患者临床表现发生变化,则需复查 CT。需注意的是,约 1/3 的 ICH 患者可出现早期(<24 小时)血肿扩大(定义为 24~48 小时复查头颅 CT,血肿体积增加 33%),进而导致神经功能恶化及预后不良。一些 CT 特征性表现对血肿扩大的预测具有临床参考价值:头颅 CT 平扫中发现低密度征(hypodensity)、混合征(blend sign)、漩涡征(Swirl sign)、

黑洞征(Black hole sign)、岛征(island sign);CTA 中发现点征(Spot sign),均可预测早期血肿扩大。部分定义如下:黑洞征,在血肿高密度区内包裹的边界清楚的低密度区,其CT值至少比周围的血肿区小28Hu。漩涡征,高密度血肿内的等/低密度灶(与脑实质相比),形状多样,可为圆形,条状或不规则形。既往研究认为,约30%患者可出现漩涡征,其与不良预后相关。CTA 点征,血肿内的点状或小弧形点状强化影,其 Hu 值2120Hu 或为周围血肿的两倍,CTA 点征应与血肿内血管分离。Brouwers 和 Goldstein 等建立了一种新的评分系统用于评估血肿扩大的风险。

2.MRI 和 MRA 检查　对急性脑出血诊断不及 CT,对发现结构性病变、明确病因很有帮助。

3.DSA　是头颅血管检查的"金标准",却并不适用于脑出血患者的早期阶段。除非怀疑血管畸形且需外科手术或血管介入治疗时才考虑进行。

三、鉴别诊断

需与其他类型的脑血管疾病(脑梗死、SAH)等鉴别;与其他原因引起的昏迷(脑病等)相鉴别。

四、治疗要点

安静卧床、降颅压、调整血压、加强护理防治并发症是 ICH 治疗的基本原则。

1.基础生命支持与监护

(1)体温:管控目标为<38.5℃,低温(目标34~35℃)治疗获益尚不明确,有条件时可监测核心温度(膀胱、直肠等)。

(2)血压:管控目标尚不明确,但需同时考虑 ICP 和 CPP,以免发生继发性脑缺血;应采用静脉持续泵注降压药(尼卡地平、乌拉地尔等),及袖带血压监测。

(3)血氧:管控目标为血氧饱和度>94%,$PO_2 \geq 75mmHg$;必要时应早期建立人工气道和(或)机械通气,并加强临床呼吸指标(频率、节律、幅度)及动脉血气分析监测。

(4)血钠:管控目标为135~155mmol/L,加强血钠监测(6 小时~1 天 1 次),避免每天血钠出现>10mmol/L 的波动。

(5)血糖:管控目标为7.8~10.0mmol/L;急性期可应用短效胰岛素静脉持续泵注,并定期监测血糖,避免低血糖的发生;采用末梢血血糖测定时需注意测量误差。

(6)营养:管控目标和规范参见其他章节。

(7)ICP 与 CPP:ICH 后 ICP(脑室内)干预界值为 30mmHg 时需考虑 CPP 变化,CPP<60mmHg 或>95mmHg 为参考干预界值。一般治疗包括镇痛、轻度镇静、固定颈部气管。插管套管时避免影响脑静脉回流、控制胸压腹压、抬高头位(30°)、短期高通气、低温、全身麻醉、CRRT 等。渗透治疗主要包括20%甘露醇、高浓度(3%或 10%)NaCl 溶液和呋塞米等药物,用量及疗程依个体化而定。不推荐应用皮质类固醇治疗。

2.手术治疗　传统手术方法包括去骨瓣减压术、开颅血肿清除术、血肿微侵袭术和脑室穿刺引流术。立体定向和脑内镜技术也作为辅助手段被用于脑出血手术。

(1)血肿微侵袭术:即经皮穿刺血肿清除术。在有条件情况下,对发病72 小时内幕上大容积 ICH 患者,可选择该术式进行血肿清除,同时可联合血肿腔内尿激酶注射(20000~40000U)或血肿腔内 rt-PA 注射(1.0mg/8h,总剂量9.0mg)。

(2)脑室积血穿刺外引流术:ICH 并发严重 IVH 患者,可选择 EVD 联合脑室内尿激酶注射治疗。因临床证据不足,神经内镜不作为常规治疗。

(3)开颅血肿清除术:幕上 ICH 开颅血肿清除术的疗效不一,应请神经外科医师会诊,并尊重患者亲属意见。小脑出血伴随神经功能恶化或脑干受压和(或)梗阻性脑积水的患者,应尽快进行手术以清除血肿,以降低病死率,改善神经功能预后。不建议对此类患者仅采用脑室外引流。

(4)去骨瓣减压术,对于昏迷、存在明显的中线移位、大量血肿或高颅压药物治疗无效的幕上 ICH 患者,去骨瓣减压术联合/不联合血肿清除可能降低其病死率。

3.特殊状况的治疗

(1)癫痫发作:ICH 后 1 周内癫痫发作的发生率约为 16%,出血累及皮质是其主要危险因素。部分 ICH 患者以痫性发作为首发症状。治疗原则同本章节 SAH 中相应内容,需要注意的是,若患者出现精神状态改变或与脑损伤程度不相符的意识障碍加深有关,需要进行持续 EEG 监测,明确是否存在非惊厥性癫痫持续状态。

(2)维生素 K 拮抗剂(VKAs)相关 ICH:随着患有心房纤颤、植入人工瓣膜及需要预防 DVT 患者的增多,VKAs(如华法林)相关 ICH 的比例也相应增多。与自发性 ICH 相比,华法林相关 ICH 的血肿体积更大(INR>3),血肿扩大时间窗更长,预后更差。ICH 一旦发生,应停止使用华法林,并给予维生素 K(5～10mg,缓慢静脉给药),单纯维生素 K 不足以在数小时内逆转 INR,故应同时应用浓缩凝血酶原复合物(PCC),其与新鲜冰冻血浆相比,并发症较少,能较快纠正 INR。不建议应用重组Ⅶa 因子(rFⅦa)。

(3)新型口服抗凝药物(NOACs)相关 ICH:对于服用达比加群、利伐沙班或阿哌沙班等 NOACs 的患者,维生素 K 无效,可个体化选用第Ⅶ因子旁路活性抑制剂(FEIBA)、PCC 或 rFⅦa。若 2 小时前服用过以上药物并发生出血,可使用活性炭;服用达比加群的患者可考虑血液透析治疗。

(4)抗血小板药物相关 ICH:抗血小板药物在脑卒中一级、二级预防中发挥着重要作用,长期服用抗血小板药物可能增加相关 ICH 的风险。老龄、高血压控制不良、使用大剂量阿司匹林及抗血小板药物联合使用是 ICH 风险增加的危险因素。目前尚无特异性药物治疗,血小板置换的疗效亦不明确。

(5)肝素相关脑出血:发生率低;治疗上可用鱼精蛋白中和,使 APTT 恢复正常。鱼精蛋白推荐剂量为 1mg/100U 肝素,因肝素在体内代谢迅速(平均半衰期 1.5 小时),故鱼精蛋白剂量需要根据肝素给药时间进行调整。应用肝素 60 分钟,约需 3/4 剂量鱼精蛋白;应用肝素 2 小时,需半量鱼精蛋白。

五、监护与护理

患者均需进行系统护理,在此基础上进行监护,护理人员密切关注患者意识、颅压、瞳孔等变化情况。如果患者发生躁动,需要及时约束与保护患者,有效预防患者发生意外损伤,有效控制患者病情,查找患者躁动因素。密切关注患者颅压变化,如果颅压偏高需要及时找到原因并且根据具体因素进行对症用药。不可对患者使用过多的镇静药,对患者病情恢复十分不利。如果患者陷入昏迷,护理人员需要及时调整患者体位,有效预防并发症。帮助患者定期翻身,避免出现压疮,保持患者呼吸顺畅,及时清理患者痰液。

1.生命体征和意识监测　准确无误地监测呼吸、体温、血压,每隔 30 分钟就测 1 次,等到体征表现稳定后,改为2~4小时量一次,并准确记录好精神状态。在有必要时对昏迷患者实施特殊监护。如果患者存在颅压增高时,尤其要观看呼吸状态,呼吸节奏不规律者,很可能是危险信号,应引起关注,并报告医师做出处理。若如脉搏微慢,远远低于60次/分,表明有延髓抑制情况,告诉患者或许有脑疝,也要及时通知医师处理。

2.瞳孔的观察　双侧瞳孔忽大忽小是脑疝前期特征;一边瞳孔扩张是颅压提升,已经发生脑疝;两边瞳孔收缩表示脑干有损,动眼神经遭到刺激;两侧瞳孔放大是脑疝晚期,大脑极度缺氧的现象,也是患者濒临死亡的迹象。

3.呼吸道的护理　患者有脑出血昏迷一定要保证呼吸道顺畅,及时清洁口腔内的分泌物,特殊情况时把气管切开。有意识不清、血氧饱和度不足或有缺氧(PO_2<60mmHg 或 PCO_2>50mmHg)的患者要马上进行吸氧。

4.眼睛、口腔的护理　急性期昏迷患者眼睛不能完全闭合,容易发生角膜溃疡及结膜炎,应使用凡士林纱布覆盖眼睛;如患者张口呼吸可使用盐水湿纱布块覆盖口腔;昏迷时间过长,患者口腔有异味,做口腔护理时棉球不宜过湿,操作时要夹紧棉球,防止棉球脱落阻塞呼吸道引起窒息。

5.饮食的护理　急性期情况危急,为防止腹胀、呕吐等现象,可禁食2~3天,情况稳定后可以插胃管鼻饲饮食。每天要灌入热量高、富含维生素的饮食,并密切注意消化。鼻饲管最好是每周都更换1次。

6.大小便的护理　尿潴留者应置留导尿管定时放尿。留置导尿管时严格无菌操作,防止逆行性泌尿系感染。深昏迷患者膀胱括约肌、尿道口极度松弛,经常有尿液从膀胱渗出,为预防感染,采用1%呋喃西林溶液200~300mL冲洗膀胱,每天1~2次。昏迷患者可酌情用抗生素预防感染。便秘者,用缓泻剂或开塞露等协助排便,必要时可灌肠或戴上手套用手挖出粪便。

7.体位和肢体的护理　在脑出血昏迷患者急性期通常选择仰卧位,头偏向一边,这样有助于分泌物从口边慢慢流出,防止不小心引起吸入性肺炎,到病情基本不变后可视实际情况改变体位。前期将患肢放在功能位,每天进行合理的被动运动,防止肌肉萎缩和关节僵硬。如病情好转,危险期过去,应尽快开始肢体功能、语言障碍及心理的恢复治疗。

8.急性期输液的护理　急性期病情严重,患者出现头疼,紧张烦躁并不自觉地大声喊叫,意识模糊不清,甚至出现有间断癫痫发作,这时输液不是好时机。静脉穿刺地方应选取在关节末端,并妥善固定,保持输液顺畅,方能起到治疗目的。

9.高热的护理　患者丘脑下部体温调节中枢受损时可出现高热,此时可采用冰帽、冰袋、冰毯或50%乙醇擦浴。在降温过程中,要严密观察病情变化,如出现面色苍白,脉搏细弱,应立即停止降温,防止大汗后引起体温骤降发生虚脱。要善于区别中枢性发热和合并感染,急性期患者高热持续不退多为中枢性发热,此期病情危重,应细心护理,若患者体温逐渐升高并呈弛张热多为合并感染引起发热,有时两者可同时存在。

10.合并上消化道出血的护理　重症脑出血大多会合并应激性溃疡上消化道出血,注意观察呕吐物和大便的颜色与性状,记录呕吐和大便的次数及数量,每次大便后常规查大便潜血。患者插有胃管时注意观察胃液的颜色及性质,定期测定pH。

11.防止压疮发生　昏迷期应定时翻身,保持皮肤清洁干燥,对身体受压部位要用95%乙醇或滑石粉按摩,或用气圈、棉圈垫起,避免身体局部受压时间过长。一般采取健侧卧2

小时,患侧卧 1 小时,交替轮换,预防压疮发生。床单保持平整、干燥、无皱褶、无渣滓。保持病室空气新鲜,安静环境适宜,利于护理操作。

12.恢复期的护理　脑出血患者多有不同程度的偏瘫或失语等神经功能障碍,恢复期主要帮助患者进行功能训练。应向患者讲明,通过训练功能可逐步改善,以取得其合作。同时,向家属介绍训练方法,以便出院后坚持训练,使偏瘫肢体尽早恢复。对失语者应进行语言功能康复训练。

第三节　重症脑梗死

　　脑梗死也称缺血性脑卒中,是最常见的脑血管病类型,是局部脑组织区域血液供应障碍,导致脑组织缺血缺氧性病变坏死,进而产生以神经功能缺损为临床表现的一种临床综合征。大面积半球梗死(large hemispheric infarction,LHI)、恶性大脑中动脉梗死等概念的提出,重在强调患者的不应预后。故重症脑梗死的基本定义是导致患者神经功能重度损害,可出现呼吸、循环等多系统功能严重障碍的缺血性脑血管病。

一、病因/发病机制分型

　　随着认识的深入,人们发现脑梗死可由不同病因引发。最广泛使用的脑梗死分型为TOAST 分型。该分型将缺血性脑卒中分为如下几种。

　　1.大动脉粥样硬化型(Large-artery atherosclerosis,LAA)

　　(1)血管检查证实与脑梗死神经功能缺损相对应的大动脉狭窄>50%或闭塞,且血管病变符合动脉粥样硬化改变;或存在颅内或颅外大动脉狭窄>50%或闭塞的间接证据(如 CT 或MRI 显示梗死灶的直径>1.5cm),临床表现主要为皮质损害体征(如失语、意识障碍、体象障碍等)或有脑干、小脑体征。

　　(2)有至少一个以上动脉粥样硬化卒中危险因素(如高龄、高血压、高血脂等)或系统性动脉粥样硬化证据(如斑块、冠心病等)。

　　(3)同时排除心源性梗死所致的脑梗死,如在狭窄>50%或闭塞颅内或颅外大动脉支配区之外无急性梗死灶,没有心源性卒中高度或中度危险因素。

　　2.心源性栓塞　①高危因素:二尖瓣狭窄伴心房颤动、心房颤动、病窦综合征、4 周内心肌梗死、左心房或左心耳血栓、扩张性心肌病、左心室节段性运动功能不良、左心房黏液瘤、感染性心内膜炎;②中危因素:二尖瓣脱垂、二尖瓣环状钙化、二尖瓣狭窄不伴心房颤动、房间隔缺损、卵圆孔未闭、房扑、生物心脏瓣膜、非细菌性血栓性心内膜炎、充血性心力衰竭、4周至 6 个月的心肌梗死。

　　(1)CT 或 MRI 表现及临床表现同 LAA。

　　(2)如果有不止一个血管支配区或多系统栓塞支持该分型。

　　(3)至少存在一种心源性卒中高度或中度危险因素。

　　3.小动脉闭塞型　①无大脑皮质受累的表现;②头颅 CT 或 MRI 正常或梗死灶<1.5cm。

　　4.其他已知病因型　除以上三种明确病因的分型外,其他少见的病因所致的脑梗死,如血凝障碍性疾病、血液成分改变、各种原因血管炎、血管畸形、风湿病、夹层动脉瘤、肌纤维发育不依等。

5.不明原因型 ①两种或多种病因;②辅助检查阴性未找到病因;③辅助检查不充分。

二、诊断

1.诊断流程

第一步,是否为脑卒中? 排除非血管性疾病。

第二步,是否为缺血性脑卒中? 进行脑 CT/MRI 检查排除出血性脑卒中。

第三步,卒中严重程度? 根据神经功能评价量表评估神经功能缺损程度。

第四步,能否进行溶栓治疗? 是否进行血管内机械取栓治疗? 核对适应证和禁忌证。

第五步,病因分型? 结合病史、实验室、脑病变和血管病变等资料进行病因分型(参考 TOAST 分型)。

2.诊断标准 ①急性起病;②局灶神经功能缺损(一侧面部或肢体无力或麻木,语言障碍等),少数为全面神经功能缺损;③症状或体征持续时间不限(当影像学显示有责任缺血性病灶时),或持续 24 小时以上(当缺乏影像学责任病灶时);④排除非血管性病因及出血性脑血管病。

三、治疗要点

一般治疗包括吸氧,呼吸、心电监测,体温管控、血压血糖控制、下肢 DVT 预防等。作为 NCU 的常规,此处不再赘述。以下主要介绍针对缺血损伤的特殊治疗。

1.静脉溶栓 静脉溶栓治疗是被循证医学证明有效的急性缺血性脑卒中(acute ischemic stroke,AIS)治疗措施之一。治疗关键在于时间窗内启动治疗,要求尽量缩短急诊至溶栓开始的时间(door to needle time,DTN,应小于 60 分钟)。我国目前使用的主要溶栓药物是重组组织型纤溶酶原激活剂(rtPA)和尿激酶。

(1)时间窗:对于 rtPA,3 小时内使用最佳;3~4.5 小时仍然有效。对于尿激酶,6 小时内使用安全、有效。已超过静脉溶栓目前公认时间窗 4.5 小时的大动脉病变患者,可考虑进行多模态 CT/MR 成像,测量梗死核心和缺血半暗带,以选择潜在的适合紧急再灌注治疗(如静脉/动脉溶栓及其他血管内介入方法)的患者。

(2)用药方法

1)rtPA:0.9mg/kg(最大剂量为 90mg)静脉滴注,其中 10% 在最初 1 分钟内静脉推注,其余持续滴注 1 小时,用药期间及用药 24 小时内应严密监护患者。

2)尿激酶:100 万~150 万 IU,溶于 0.9% 氯化钠溶液 100~200mL,持续静脉滴注 30 分钟,用药期间应严密监护患者。

3)小剂量 rtPA 静脉溶栓(0.6mg/kg):出血风险低于标准剂量,可以减少病死率,但并不降低致残率,可结合患者病情严重程度、出血风险等因素个体化决策。

4)对发病时间未明或超过静脉溶栓时间窗的 AIS 患者,如符合血管内取栓治疗适应证,应尽快启动血管内治疗;如不能实施血管内取栓治疗,可结合多模影像学评估是否进行静脉溶栓治疗。

5)溶栓患者的抗血小板治疗(或特殊情况下溶栓后仍需要的抗凝治疗),应推迟到溶栓 24 小时后开始。

2.血管内介入治疗 血管内介入治疗包括动脉溶栓、桥接、机械取栓、血管成形术,是近年来 AIS 治疗的热点。虽然现有的证据尚不足以说明其远期疗效的可靠性,但是业内已经广泛开展并获得大量经验。实施血管内治疗前,尽量使用无创影像学检查明确有无颅内大血管闭塞。通过确定梗死体积和半暗带大小筛选患者,有益于血管内治疗的功能性预后。发病3小时内NIHSS评分≥9分或发病6小时内NIHSS评分≥7分时,提示可能存在大血管闭塞。

(1)血管内机械取栓手术治疗要点:具备不同条件的急性缺血性卒中患者接受机械取栓的决策要点(表11-5)。

表11-5　急性缺血性卒中患者血管内机械取栓手术的决策

患者条件		治疗手段
发病到动脉穿刺时间≤6小时	大脑中动脉M1段及颈内动脉闭塞	机械取栓治疗
	发病前mRS为0~1分	
	年龄≥18岁	
	NIHSS评分≥6分	
	ASPECTS评分≥6分	
大脑中动脉M1段及颈内动脉闭塞		仔细分析获益风险后可考虑行机械取栓治疗
发病前mRS>1分		
NIHSS评分<6分或ASPECTS评分<6分		
同时满足静脉溶栓与动脉取栓要求的患者		静脉溶栓-动脉取栓桥接治疗
大脑前动脉、椎动脉、基底动脉及大脑中动脉M2段闭塞		仔细分析获益风险后可考虑行机械取栓治疗
发病6~16小时	影像学明确为前循环大血管闭塞	机械取栓治疗
	符合DAWN或DEFUSE-3标准	
发病16~24小时	影像学明确为前循环大血管闭塞	机械取栓治疗
	符合DAWN标准	

桥接治疗:对于静脉溶栓无效的大动脉闭塞患者,进行补救性动脉溶栓或机械取栓。完成rtPA推注后,在输注rtPA的同时进行血管内介入治疗的影像学评估,并尽快置入动脉导管鞘。一旦静脉溶栓治疗无效,即开始动脉溶栓和机械取栓治疗。

DAWN(临床影像不匹配)标准:

(1)年龄≥80岁,NIHSS评分≥10分,梗死体积<21mL。

(2)年龄18~79岁,NIHSS评分≥10分,梗死体积<31mL。

(3)年龄18~79岁,NIHSS评分≥20分,梗死体积31~51mL。

DEFUSE-3(灌注-梗死核心不匹配)标准:

核心缺血区<70mL,低灌注区与坏死区体积比值>1.8且不匹配区域>15mL。

①如有静脉溶栓禁忌,机械取栓可作为大血管闭塞患者的治疗方案;②有静脉溶栓指征和(或)机械取栓指征时,应尽快实施;两者不应相互延误和妨碍。机械取栓时要求:就诊到股动脉穿刺的时间在60~90分钟,就诊到血管再通的时间在90~120分钟;③机械取栓后,血管仍存在明显狭窄,应密切观察,如TICI分级<2b级(表11-6),可考虑行血管内成形术[球囊扩张和(或)支架植入术];④机械取栓应由多学科团队共同决策,至少包括一名血管

神经病学医师和一名神经介入医师,在经验丰富的中心实施手术。

表 11-6　TICI 分级及血管造影表现

分级	血管造影表现
0 级(无灌注)	血管闭塞远端无顺向血流
Ⅰ级(弥散无灌注)	对比剂部分通过闭塞部位,但不能充盈远端血管
Ⅱ级(部分灌注)	对比剂完全充盈动脉远端,但充盈及清除的速度较正常动脉延缓
Ⅱa 级	对比剂充盈<2/3 受累血管的供血区
Ⅱb 级	造影剂完全充盈,但排空延迟
Ⅲ级(完全灌注)	对比剂完全、迅速充盈远端血管,并迅速清除

(2)动脉溶栓:动脉溶栓开始时间越早,临床预后越好,需要在有多学科协作的急诊绿色通道及神经介入条件的医院实施。

1)发病 6 小时内的大脑中动脉供血区的 AIS,当不适合静脉溶栓或静脉溶栓无效,且无法实施机械取栓时,可严格筛选患者后实施。

2)急性后循环动脉闭塞患者,动脉溶栓时间窗可延长至 24 小时。

3)动脉溶栓建议使用 rt-PA 和尿激酶,最佳剂量和灌注速率尚不确定;造影显示血管再通或者造影剂外渗时,应立即停止溶栓。

4)对于取栓手术未达到完善再通,而患者仍处于 6 小时动脉溶栓时间窗内,可考虑动脉给予补救性 rt-PA 治疗,但获益尚不明确。

(3)急性期血管成形术及支架植入术

1)急性期颅内动脉血管成形术/支架植入术:可作为介入取栓失败的补救治疗。

2)颅外段颈动脉或椎动脉血管成形术和(或)支架植入术:可用于急性缺血性脑卒中的血流重建,如治疗颈动脉重度狭窄或夹层导致的急性缺血性脑卒中。

(4)术后监护与管理:本部分仅涉及术后一般监护管理、麻醉及镇痛、镇静,其他药物治疗在下面分项叙述。

1)术后一般监护管理:AIS 患者术后应收入 NCU 病房,并完善 24 小时心电图、呼吸、指脉氧及无创血压监测,神经功能的监测。在术后 12 小时内,NIIISS 评分每 30 分钟一次;术后 12~24 小时,NIHSS 评分每 2 小时一次。术后即刻完成头颅 CT,术后 24 小时尽量完善头颅 MRI+MRA 检查及全面体格检查。如出现严重头痛、高血压、恶心或呕吐,应随时行 NIHSS 评分,并完成急诊头颅 CT 检查。

2)麻醉及镇静、镇痛:①麻醉相关操作应尽快进行,避免延迟手术。对氧合满意、气道受保护的患者术中可优先选择局部麻醉+轻度镇静;对严重躁动,意识水平较低,丧失气道保护性反射,呼吸困难及出现这些特征的后循环卒中患者建议进行全身麻醉;②患者术后出现躁动或各种原因需镇静、镇痛治疗时,应结合患者自身情况合理选择合适的镇静、镇痛方案。

3.非心源性脑卒中的抗血小板治疗

(1)未接受溶栓且无抗血小板禁忌证的 AIS 患者应尽早给予阿司匹林 150~300mg/d。急性期后可改为预防剂量(常规 100mg/d)。

(2)接受溶栓治疗者,阿司匹林等抗血小板药物应在溶栓 24 小时后开始使用。如患者存在其他特殊情况(如合并疾病),在评估风险获益后可考虑在 rtPA 溶栓 24 小时内使用抗血小板药物。

（3）血小板糖蛋白Ⅱb/Ⅲa受体抑制剂（替罗非班）可减少和治疗血管闭塞机械开通后的再闭塞。替罗非班起始推注量为10μg/kg，在3分钟内推注完毕，后以0.15μg/（kg·min）的速率维持滴注，维持16~24小时。并在血管内治疗术后桥接阿司匹林100mg+氯吡格雷75mg治疗时重叠使用替罗非班4小时。

（4）不能耐受阿司匹林者，可考虑选用氯吡格雷等抗血小板治疗。

（5）对于卒中复发高危患者（卒中复发风险采用Essen评分量表，表11-7），如既往有心肌梗死或缺血性卒中，在权衡出血风险与获益下，可短期（≤1个月）内联合应用阿司匹林+氯吡格雷。

（6）行血管成形术时，术前应予服用负荷剂量抗血小板药物（阿司匹林300mg+氯吡格雷300mg），术后给予阿司匹林100mg+氯吡格雷75mg 1~3个月，后改为长期单抗治疗。

表11-7　Essen卒中风险评分量表

危险因素	评分（分）
年龄<65岁	0
年龄65~75岁	1
年龄>75岁	2
高血压	1
糖尿病	1
既往心肌梗死	1
其他心脏病（除外心肌梗死和心房纤颤）	1
周围血管疾病	1
吸烟	1
既往TIA或缺血性卒中病史	1

注：0~2分：低危组；3~6分：高危组；7~9分：极高危组。

4.抗凝治疗　Cochrane系统评价认为，使用普通肝素、低分子肝素、类肝素、口服抗凝剂和凝血酶抑制剂等抗凝药物不能降低随访期末病死率或残疾率；抗凝治疗虽能降低缺血性脑卒中的复发率、降低PE和DVT的发生率，但其获益被症状性颅内出血的增加所抵消。

（1）对大多数AIS患者，不应无选择地早期进行抗凝治疗。

（2）血管内治疗术后，不建议无选择的早期抗凝治疗。

（3）对少数特殊AIS患者，抗凝治疗需综合评估风险获益［如病灶大小、血压控制、肝肾功能等；还可选用CHA$_2$DS$_2$-VASc、HAS-BLED评分］，对出血风险较小，致残性栓塞事件风险高的患者，可在充分沟通后谨慎使用。

（4）对大多伴心房颤动的AIS患者，应在起病14天内开始口服抗凝剂（华法林及新型口服抗凝剂）治疗；但出血转化风险很高时，应推迟到14天后再开始。不能使用抗凝药物时，可以单用阿司匹林或阿司匹林+氯吡格雷。

抗凝药物推荐剂量如下：华法林（目标INR：2.0~3.0）；达比加群酯150mg，12小时1次

（肌酐清除率 30~49mL/min）；利伐沙班 15mg/d（肌酐清除率 30~49mL/min）或 20mg/d；阿哌沙班 5mg，12 小时 1 次（血肌酐<1.5mg/mL），或 2.5mg，12 小时 1 次［1.5mg/mL<血肌酐<2.5mg/mL，体重<60kg 和（或）年龄≥80 岁］。注意：新型抗凝药物潜在颅内出血风险较高。

5.他汀治疗

（1）AIS 发病前服用他汀类药物的患者，可继续使用他汀治疗。

（2）在急性期，根据患者年龄、性别、卒中亚型、伴随疾病及耐受性等临床特征，确定他汀治疗的种类及强度。

（3）接受血管内治疗的 AIS 患者在早期应给予强化他汀治疗（瑞舒伐他汀 10~20mg/d 或阿托伐他汀 40~80mg/d）。

6.降纤治疗　脑梗死急性期血浆纤维蛋白原和血液黏滞度增高，降纤药物可降低血浆纤维蛋白原，并有轻度溶栓和抑制血栓形成作用。但该类治疗缺乏高质量临床试验的证实，故仅应用于存在高纤维蛋白血症且经风险获益评估的 ATS 患者。可选药物包括降纤酶、巴曲酶和安克洛酶。

7.其他特异性治疗

（1）扩容治疗：对低血压或脑血流低灌注所致的 AIS（如分水岭梗死）可考虑扩容治疗（≤7 天），但应注意可能发生肾功能损害，加重脑水肿、心力衰竭等并发症。

（2）改善脑血循环的药物治疗：有临床研究表明，丁基苯酞、人尿激肽原酶可有效改善脑动脉循环。其他相关中药制剂如丹参川芎嗪注射液、丹红注射液等临床应用较广泛，但由于缺乏充分的临床证据，建议谨慎应用。

（3）神经保护治疗：临床上可选用的药物包括依达拉奉（一种抗氧化剂和自由基清除剂）、胞磷胆碱（一种细胞膜稳定剂）等。上述药物的疗效及安全性仍有待高质量临床研究的进一步证实。

8.急性期并发症的处理

（1）控制脑水肿、降低 ICP

1）安静卧床，避免并及时处理 ICP 增高相关因素（头颈部过度扭曲、激动、用力、发热、癫痫发作、呼吸道不通畅、咳嗽、便秘等）。

2）床头抬高 30°有利于 ICP 降低。

3）渗透性药物治疗（20%甘露醇、3%或 10%NaCl）可明显减轻脑水肿、降低 ICP，减少脑疝的发生风险，药物种类、治疗剂量及给药次数应根据患者具体情况而定。必要时可联用利尿药（呋塞米）。应用高渗盐水（3%或 10%NaCl）时，应密切监测离子，将血钠水平维持在 145~155mmol/L。

4）对于发病 48 小时内、60 岁以下的恶性大脑中动脉梗死伴严重 ICP 增高患者，可请脑外科会诊考虑是否行减压术；对于 60 岁以上患者，手术减压可降低死亡和严重残疾，但独立生活能力无显著改善，故应慎重决策。

2017 年《大脑半球大面积梗死监护与治疗中国专家共识》中指出，年龄 18~80 岁的恶性大脑中动脉梗死患者，在发病 48 小时内应尽早实施部分颅骨切除减压手术治疗。手术指征包括：伴有意识障碍、NTHSS 评分>15 分、梗死范围≥大脑中动脉供血区 2/3，伴或不伴同侧大脑前、后动脉受累。手术排除指征包括：病前 mRS>2 分、双侧大脑半球/幕下梗死、出血转化伴占位效应、瞳孔散大固定、凝血功能异常或患有凝血疾病。

2014 版 AHA《大脑和小脑梗死后脑水肿的处理声明》中指出:对于压迫脑干的大面积小脑梗死患者和小脑梗死经过积极内科治疗后神经功能恶化患者,应及时清神经外科会诊,考虑行枕骨下颅骨切除术和硬脑膜扩张术。

(2)梗死后出血性转化:脑梗死出血转化发生率为 8.5%~30%,其中有症状的为 1.5%~5%。目前对无症状性出血转化者尚无特殊治疗建议。症状性出血转化应停用抗血小板、抗凝等致出血药物。对于需要抗血小板或抗凝治疗的患者,应权衡利弊,于症状性出血转化稳定后 10 天到数周,再次启动治疗;对于再发血栓风险较低或全身情况较差者,可用抗血小板药物代替抗凝治疗。

(3)卒中后癫痫:缺血性脑卒中后,癫痫早期(2 周内)发生率为 2%~33%,晚期发生率为 3%~67%。

1)不建议预防性应用抗癫痫药物。

2)孤立发作一次或急性期癫痫发作控制后,可维持 3~6 个月的抗癫痫治疗,不建议长期使用抗癫痫药物。

3)卒中后 2~3 个月可发的癫痫,应按癫痫常规处理原则进行长期药物治疗。卒中后 SE,应按 SE 治疗原则处理。

(4)肺炎:重症脑卒中患者易合并肺炎,误吸是主要原因。意识障碍、吞咽困难、呕吐、活动受限等均是导致误吸的重要危险因素。肺炎是卒中患者死亡的主要原因之一,10%~25%卒中患者死于细菌性肺炎。NCU 医师应早期评估和处理吞咽困难和误吸的问题,对意识障碍患者应特别注意预防肺炎。疑有肺炎的发热患者应根据病因给予抗生素治疗,但不推荐预防性使用抗生素(详见感染章节)。

(5)DVT 和 PE:DVT 的危险因素包括静脉血流淤滞、静脉系统内皮损伤和血液高凝状态。瘫痪者、年老及心房颤动者发生 DVT 的比例更高,症状性 DVT 发生率为 2%。DVT 最重要的并发症为 PE。

为了预防 DVT,应鼓励患者尽早活动、抬高下肢;尽量避免下肢(尤其是瘫痪侧)静脉输液。对于卧床的 AIS 患者,因抗凝治疗可能增加出血风险,故不应常规使用预防性抗凝治疗;而对于已发生 DVT 及 PE 高风险且无禁忌者,可给予低分子肝素或普通肝素,有抗凝禁忌者给予阿司匹林治疗;加压治疗(交替式压迫装置)可作为预防 DVT 和 PE 的联合治疗方式。

(6)排尿障碍与尿路感染:排尿障碍在卒中早期很常见,主要包括尿失禁与尿潴留。40%~60%中重度卒中患者发生尿失禁,29%发生尿潴留。尿路感染主要继发于因尿失禁或尿潴留留置导尿管的患者,约 5%出现败血症,与卒中预后不良有关。

有排尿障碍者,应早期评估和康复治疗。尿失禁者应尽量避免留置尿管,可使用假性导尿或定时使用便盆或便壶。尿潴留者应测定膀胱残余尿,可配合物理按摩、针灸等方法促进恢复排尿功能。有尿路感染者根据病情决定抗感染治疗,但不推荐预防性使用。

四、护理

1.病情观察 由于重症脑梗死患者病情重、症状多、病情变化快,往往伴有不同程度的意识、瞳孔改变。因此,每个神经内科的护士均应熟练掌握神经内科护理常规,在此基础上掌握重症脑梗死的早期识别信号:①发病后即有意识障碍,即使意识障碍为一过性,也提示发生病变的血管大,靠近主干,导致脑组织在短时间内血流快速减少,超过了脑的代谢应激能力;②发病后短时间内或 48 小时病情进展,提示血管管壁病变明显,可能有狭窄存在;③多数患者伴有头疼、呕吐,为颅压增高的表现;④早期发生眼球凝视,也是提示大面积梗死的特征之一;⑤心房颤动者发生的脑梗死多为大面积脑梗死;⑥24 小时内即可出现影像学改变;⑦神经功能缺损评分>20 分者。护士在临床护理中,发现上述任何情况之一,都要及时通知医师。

2.血糖的监测与控制 约 40%的患者存在脑卒中后高血糖,对预后不利,而重症脑梗死患者因应激反应和分解代谢增加等因素导致血糖水平异常升高,加之早期肠内营养使以往的进食方式发生改变,病前的血糖控制措施不得不中断等因素,使血糖控制更加复杂。严格控制急性缺血性脑卒中患者血糖水平可降低肺部感染率和病死率。在本组病例中有 2 例存在糖尿病史,均留置胃管,采用肠内营养。在肠内营养期间,应根据医嘱监测血糖,根据血糖结果应用降糖药控制血糖等,同时注意低血糖的症状,如饥饿感、出冷汗、心悸、意识障碍加重等。

3.营养支持 脑卒中后由于呕吐、吞咽困难可引起脱水及营养不良,可导致神经功能恢复减慢。应重视脑卒中后液体及营养状况评估,必要时给予补液和营养支持。能经口进食的鼓励经口进食,吞咽障碍及经口进食呛咳的可进食黏稠流质,经口进食不能满足营养需要的,以及意识障碍的应及早给予鼻饲流质,以满足营养需要。

4.完善基础护理 重症脑梗死患者因为年老体弱,加上长期卧床,所以普遍抵抗力较低,极易发生各种并发症,而导致病情加重甚至恶化。为保证重症脑梗死患者的临床疗效,应完善相关基础护理工作。具体措施如下。

(1)体位:合适的体位可以预防肢体畸形、挛缩、足下垂、肌肉萎缩、压疮及因坠积性充血发生的支气管肺炎等并发症。在急性期卧床期间患者因病情不稳定,常有骤然变化和意外发生,要经常变换体位,并保持肢体功能位。

(2)大小便的护理:由于患者长期卧床,肠蠕动缓慢,容易引起便秘,应保持大便通畅,必要时服用缓泻剂,如开塞露等,避免因用力排便导致的血压骤升而加重病情;小便失禁者,应保持会阴部清洁、干燥,及时更换尿布,或应用接尿器等,为便于记录 24 小时尿量和防止尿液对皮肤的侵害或尿潴留的患者,必要时短期内留置导尿。留置尿管的患者应执行常规护理,如:观察尿液的颜色、量、性状,定期尿常规检查,保持通畅等。

(3)皮肤护理:由于本病患者大多为高龄患者,且合并意识障碍、尿失禁、肢体运动障碍、压疮等,所以应加强皮肤护理。应根据压疮评分情况采取相应的措施,如应用气垫床,视局部受压情况进行翻身按摩,翻身时应避免拖、拉、拽,保持肢体的功能位及床单位清洁整齐,保持皮肤清洁干燥,每天按摩周身皮肤,改善全身营养状况等。对自带的压疮,采取长效抗菌剂和无机诱导活性敷料进行综合处理。

(4)呼吸道管理:意识障碍、吞咽困难患者由于吞咽咳嗽反射减弱或消失,呼吸中枢抑制,呼吸运动减弱,易造成口鼻异物或呕吐物误吸,大量细菌进入呼吸道导致吸入性肺炎。给予定时翻身叩背、协助排痰,必要时机械吸痰,保持呼吸道通畅。吞咽障碍的患者,指导进食黏稠食物,进食宜缓慢;意识清楚的患者指导有效咳嗽、咳痰,意识障碍的患者,头偏向一侧。两者床边均备吸引器,防止误吸。

(5)口腔护理:老年人机体抵抗力减弱,唾液腺分泌减少,溶菌酶杀菌作用下降,为口腔内细菌的大量繁殖造成了有利的条件,不仅容易发生口臭及口腔炎,影响食欲及消化功能,还可能导致腮腺炎、呼吸道感染等并发症。所以应根据口腔 pH 选择合适的口腔擦洗液,给予每天 2 次的口腔护理。

5.健康教育　健康教育是通过信息传播及行为干预,帮助患者掌握疾病保健知识,树立健康观念,自愿采纳有利于健康的行为和生活方式的系统教育活动。有效地对脑梗死患者进行健康教育,可减少脑梗死的复发,恢复语言及患肢功能,能使患者获得疾病相应知识,改掉不良生活习惯,增强保健意识,提高生活质量。采取各种方式,如:板报、书籍、教育处方、集体讲解、一对一讲解等向患者及家属说明脑梗死的病因、治疗方案、预后、保健、饮食、大小便护理、肢体及语言康复等知识。

6.观察药物效果与不良反应　护理人员应熟知药物的作用和不良反应,做好用药效果和不良反应的观察。扩血管药物注意监测血压;溶栓降纤期间监测凝血时间和凝血酶原时间,观察神经系统功能,注意有无出血倾向等;输入甘露醇时观察尿量、尿色,如有异常及时汇报处理;应用降糖药物注意监测血糖,防止低血糖等。

7.康复护理　在患者病情稳定,心理状态良好时,及早进行瘫痪肢体的主被动功能锻炼以降低致残率。吞咽障碍可引起营养不良、吸入性肺炎甚至窒息死亡,故早期给予重视,进行早期护理干预。住院期间采用康复治疗仪、吞咽治疗仪、手法康复等,进行关节活动、肌力训练、体位转移、日常生活活动训练、吞咽训练,并鼓励患者积极参与。恢复期采用出院后连续护理。

8.其他

(1)通过细微变化进行病情观察,早期识别重症脑梗死的信号:对重症脑梗死患者进行早期识别,及时诊断,给予积极有效地治疗措施,可以提高抢救成功率,改善预后。临床护士应运用专科知识,通过细微变化,早期识别信号,如:意识障碍是否进行性加重,有无头痛、呕吐、眼球凝视或 48 小时内病情进展加重,有无心房颤动病史等,运用早期识别重症脑梗死的手段,及时采取干预措施。

(2)运用评判性思维模式,综合观察病情,预防护理并发症:重症脑梗死因其梗死部位、梗死灶大小及以往病史的不同,往往伴有不同程度的意识障碍、言语障碍、精神异常等,为临床护士判断病情增加了难度。特别是容易混淆的症状、体征,需要护士具有较高的洞察力,并运用评判性思维模式,综合进行病情观察,并实施个性化护理。如本组 1 例患者,日间静脉滴注 20% 甘露醇时出现大汗,责任护士在第一时间通知值班医师,医嘱改用甘油果糖脱水降颅压后未再出现大汗症状,考虑患者原有冠心病史,快速输入甘露醇后引起心脏负担加重导致。由于护士及时发现,避免了心力衰竭的发生。另有 5 例患者也是由于护士在病情观察中,重视了患者的主诉,预见可能出现的问题,及时采取了干预措施。神经科护士在护理工作中应运用评判性思维模式,克服先入为主的惯性思维模式,对病情进行综合观察分析,从而预防护理并发症。

(3)心理护理不容忽视:由于重症脑梗死患者病情重,病程长,恢复慢,并发症多,多存在消极心理反应,对治疗效果持怀疑态度,对康复更是信心不足,这种心态势必影响治疗效果。通过心理干预给予及时地排解,可以有效地促进患者的康复。在查阅本组病例时并未发现对心理状态的评估。1 例患者,年仅 44 岁就患上两侧小脑半球梗死,且病情进行性加重,出现意识障碍,尽管经抢救最终神志转清,好转出院。笔者考虑,此类患者,正当壮年,上有老下有小,疾病却如此重,出现心理问题的可能性非常大,但护士并未对其进行评估和护理。笔者认为在临床护理工作中,不应只注重病情观察、满足生活需要和治疗工作,心理护理同样不容忽视。

(4)强化健康教育,促进健康行为:目前认为有效抢救半暗带组织的时间窗为4.5小时内或6小时内。对于有溶栓适应证的患者,如果在有效时间内入院,启动溶栓绿色通道,应以最早最快的速度为患者赢得生机,从而提高生活质量。本组8例患者入院距起病时间2小时~30天不等,平均138小时,只有2例在时间窗内就诊,尽管入院时已出现意识障碍,但由于就诊及时,最终神志转清,好转出院。另有3例患者入院时既存在肺部感染,1例自带压疮,笔者认为患者及家属之所以就诊意识淡薄,出现肺部感染和压疮,除了与家属的照顾能力有关外,还与相关知识缺乏有关,所以应强化健康教育,促进健康行为,出院后通过电话随访实施连续护理干预。

第四节　脑静脉血栓形成

脑静脉血栓形成(cerebral venous thrombosis,CVT)是由于多种原因导致的脑静脉系统(颅内静脉窦及静脉)血栓形成。发病率较低,占所有卒中的1%。常累及老年人和产褥期妇女。因发病形式多样,易漏诊而延误治疗。随着神经血管影像技术的发展,多数病例能够得到早期诊断。大多数CVT与血凝异常有关,而引起血凝异常的危险因素包括获得性因素(感染、手术、外伤、妊娠和产褥期、脱水、药物、肿瘤、血液病、抗磷脂综合征、肾病综合征、自身免疫性疾病等)和遗传性因素(遗传性血栓形成倾向),如抗凝血酶、蛋白C和蛋白S缺乏、V因子Leiden基因突变、高同型半胱氨酸血症等。

一、临床表现

由于CVT发生的部位、范围、阻塞速度、发病年龄、病因不同,其临床表现多种多样,常见临床表现可归纳为以下三组。

1.高颅压症状　头痛是ICP增高最常见及首发症状,多为弥散性,常在数天或数周内进行性加重,少数表现为雷击样头痛,提示非动脉瘤样SAH,极少数表现为偏头痛。伴或不伴呕吐,可有视盘水肿及视力减退(慢性病程中常见)。

2.卒中症状　包括运动及感觉功能缺损、失语、癫痫发作等。癫痫发作可表现为部分性或全面发作,可进展为SE。早期癫痫发作被定义为,在诊断CVT的2周内出现的癫痫;幕上脑实质病变,尤其伴有出血灶者为其危险因素。

3.脑病　少见,但最为严重。可出现意识障碍、精神行为异常(谵妄、冷漠、执行力差等),对于双侧病灶及多病灶导致的脑水肿或脑疝患者,可出现昏迷。

CVT的临床表现也取决于血栓形成的部位。上矢状窦是非感染性静脉窦血栓形成的最常见部位,可导致头痛、ICP增高和视盘水肿,也可出现运动功能受损,有时伴有痫性发作。海绵窦血栓形成多继发于眶部、鼻窦及上面部化脓性感染或全身感染,主要表现为颅神经(多见Ⅲ、Ⅳ、Ⅴ、Ⅵ)受损和眼静脉回流受阻表现,如眼睛、眶周、球结膜水肿和眼球突出。横窦血栓形成可出现与基础病变相关的症状,包括全身症状、发热和化脓性中耳炎的感染及中毒症状等,典型临床表现是耳部或乳突区疼痛及头痛,可伴有颅神经受累(Ⅸ、Ⅹ、Ⅺ)及高颅压症状。大脑深静脉系统血栓形成多累及间脑及基底核等脑深部结构,从而导致丘脑或基底核梗死,严重时出现昏迷、高热、去脑强直等。

二、辅助检查

1.实验室检查 血常规、血生化、红细胞沉降率、凝血酶原时间、D-二聚体、抗心磷脂抗体、蛋白 C、蛋白 S、抗凝血海等指标进行筛查,可提示潜在高凝状态、感染进展或炎症状态的异常。必要时需完善基因检测(凝血酶原基因 G20210A 突变、V 因子 Leiden 突变)。其中,蛋白 C、蛋白 S 和抗凝血酶缺乏检测通常需要在抗凝治疗停止后 2~4 周时间进行;D-二聚体敏感度为 94%,准确度为 90%,但其结果正常不能排除 CVT 的诊断。

2.腰椎穿刺术 在伴有局灶性神经功能障碍且影像学确诊 CVT 的患者,如怀疑脑膜炎,可行 CSF 检查。80%患者可出现初压增高,可伴有细胞计数及蛋白水平增高,但正常者不能排除 CVT 的诊断。

3.影像学检查

1)CT:作为初筛的检查手段。非增强 CT 多数表现正常,异常表现包括:①局灶性或弥散性脑水肿;②静脉性梗死表现的 CT 低密度灶(缺血病灶可能累及两侧,可能跨越常见的动脉交界区,或非常接近静脉窦),有时可见梗死区内有高密度出血灶。偶见 SAH;③大脑镰和小脑幕增强;④高密度三角征:CT 平扫冠状位层面上可见上矢状窦后部的高密度三角形影像。增强 CT 上可见"空三角征":脑静脉窦壁强化呈高密度与腔内低密度形成对比;⑤CTV 表现为脑静脉(窦)系统充盈缺损、静脉窦壁的强化、侧支循环开放,深静脉扩张和引流增加等。

2)MRI:敏感性高于 CT,病程不同阶段表现不同。急性期(第 1 周内),静脉血栓通常表现为 T_1 等信号和 T_2 高信号;亚急性期(第 2 周时),T_1、T_2 均为高信号;恢复期(2 周后),可重新出现血液流空现象,T_1、T_2 可能呈现为低信号或混杂信号。增强 MRI 表现为硬膜窦内流空现象的缺失,相当于 CT 显示的"空三角征"。MRV 为临床诊断的主要手段,直接征象为脑静脉(安)内血流高信号缺失、不规则狭窄;间接征象为病变远侧侧支循环形成,深静脉扩张或其他引流静脉异常扩张。

3)DSA:是诊断 CVT 的"金标准"。表现为病变的静脉窦无法显示、充盈缺损或灌注延迟;伴有皮质、头皮和面部静脉明显扩张;来自侧支引流的典型小静脉扩张;静脉血流方向逆转。需要强调的是,正常静脉的解剖变异可能类似静脉窦血栓形成,需注意鉴别。

三、鉴别诊断

1.良性 ICP 增高 主要见于显著超重的年轻健康女性,表现为逐渐进展的持续性头痛伴复视,以及短暂的视物模糊,阳性体征为视盘水肿、视野缺损,无局灶神经系统体征。影像学检查正常。CSF 压力增高,细胞数及蛋白均正常。多数可自行缓解。

2.急性颅脑损伤性高颅压 多有外伤史,合并继发性病变,包括颅内血肿及脑挫裂伤,如病变为弥散性,可导致脑血管扩张、脑出血和脑水肿。

3.颅内原发性肿瘤 常有慢性头痛,呈持续性胀痛,合并 ICP 增高症状及局灶神经症状,病情不断进展及恶化,影像学、CSF 等检查可进一步明确。

四、治疗要点

急性期处理及治疗应注意以下几点。

1.病因治疗　①对于细菌感染的 CVT 患者,应根据不同病原体尽早选用敏感、足量、足疗程的抗生素治疗,必要时需对脓性积液进行外科引流;②严重脱水者,应给予补液,以维持水电解质平衡;③有自身免疫性疾病者可予以激素治疗,不建议 CVT 患者使用类固醇药物。

2.抗凝治疗　无论是否存在颅内出血,应用剂量调整的肝素(UHF)及根据体重给予全量低分子肝素(LMWH,按公斤体重调整剂量:体重<50kg,4000U,0.4mL;体重 50～70kg,6250U,0.6mL;体重>70kg,1 万 U,0.8mL;均为皮下注射,2 次/天)进行抗凝治疗可降低病死率及生活依赖风险,随后转为口服维生素 K 拮抗剂 3～12 个月以预防 CVT 复发和其他静脉血栓栓塞事件。对于复发性 CVT 患者、CVT 后出现上肢 DVT 的患者及伴有高危血栓形成倾向的首发 CVT 患者,可能需要终生抗凝治疗。

UHF 治疗期间可出现血小板减少症,LMWH 半衰期更长,对血小板影响小,出血风险低,使用更加安全。有研究表明,LMWH 与治疗期间新发小量颅内出血无显著相关性。但对于近期发生过大出血的特殊患者,应权衡抗凝治疗的益处和风险。用药前及用药期间应监测凝血时间和部分凝血活酶时间(延长至正常值的 2 倍),使用华法林期间应监测 INR,目标为 2.0～3.0。

有小型病例研究应用新型口服抗凝药物(Xa 因子或凝血酶抑制剂)进行 CVT 患者非急性期的治疗,效果良好。必要时可慎重选择应用。

3.溶栓治疗　CVT 患者接受抗凝治疗后,大部分患者预后良好,故不应进行常规地溶栓或机械取栓治疗。

一般认为急性 CVT 风险评分≥3 或伴有昏迷、精神状态改变、深静脉血栓形成、颅内出血的患者不良预后风险较高。这部分患者如抗凝治疗后病情无明显缓解甚至恶化,应考虑静脉溶栓[尿激酶,50 万～150 万 U/d,5～7 天(同时检测纤维蛋白原≥1.0g);rtPA,0.6～0.9mg/kg,总量<50mg]或血管内治疗(直接导管接触溶栓、球囊辅助血栓切除和溶栓治疗、机械血栓切除术)。

4.手术治疗

(1)分流手术:除后颅窝占位或脑室内出血的患者,CVT 极少引起脑积水;针对接受分流手术 CVT 患者进行的小样本观察研究结果并不一致,故分流手术应权衡利弊,个体化使用。

(2)颅脑减压手术:因脑实质病变造成难治性颅高压而出现神经功能恶化、有脑疝风险的 CVT 患者,可考虑去骨瓣减压术。

5.并发症处理

(1)痫性发作:对于发生单次痫性发作伴或不伴脑实质病变的 CVT 患者,应早期使用一段时间(通常为 1 年)的抗癫痫药物,以预防进一步痫性发作;若无痫性发作,不应在 CVT 患者中预防使用抗癫痫药物。

(2)ICP 增高:①治疗性腰椎穿刺:对于存在视觉损害和(或)头痛的 CVT 患者,当足够安全时,可通过治疗性腰椎穿刺改善高颅压症状。需要注意的是,腰椎穿刺术前 UHF 停用 4～6 小时,LMWH 停用至少 12 小时;②在评估安全性的前提下,可应用乙酰唑胺或利尿药。

(3)视力丧失:发生率为 2%～4%,常见于视盘水肿和 ICP 增高的患者。视盘水肿患者或主诉视力问题的患者应接受全面的神经眼科学检查,包括视敏度和正规的视野测试。

6.CVT 后的妊娠和避孕　①对于妊娠期和产褥期的急性 CVT 患者,皮下注 LMWH 安全性更高;②因口服避孕药增加 CVT 风险,故应告知育龄期及既往有 CVT 的女性相关风险,并避免使用;③对于既往有 CVT 病史的女性,应告知其妊娠中的静脉血栓形成和流产的风险;④对于既往有 CVT 病史且无应用治疗剂量抗凝药物禁忌的女性,应在妊娠期或产褥期预防性皮下注射 LMWH。

五、护理

对所有患者实施优质护理,包括基础护理、病情观察、饮食护理、用药护理、心理护理、功能锻炼、并发症护理、健康教育等。

1.基础护理　为了促进患者的恢复,护理人员定期对病房进行通风,保持空气的流通;保持病房整洁和安静,告知患者家属尽量避免打扰患者,以利于患者休息;护理人员定期为患者翻身,以避免压疮的发生;告知患者家属医院的开水间、卫生间等的位置,方便患者的日常生活。

2.病情观察　密切观察患者的瞳孔、意识、呼吸频率、血压等病情变化,以确保患者的生命体征稳定。一旦发现患者出现头痛、颅压升高等临床表现及时告知医师进行处理。同时注意以下两点:①在使用自动检测仪时,避免损伤桡神经,避开桡神经进行检测;②在为偏瘫患者测量血压时,避免选择患侧肢体测量。

3.饮食护理　告知患者食用富含蛋白质的饮食,如鱼类、豆类等。减少脂肪类和糖类食物的摄入,可以适当食用海产品,如海带及木耳、蘑菇等菌类食物。在给患者喂食时,能坐立者尽量坐着进食,不能坐立者可以床头摇高 30° 左右进食,适宜速度进食不宜过快,进食过程中可以让患者头偏向一侧,防止窒息。进食过后不宜马上平卧,避免发生食物反流。

4.用药护理　为了缓解患者使用甘露醇时的疼痛,尽量选择粗的血管进行注射;在使用抗凝药物时,注意观察患者有无意识障碍、血压改变、出血、黑便等临床特点。

5.心理护理　针对不同心理的患者采取不同针对性的措施,不论是什么样的患者,首先要获取患者的信任。在获取信任的基础上给予患者心理上的鼓励和帮助,纠正患者的不良情绪,引导患者保持积极乐观的心态。同时向患者科普疾病的相关知识,让患者对疾病有正确的认识,从而树立患者康复的信心和决心。

6.功能锻炼　功能锻炼主要在患者各项生命体征平稳后进行,主要包括以下四个方面:①体位锻炼:体位包括平卧位、侧卧位、坐位、站立等,体位变换是一个循序渐进的过程,应该按照床上卧位变换逐步过渡到坐位,最后过渡到站立的变换。变换体位可以一方面避免患者发生压疮,另一方面避免患者肢体发生僵硬;②行走锻炼:当患者可以站立时,开始进行行走锻炼,行走锻炼也是一个循序渐进的过程,首先让患者在平地上行走,然后逐步过渡到上下楼,使患者的关节功能逐步得到恢复;③生活技能锻炼:包括锻炼患者从被协助进行洗脸、换衣服、吃饭等活动逐步过渡到独立进行这些基本的生活活动,使其自理能力逐步恢复;④上下肢功能锻炼:主要包括肢体摆放、肢体伸展锻炼、肢体屈曲锻炼、肢体活动锻炼等几个部分,可以交叉进行,起初由护理人员协助进行被动肢体锻炼,逐渐让患者独立进行肢体主动锻炼。

7.并发症护理　脑血栓常见的并发症有压疮、便秘、肺部感染等。为避免这些并发症的发生,可以及时帮助患者更换床单,定期为患者翻身变换体位;指导患者腹部进行顺时针环形按摩、热敷等来提高胃肠蠕动;指导患者进行有效排痰,促进痰液排出。

8.健康教育

（1）心理支持与自我调适指导：从患者入院开始即应帮助患者适应住院环境。关心、安慰患者，多与患者交谈，从而取得信任。消除有害刺激因素，帮助患者稳定情绪，配合治疗，增强其战胜疾病的信心。

（2）饮食及营养指导：脑血栓患者应摄用低脂饮食，多吃蔬菜和植物油，少吃胆固醇含量丰富的食物，如动物内脏、蛋黄和动物油等；如伴有高血压，要控制食盐摄入；伴糖尿病的患者，每天定时适量进餐，日主食量不超过300g；肥胖者，应限制饮食；合并便秘者，宜多食含粗纤维素多的青菜，如芹菜、韭菜、香蕉等，勿过饥过饱；起病24～48小时后仍不能进食者，应鼻饲流质饮食，防止误吸引起窒息或肺部感染；对能咀嚼但不能向口腔深处送食者，应予坐位或头高侧位喂食，可用汤匙每次将少量食物送到舌根让患者咀嚼后吞咽，偏瘫患者应向健侧送入食物，以流质或糊状流物为宜。

（3）休息和活动指导：急性期应卧床休息，应取平卧位，头部不宜抬高，以防止脑血流减少，瘫痪肢体应尽早给予被动运动及按摩，防止关节挛缩足下垂等。神志不清、躁动、合并精神症状的患者，应加防护，如床栏、陪人，必要时给予保护性约束，恢复期患者生活要有规律，注意劳逸结合，避免身心过度疲劳，提倡及早进行功能锻炼，主动运动患肢，早期下床活动，这样可加强心血管的应激能力。

（4）最常见的健康问题与护理指导

1）有皮肤完整性受损的危险：保持床褥平整，定时2小时翻身，有条件者垫气垫，已有尿失禁者及时更换尿垫，骨突出受压处要及时摩擦。

2）有呼吸道感染的危险：定时拍打背部，帮助呼吸道分泌物排出，对于呛咳者，必要时可鼻饲，头可采用侧位，可预防性应用抗生素。另外，每次进食不宜过多，以防止食物反流误吸入呼吸道。

3）有泌尿系感染的危险：对留置导尿者，尿管至少每周更换一次，每天清洗尿道口，小便量每天应在500mL以上，若小便次数过多，且有尿急、尿混浊，常提示有尿路感染。

4）有下肢静脉血栓的危险：若出现瘫痪肢体明显肿胀，要高度怀疑本病，预防的关键在于肢体的活动，治疗关键在于及早溶栓。

（5）用药指导

1）低分子右旋糖酐：有抗血细胞及血小板聚集作用，从而改善脑微循环及脑灌流。给药前应做皮肤过敏试验，阴性者才能使用，注意有过敏者、颅压增高者及心功能不全者禁用。此外，输液速度不宜过快（40滴/分左右），以免导致头胀痛、面部潮红等不适，非医护人员不要随意调速。

2）溶血栓剂：由于可引起出血，故应小心谨慎应用，严格掌握适用证及药物剂量。一般限于病后6小时以内、缓慢进展型及患者临床逐渐加重者，可选用有rt-Pa、东菱克栓酶（OF-521）、尿激酶等，按要求用前做好皮肤过敏试验和检查患者凝血机制，使用过程中发现皮疹、皮下瘀斑等立即报告医师。

3）使用阿司匹林抗凝治疗时，应观察有无恶心、呕吐、上腹不适等胃肠道反应，注意在饭后服药与碳酸钙等制酸剂同时服用，以减轻胃肠道反应，此外，该药能抑制血小板聚集，抑制凝血酶形成，导致出血倾向，如有牙龈出血、鼻出血、瘀斑者应及时告诉医护人员。

（6）出院指导：①让患者及家属掌握防治脑血栓形成的知识，对疾病的预防给予重视，使患者保持良好的精神状态,坚持康复治疗,对疾病恢复有足够的信心,戒烟酒,饮食合理,作息有规律,适量运动与体育锻炼,减轻体重;②定期复查血糖、血脂、血纤维蛋白尿、血液流变学及血压,坚持在医师指导下正确服药,有糖尿病、原发性高血压病可能终生用药,千万不可有时用药,有时停药,因为血糖及血压的剧烈波动对机体伤害更大;③一旦发现手指麻木无力或短暂说话困难,眩晕、步态不稳等可能为脑缺血先兆,不可疏忽,及时到医院就诊。

第十二章　腹腔脏器急危重症

第一节　消化道出血

一、疾病概述

消化道出血(GIH)是指从食管到肛门之间的消化道的出血。其中,屈氏韧带以近的消化道出血称为上消化道出血(UGIH);屈氏韧带至回盲部出血为中消化道出血;回盲部以远的消化道出血称下消化道出血(LGIH)。

1.临床特点

(1)咯血与黑便:是上消化道出血的特征性表现。上消化道出血后均有黑便,但不一定有咯血。一般而言,幽门以下出血时常以黑便为主,而幽门以上出血则引起咯血并伴有黑便,幽门以上出血量少者可无咯血。十二指肠出血量多时,部分血液反流至胃内,亦可引起咯血。咯血和黑便的性状主要决定于出血的部位、出血量及在胃或肠道内停留的时间。若在胃停留的时间长,血液经胃酸作用后变成酸性血红素而呈咖啡色或赤豆色;若出血量大,在胃内停留的时间短,未经胃酸充分混合即呕吐,则为鲜红或暗红色或伴有血块。若在肠道内停留时间长,血中血红蛋白地铁与肠内硫化物结合生成硫化铁而成柏油样黑色;相反,出血量大,速度快而急,刺激肠蠕动加快则呈鲜红色或暗红色血便,易误诊为中或下消化道出血。有时低位小肠或回盲部出血量少,在肠道停留时间较长,粪便亦可呈黑色,但一般不是柏油样,勿误以为是上消化道出血。

(2)血便和暗红色大便:多为中或下消化道出血的临床表现,一般不伴有咯血。

(3)失血性周围循环衰竭:急性大量出血时,有效循环血量下降,出现头晕、心悸、恶心、乏力、口渴、昏厥、四肢湿冷、肤色苍白、烦躁,甚至意识模糊。

(4)发热:大量出血后,多数患者在24小时内常出现低热,一般不超过38.5℃,可持续3~5天,随后自行恢复正常。

(5)氮质血症:依发生机制可分为肠源性氮质血症、肾前性氮质血症和肾性氮质血症。

(6)贫血和血常规变化:①大量出血后均有急性失血性贫血,在出血后骨髓有明显代偿性增生,24小时内网织红细胞即见增高,至出血后4~7天可高达5%~15%,以后逐渐降至正常;②因失血后的应激反应,白细胞计数可迅速升高,2~5小时可达$(10~20)\times10^9/L$,血止后2~3天恢复正常。

2.辅助检查

(1)内镜检查:胃镜和结肠镜是诊断上、下消化道出血的病因、部位和出血情况的首选检查方法,不仅能直视病变、取活检,对于出血病灶可进行及时准确地止血。多主张在出血后24~48小时进行检查,称为急诊胃镜和结肠镜检查。

(2)X线钡餐检查:目前已多被胃镜检查所替代,但对经胃镜检查出血原因未明,疑病变在十二指肠降段以下小肠段有特殊诊断价值。

（3）血管造影。

（4）手术探查：各种检查不能明确出血灶、持续大出血危及患者生命，必须手术探查。

3.治疗原则　急性出血时应行血常规、血型、血生化和出凝血时间等检查，并积极备血。消化道大出血的诊疗流程强调行急诊胃镜检查，也就是发病 24 小时内行胃镜检查，不仅可用于诊断，同时可内镜下治疗。若胃镜下未见引起出血的病变，则应考虑下消化道出血可能。但血管畸形，包括 Dieulafoy 病有漏诊可能。

（1）一般急救措施：建立可靠的静脉通路，积极扩容，补充血容量。一般情况下，Hb<60g/L 时需要输血。

（2）食管静脉曲张破裂出血的治疗

1）药物治疗：①垂体后叶素 0.3～0.4U/min 持续静脉滴注，可同时滴注硝酸甘油，协同降低门静脉压力，并减少垂体后叶素造成的心肌缺血及缺血性腹痛，止血后垂体后叶素 0.1～0.2U/min 维持 3～6 日；②生长抑素：注射用生长抑素 250μg 静脉注射后，以 250μg/h 的速度静脉泵入，或奥曲肽注射液 100μg 静脉注射后，25μg/h 静脉泵入，维持 72 小时。经插入咽部的鼻管给予 5% 孟氏液 50～100mL，有一定效果，但可致胃肠痉挛、恶心、呕吐。

2）在患者生命体征平稳的情况下，行急诊内镜下止血（钳夹、硬化剂注射、套扎）。

3）急诊手术视患者肝功能情况、医师的经验而定，手术时间越早，术后恢复越好。出血后处理不及时，常继发肝功能恶化、腹腔积液等，在这种情况下应尽可能保守治疗，择期手术，降低手术风险。

4）经颈静脉肝内门体支架分流术（TIPSS），对于食管静脉曲张出血的疗效尚存争议。

5）三腔双囊管压迫短期止血率高，但易复发。

6）治疗并发症：肝性脑病、腹腔积液、感染等。

（3）非食管静脉曲张破裂出血的治疗：①置入胃管，可吸出积血使胃腔回缩止血，并可观察有无活动性出血。口服或灌注止血药：去甲肾上腺素冰盐水（去甲肾上腺素 8mg+0.9% 氯化钠溶液 100mL）；凝血酶 6000～10000U+0.9% 氯化钠溶液 30～40mL，但是内镜检查前给予凝血酶会干扰内镜可见度，且部分患者不耐受会产生呕吐；②药物治疗：包括抑制胃酸，法莫替丁 40mg 静脉注射，每 12 小时 1 次，或奥美拉唑 40mg 静脉注射，每 12 小时 1 次，或首剂后 8mg/h 静脉泵入，维持 72 小时；纠正凝血机制障碍，输新鲜血，成分输血；老年患者静脉慎用酚磺乙胺、氨基己酸等止血药，因有引起脑血栓的风险；③内镜下止血：包括喷洒止血药物、注射、电凝、微波、止血夹等。

二、主要护理问题

1.体液不足　与咯血、黑便引起体液丢失过多、液体摄入不足有关。

2.活动无耐力　与血容量减少有关。

3.排便异常　与上消化道出血有关。

4.焦虑　与环境陌生、健康受到威胁、担心疾病预后有关。

5.潜在并发症　窒息。

三、护理措施

1.常规护理

（1）及时补充血容量：迅速建立两条静脉通道，及时补充血容量，抢救治疗开始滴速要快,但也要避免因过多、过快输液、输血引起肺水肿或诱发再出血,从而加重病情。

(2)体位护理:出血期间绝对卧床休息,采取平卧位,头偏向一侧,防止因咯血引起窒息。

(3)饮食护理:严重咯血或明显出血时,必须禁食,24小时后如不继续出血,可给予少量温热流质、易消化的饮食,病情稳定后,指导患者要定时定量,少食多餐,避免进食粗糙、生冷、辛辣等刺激性食物,同时要禁烟、酒、浓茶和咖啡。

(4)口腔护理:每次咯血后,及时做好口腔护理,减少口腔中的血腥味,以免再次引起恶心、呕吐,同时能增加患者舒适感。

(5)皮肤的护理:保持皮肤清洁及床铺整洁、干燥,咯血及排便后及时清洁用物。

(6)心理护理:患者对疾病缺乏正确认识时易产生紧张、恐惧的情绪而加重出血,尤其反复出血者,因反复住院给家庭带来沉重的经济负担,感到前途暗淡,消极悲观,对治疗失去信心。因此做好有效的心理护理尤为重要。医护人员从容的态度、亲切的语言、认真答疑、果断的决策,沉着、冷静、熟练的操作,可给患者安全感,解除患者精神紧张及恐惧心理,有益于良好护患关系的建立和进一步治疗的配合。

2.专科护理

(1)用药指导:严格遵医嘱用药,熟练掌握所用药物的药理作用、注意事项及不良反应,如滴注垂体后叶素止血时速度不宜过快,以免引起腹痛、心律失常和诱发心肌梗死等。

(2)三腔双囊管压迫止血的护理:插管前检查有无漏气,插管过程中必须经常观察患者面色、神志。插管后要保持胃气囊压力为50~70mmHg,食管气囊压力为35~45mmHg,密切观察引流液的颜色和量,置管24小时后宜放出气囊气体,以免压迫过久导致黏膜坏死,鉴于近年药物治疗和内镜治疗的进步,目前已不推荐气囊压迫作为首选止血措施。

(3)对症护理:发绀者应吸氧,休克者注意保暖,精神紧张者给予地西泮,肝病者禁用巴比妥类药物、吩噻嗪类药物及吗啡。

3.病情观察

(1)前驱症状:出血前多数患者有腹痛,伴有头晕、目眩、心悸、胸闷或恶心等症状。

(2)生命体征:①有无心率加快、心律失常、脉搏细弱、血压降低、脉压变小、呼吸困难、体温不升或发热等;②精神和意识状态:有无烦躁不安、嗜睡、表情淡漠、意识不清甚至昏迷;③观察皮肤和甲床色泽,肢体温度,周围静脉特别是颈静脉充盈情况。

(3)观察呕吐、便血性质和量:上消化道出血后均有黑便,出血部位在幽门以上者常伴有咯血。咯血有棕褐色咖啡渣样,如出血量大,未经胃酸充分混合即咯血,可呈鲜红色或有血块。黑便呈柏油样,黏稠而发亮,当出血量大、血液在肠内推进快,可呈暗红色甚至鲜红色。

(4)失血性周围循环衰竭:急性大量失血由于循环,血量迅速减少而导致周围循环衰竭。可出现头晕、心悸、乏力,突然起立发生昏厥,肢体冷感、心率加快、血压偏低等,严重者出现休克症状。血压和脉搏是关键指标,如患者由平卧位改为坐位时出现血压下降(>15mmHg、心率加快>10次/分),提示血容量不足,是紧急输血的指征。如收缩压<90mmHg、心率>120次/分,伴有面色苍白、四肢湿冷、烦躁不安或意识不清,则已进入休克期,属严重大量出血,需积极抢救。对体温的观察:失血者体温多低于正常或不升,一般休克纠正后可有低热或中度热,一般≤38.5℃,持续数天或数周,原因系出血后分解产物吸收,血容量减少,体温调节中枢失调而引起发热,若体温≥38.5℃,应考虑出血后诱发感染,如体温持续不退或退热后不升则应考虑再出血。

（5）观察尿量：尿量可反映全身循环状况及肾血流情况，所以观察尿量很重要，正确记录24小时出入量。

（6）出血量的评估：一般成人每天消化道出血>5~10mL粪便隐血试验呈阳性；每天出血量50~100mL，可出现黑便；胃内积血达250~300mL，可引起咯血；一次血量不超过400mL时，一般不引起全身症状；出血量超过400mL，可出现全身症状，如头晕、心悸、乏力等；短时间内出血量超过1000mL，可出现周围循环衰竭的临床表现，严重者引起失血性休克。

（7）观察有无再出血迹象：上消化道出血患者病情经常反复，出血控制后仍应继续观察有无再出血，如患者反复咯血、黑便颜色由暗黑变为暗红，甚至呕吐物转为鲜红色，血压、脉搏不稳定，血红蛋白不断下降等皆提示再出血。

4.健康指导

（1）指导、帮助患者和家属掌握自我护理的有关知识，减少再度出血的危险。①注意饮食卫生和饮食的规律；进营养丰富、易消化的食物；避免过饥或暴饮暴食；避免粗糙、刺激性食物，或过冷、过热、产气多的食物、饮料；应戒烟、戒酒、禁浓茶、咖啡。②生活起居有规律，劳逸结合，保持乐观情绪，保证身心休息；避免长期精神紧张，过度劳累；③在医师指导下用药，以免用药不当诱发出血。

（2）教会患者及家属识别早期出血征象及应急措施，如出现头晕、心悸等不适或咯血、黑便时应立即卧床休息，保持安静，减少身体活动，立即送医院治疗。

第二节　ICU 相关性腹泻

入住 ICU 的患者发生腹泻的比例较高，既加重了患者病情、延长病程，又增加了患者的经济负担，同时也加大了医护人员的工作量，造成了医疗资源的浪费。其发生发展的原因是多方面的。

一、ICU 相关性腹泻原因分析

1.肠内营养相关性腹泻　肠内营养相关性腹泻是重症监护治疗病房最常见的腹泻原因，灌注速度过快、温度过低、脂肪含量过高、营养液污染都会引起腹泻，使用高渗性饮食时，当高渗营养物质进入胃肠道，胃肠道将分泌大量水分，稀释溶液浓度，大量水分进入胃肠道可刺激肠蠕动加速而发生腹泻，同时也与低蛋白血症、胃肠道水肿、绒毛吸收能力下降等有关。

（1）与营养液供给技术相关：一般营养液的渗透压为 279~330mOsm，超过 400mOsm 的高渗营养液可引起渗透性腹泻。大部分危重患者在接受肠内营养之前都有一段时间的禁食，未得到合适的营养或通过静脉途径接受营养。动物实验已证实，经一段时间禁食或静脉供给营养后，肠内黏膜层绒毛高度及细胞增生均会下降，在这些患者中，绒毛萎缩造成的吸收不良在给予肠内营养后会导致腹泻的发生。要使这些患者有一个适应肠内营养的过程，营养液供给技术就很重要。

（2）与患者因素相关：患者在创伤或感染后，蛋白质分解代谢增加，常伴血浆清蛋白减少，低蛋白血症引起血浆渗透压降低，导致小肠黏膜水肿，引起吸收障碍。一些临床研究表明，EN 相关性腹泻与低蛋白血症有关，低蛋白血症会破坏肠黏膜对液体的吸收，当危重患者血清蛋白低于25g/L时,对标准食物也不耐受,会出现腹泻,两组患者中血清蛋白低于25g/L者占40%,老年人占60%,这是由于老年人的生理功能和应急能力下降,脏器功能减退。危重患者能量消耗与代谢紊乱的程度、持续时间及危重症程度密切相关。患者饮食习惯的改变等都是危重患者发生肠内营养相关性腹泻的重要因素。

(3)与药物使用因素相关:抗生素使用改变了肠内正常菌群的分布,也是腹泻发生的重要因素,两组患者最常用的抗生素有头孢菌素类抗生素、氨苄西林、克林霉素等。这些药物能降低结肠内消化纤维的短链脂肪酸所必需的细菌数量,结肠中没有这种消化过程中必需的菌丛,就会引起患者腹泻;不根据药敏试验结果,对危重患者应用广谱高效的抗生素,导致菌群失调,产生真菌感染,会引起腹泻;抗生素还可引起假膜性肠炎,导致严重的腹泻。还有使用直接引起腹泻的药物,为了预防和治疗应激性溃疡,使用各种制酸剂、H_2受体阻滞药、乳果糖等,使胃液pH上升,导致细菌繁殖,引起胃肠内细菌易位,发生肠源性感染。细菌的增生导致吸收不良,从而加重了腹泻。

2.肠道感染性腹泻　肠道感染性腹泻是引起腹泻的第二大原因,占20.0%。ICU患者病情危重,易激发全身炎性反应,导致机体免疫功能受到抑制,机体易感性高,肠道细菌移位,侵入性操作,如鼻饲饮食、灌肠等都影响肠道正常菌群,使感染发生率增加,导致感染性腹泻发生。

3.抗生素相关性腹泻　ICU患者多为危重患者,常常需要联合应用多种广谱抗生素,长期大量抗生素的应用,导致肠道正常微生物受到破坏,菌群失调,致病微生物增生,包括难辨梭状芽孢杆菌、金黄色葡萄球菌、产气荚膜梭菌、白假丝酵母菌感染引起的腹泻。另外抗生素可以直接引起肠黏膜损害,也是造成腹泻的原因之一。

4.机械通气相关性腹泻　机械通气本身的正压作用阻碍胃肠道血液循环,胃肠黏膜受损;气管插管引起的口腔环境改变而引发的口咽部细菌的增生和过度繁殖现象,气管插管患者不能进食,减少了唾液中消化酶的作用和唾液中免疫因子的数量,破坏了口腔免疫系统,可以引起肠道菌群失调及有害细菌繁殖,因此易发生腹泻现象。

5.胃肠动力药应用有关的腹泻　ICU患者卧床,加之多伴有胃肠衰竭,临床常应用一些胃肠动力药,如莫沙比利、多潘立酮等,部分患者还应用大黄,也可导致腹泻。

二、护理对策

1.基础护理　及时观察并评估患者的排便次数、粪便量、颜色、气味等;腹部保暖,避免腹部按摩、压迫等机械刺激;准确记录出入量。腹泻较重患者短暂禁食,较轻的患者可给予易消化的食物,避免进食高糖、高渗性、过冷过热和易产气的食物。便后用柔软的卫生纸或毛巾擦拭,必要时用温水冲洗,再用纯棉、柔软的毛巾沾干,涂抹皮肤保护膜或婴儿护臀油等,保护肛门皮肤;指导患者及家属使用具有透气性、表面细腻、柔软的护垫。处理大便时要注意遮挡患者,保护患者的隐私。

2.肠内营养相关性腹泻的护理　首先加强对ICU护士肠内营养知识及技术的培训,使其对肠内营养知识有充分的认识。当肠内营养发生腹泻时,应对腹泻原因做出正确评估,为治疗和护理提供依据,制订个体化的护理计划。如意识清醒的插管患者,很难表达自己对便盆的需要,加重了他们的不安,对无意识的大便失禁患者则增加了皮肤护理问题,同时也增加了患者的痛苦和医疗费的支出。腹泻还污染环境,不良气味会给患者、家属和工作人员带来不愉快的体验。简单地中止肠内营养并不能解决问题,反而会造成患者的低营养状态,所以护士必须密切观察腹泻情况及加强护理工作,尽快恢复患者的正常排便,维持水电解质平衡,增加营养,保持皮肤的完整性。

(1)肠内营养的护理:在为患者进行肠内营养前与营养室联系,配制适合患者个体需要的营养液,对营养液的配制及输送要注意严格无菌操作原则。配制的各种容器均应清洁,煮沸消毒后使用,配好的制剂在容器中悬挂不应超过 6 小时,每天配当天量,以 500mL 容器分装,并在 4℃冰箱中存放,严格保持液体的洁净,防止污染。输注时掌握其温度,可自动控温在 37℃左右,保证肠内营养液所需的恒定温度,有利于胃肠功能和免疫功能恢复,有效地避免腹泻等并发症的发生。灌注的速度过快,灌注量过大,也可引起腹泻。采用经泵持续滴入方式,遵循循序渐进的原则,浓度从低到高,量从少到多,速度从慢到快,切不可操之过急,应 16～24 小时均匀缓慢输入。开始可以先给等渗盐水 500mL,然后再给 8%～10%肠内营养液 500～1000mL/d,如患者无不适反应,逐日增加剂量及浓度,开始时速度要慢,以 20mL/h 为宜,2 小时后调到 40mL/h,8～12 小时达 60～100mL/h。输注过程中,注意密切观察患者的反应,速度以不同个体能够耐受为标准,一般需 3～5 天启动期调整,最终总量达 2000～2500mL/d,在启动期内,不足部分可静脉补充营养。

(2)腹泻的观察与护理:腹泻患者的护理过程中,注意观察患者是否发生脱水,发现异常情况及时报告医师,协助医师为患者补充水电解质,保持患者内环境稳定,护理过程中,注意观察患者的肠鸣音、排便次数、粪便量及黏稠度,做好记录,行大便常规检查、粪便培养致病菌及药敏试验时,应及时取粪便标本送检,为进行针对性治疗提供依据。严重的腹泻导致肛周皮肤红肿、糜烂,也是发生压疮的首要危险因素。除了保持床单位、皮肤洁净,减轻受压等措施外,可以使用减少大便污染范围和皮肤刺激的护理用具,如放置软壁肛管,使粪便从肛管流出,不接触皮肤,或利用外科手术薄膜保护肛周皮肤,避免粪便对皮肤的刺激及反复擦洗。

(3)纠正危重患者低蛋白血症及尽可能停用与腹泻有关的药物:危重患者低蛋白血症的治疗应当全面考虑,如果明确腹泻为血浆清蛋白减少所致,给予富含肽类的营养液后,患者腹泻症状可减轻,也可适当给予外源性清蛋白,增强胃肠功能。详细分析药物治疗与腹泻的关系,查明腹泻的原因,并在病情许可的情况下,降低药物的剂量或更换不引起腹泻的药物治疗此类腹泻。也可减慢营养液的输注速度,并应用抗腹泻治疗措施,如洛哌丁胺、整肠生等。对上述治疗无反应的腹泻患者应考虑以肠外营养支持代替肠内营养。

3.肠道感染性腹泻的护理　及时治疗原发病,严格遵守操作规程,避免各种侵袭性操作,如鼻饲、灌肠术等造成的感染;坚持做好食物、食具消毒;对感染性腹泻患者采取严格的床边隔离措施,避免发生交叉感染。

4.抗生素相关性腹泻的护理　合理地选择和使用抗生素,避免盲目多种大剂量的广谱抗生素联合应用,避免由低级到高级频繁更换抗生素。于病情好转及感染控制后及时停药,并补充双歧杆菌、乳酸杆菌等肠道生态菌。

5.机械通气相关性腹泻的护理　施行口腔护理,即采用 1.5%过氧化氢和清水行口腔护理,早晚各 1 次,有时也配合药物干预,如 2.5%苏打水。定时清除痰液,更换呼吸机管道及使用密闭式吸痰管都能明显降低呼吸相关性肺炎的发病率,也可减少机械通气期间患者腹泻的发生并缩短腹泻的持续时间。

6.胃肠动力药物应用有关的腹泻护理　ICU 患者,早期由于多为无渣饮食,粪便形成量少,应用通便措施指征可适当放宽,一般以临床征象和实践相结合为标准。如腹部触诊及肛诊均无粪便块,可延长至 5 天再采取通便措施;应用胃肠动力药时根据病情及个体差异,排便后立即停药,避免过度导泻;对便秘患者尽量采用物理疗法,多食含粗纤维的蔬菜;必须应用导泻药物时,避免使用缓泻剂,因为缓泻剂起效慢,作用消失也慢,患者排便后,药物的作用经过一定时间后方可消失,从而造成患者腹泻。

第三节　肝性脑病

一、疾病概述

肝性脑病(HE)是由严重肝病引起的,以代谢紊乱为基础,中枢神经系统功能失调的综合征。临床表现轻者可仅有轻微的智力减退,严重者出现意识障碍、行为失常和昏迷。

1.临床特点

(1)一期(前驱期):轻度性格改变和行为失常,例如欣快激动和淡漠少言,衣冠不整或随地便溺,应答尚准确,但吐词不清且较缓慢。可有扑翼样震颤,亦称肝震颤;嘱患者两臂平伸,肘关节固定,手掌向背侧伸展,手指分开时,可见到手向外侧偏斜,掌指关节、腕关节,甚至肘与肩关节的急促而不规则的扑翼样抖动。嘱患者手紧握护士手 1 分钟,护士能感到患者抖动。此期脑电图多正常,历时数天或数周,有时症状不明显,易被忽视。

(2)二期(昏迷前期):以睡眠障碍、行为失常为主,前一期的症状加重,定向力和理解力均减退,对时间、地点、人物的概念混乱,不能完成简单的计算和智力构图(如搭积木、用火柴杆摆五角星等),言语不清、书写障碍、举止反常也很常见。多有睡眠时间倒错,昼睡夜醒,甚至有幻觉、恐惧、狂躁,而被看成一般精神病。此期患者有明显的神经体征,如腱反射亢进、肌张力增高、踝阵挛及 Babinski 征阳性等。此期扑翼样震颤存在,脑电图有特征性异常,患者可出现不随意运动及运动失调。

(3)三期(昏睡期):以昏睡和精神错乱为主,各种神经体征持续存在或加重,大部分时间患者呈昏睡状态,但可以唤醒,醒时尚能应答问话,但常有神志不清和幻觉,扑翼样震颤仍可引出,肌张力增加,四肢被动运动常有抗力。锥体束征常呈阳性,脑电图有异常波形。

(4)四期(昏迷期):神志完全丧失,不能唤醒。浅昏迷时,对痛刺激和不适体位尚有反应,腱反射和肌张力仍亢进,由于患者不能合作,扑翼样震颤无法引出。深昏迷时,各种反射消失,肌张力降低,瞳孔常散大,可出现阵发性惊厥、踝阵挛和换气过度,脑电图明显异常。

以上各期的分界不很清晰,前后期临床表现可有重叠。肝功能损害严重的肝性脑病常有明显黄疸、出血倾向和肝臭,易并发各种感染、肝肾综合性和脑水肿等,使临床表现更加复杂。肝性脑病的临床分期见表 12-1。

表 12-1 肝性脑病的临床分期

分期	意识状态	神经系统体征	脑电图
一期(前驱期)	轻度性格改变和行为失常	偶有扑翼样震颤	无明显异常
二期(昏迷前期)	精神错乱	常有扑翼样震颤、Babinski 征阳性	异常慢波(θ 波)
三期(昏迷前期)	昏睡但可唤醒	仍可引出扑翼样震颤,锥体束征常阳性	异常慢波(θ 波)
四期(昏迷期)	神志完全丧失	引不出扑翼样震颤;深昏迷时反射消失	异常慢波(θ 波)

2.辅助检查

(1)血生化检查:反映肝功能的血生化指标明显异常和(或)血氨增高。

(2)脑电图检查:异常。

(3)心理智能测验:诱发电位及临界视觉闪烁频率异常。

(4)头部 CT 或 MRI 检查:可排除脑卒中及颅内肿瘤等疾病。

3.治疗原则

(1)消除诱因:某些因素可诱发或加重肝性脑病。

(2)减少肠内毒物的生成和吸收:肝性脑病一旦发生,数天内应禁食蛋白质。每天供给热量 5.0~6.7kJ 和足量维生素,以糖类为主要食物,昏迷不能进食者可经鼻胃管供食,脂肪可延缓胃的排空,宜少用。

(3)促进有毒物质的代谢清除,纠正氨基酸代谢的紊乱:降氨药物包括谷氨酸钾、谷氨酸钠、精氨酸、苯甲酸钠、苯乙酸、鸟氨酸 α-酮戊二酸和门冬氨酸鸟氨酸。

(4)尚未证实的探索性治疗:左旋多巴能透过血-脑屏障进入脑组织,补充正常神经递质,竞争性地排斥假神经递质。溴隐亭、肾上腺糖皮质激素皆属于探索性治疗药物。

(5)其他对症治疗:纠正水、电解质和酸碱平衡失调。每天入液量以不超过 2500mL 为宜,及时发现并纠正低钾、低钠或酸、碱中毒。用冰帽降低颅内温度,以减少能量消耗,保护脑细胞功能。深昏迷者,应做气管切开排痰给氧。

二、主要护理问题

1.思维过程改变　与血氨增高、大脑处于抑制有关。

2.营养失调,低于机体需要量　与代谢紊乱、进食少等有关。

3.有受伤的危险　与肝性脑病致精神异常、烦躁不安有关。

4.有皮肤完整性受损的危险　与黄疸致皮肤瘙痒有关。

5.知识缺乏　缺乏预防肝性脑病发生的相关知识。

三、护理措施

1.常规护理

(1)环境与休息:保持患者的病室安静、整洁,避免一切不良刺激。

(2)饮食护理:①禁食或限食者,避免发生低血糖。因低血糖可使大脑能量减少,致脑内去氨活动停滞,氨毒性增加;②限制蛋白质摄入:发病开始数天内禁食蛋白质,供给足够的热量和维生素,以糖类为主要食物。昏迷者应忌食蛋白质,可鼻饲或静脉补充葡萄糖供给热量;③足量的葡萄糖:除提供热量和减少组织蛋白分解产氨外,又有利于促进氨与谷氨酸结合形成谷氨酰胺而降低血氨;④清醒后可逐渐增加蛋白饮食,最好给予植物蛋白,如豆制品。植物蛋白质含支链氨基酸,含蛋氨酸,芳香族氨基酸少,适用于肝性脑病;⑤显著腹腔积液患者应限制钠量、水量,钠应<250mg/d,水入量一般为尿量加 1000mL/d;⑥脂肪类物质可延缓胃的排空,应尽量少食用。

2.专科护理

(1)加强护理:如有烦躁者应加床档,必要时使用约束带,防止发生坠床及撞伤等意外。

(2)保持大便通畅:便秘使氨及其他有毒物质在肠道内停留时间过长,促进毒物吸收,可用 0.9%氯化钠溶液加食醋保留灌肠。忌用肥皂水灌肠,因其为碱性,可增加氨的吸收。

(3)做好昏迷患者的护理:①保持呼吸道通畅,保证氧气的供给;②做好口腔、眼部的护理,对眼睑闭合不全者可用 0.9%氯化钠溶液纱布覆盖;③尿潴留者留置导尿管并详细记录尿的量、性状、气味等;④预防压疮:定时翻身,保持床铺干燥、平整;⑤给患者做肢体的被动运动,防止静脉血栓形成及肌肉萎缩。

(4)用药护理:①使用谷氨酸钠或谷氨酸钾时,应注意观察尿量、腹腔积液和水肿状况;尿少时慎用钾剂;明显腹腔积液和水肿时慎用钠盐;应用精氨酸时,滴注速度不宜过快,以免引起流涎、面色潮红与呕吐;②应用苯甲酸钠时注意有无饱胀、腹绞痛、恶心、呕吐等;③根据医嘱及时纠正水、电解质紊乱及酸碱平衡失调,做好出入量的记录;③保护脑细胞功能,可用冰帽降低颅内温度,以减少耗氧量。遵医嘱快速滴注高渗葡萄糖、甘露醇以防治脑水肿。

3.病情观察　严密观察患者思维、认知的变化,以判断意识障碍的程度;加强对患者生命体征及瞳孔的监测并记录。

4.健康指导

(1)严密监测病情:密切注意肝性脑病的早期征象,观察患者思维及认识改变,识别意识障碍的程度,观察并记录患者的生命体征、瞳孔大小、对光反射等,如有异常应及时报告医师,以便及时处理。

(2)避免各种诱发因素:①禁止给患者应用安眠药和镇静药,如临床确实需要,遵医嘱可用地西泮、马来酸氯苯那敏等,也只用常量的 1/3~1/2;②防止感染:加强基础护理,观察体温变化,保持口腔、会阴部、皮肤的清洁,注意预防肺部感染,如有感染症状出现,应及时报告医师;③防止大量进液或输液:过多液体可引起低血钾、稀释性低血钠、脑水肿等,可加重肝性脑病;④避免快速利尿和大量放腹腔积液,及时纠正频繁的腹泻和呕吐,防止有效循环血容量减少,水、电解质紊乱和酸碱平衡失调;⑤保持大便通畅:大便通畅有利于清除肠内含氮物质。便秘者,可口服或鼻饲50%硫酸镁 30~50mL 导泻,也可用 0.9%氯化钠溶液或弱酸溶液洗肠。

第四节　急性肝衰竭

一、疾病概述

急性肝衰竭是指在原来无肝脏基础性疾病而短时间内发生大量肝细胞坏死及严重肝功

能损害,并引起肝性脑病的一组严重临床综合征。临床特点是以往无慢性肝病史,骤然起病,迅速出现黄疸、肝衰竭、出血和神经精神症状等。短期内可合并多器官功能障碍综合征。

1.临床特点　急性肝衰竭患者既往常无肝病史,起病急、进展快、并发症多、病死率高。起病后机体多脏器受累,临床表现复杂,一般有高热、频繁呕吐、明显肝臭、黄疸加重进展迅速和意识改变,其中以神经精神症状最为突出。

2.辅助检查

(1)血生化检查:反映肝功能的血生化指标明显异常和(或)血氨增高。

(2)脑电图检查:异常。

(3)心理智能测验:诱发电位及临界视觉闪烁频率异常。

(4)头部CT或MRI检查:可排除脑卒中及颅内肿瘤等疾病。

3.治疗原则　肝衰竭的治疗原则为主要采取综合疗法,加强支持治疗,抑制肝细胞坏死和促进肝细胞再生,防治各种并发症。

(1)一般支持疗法:患者应绝对卧床休息,密切观察生命体征、神志、瞳孔、尿量、肝功能、血液生化、凝血酶原时间及凝血酶原活动度的变化。给予高热量、低脂、适量蛋白质饮食,补充多种维生素。可给予静脉补充葡萄糖、脂肪乳、清蛋白、新鲜血浆,加强营养支持。新鲜血浆可补充凝血因子,有利于防治出血、腹腔积液、脑水肿、感染等。

(2)抗肝细胞坏死、促进肝细胞再生疗法:目前应用广泛的是肝细胞生长因子,具有刺激肝细胞DNA合成,促进肝细胞再生,保护肝细胞膜,抗肝纤维化等作用。

(3)人工肝支持系统:应用人工肝支持系统,旨在清除患者血中的毒性物质,争取延长其生存时间,让残存的肝细胞迅速再生,逐渐代偿丧失的肝功能,渡过难关,最终达到恢复。常用方法有血浆置换、血液灌流、胆红素吸附等。

(4)并发症的处理:肝衰竭常见的并发症有肝性脑病、脑水肿、肾衰竭、出血等。有肝性脑病时应给予低蛋白饮食,口服乳果糖清理肠道;有脑水肿时给予甘露醇脱水;肝肾综合征时纠正低血容量,选用多巴胺扩张肾血管、利尿,避免使用对肾脏有损害的药物;防止出血,根据出血的部位与原因给予相应处理。

二、主要护理问题

1.活动无耐力　与肝功能减退有关。

2.营养缺乏　与肝功能减退引起食欲减退有关。

3.有感染的危险　与机体抵抗力降低、侵入性操作有关。

4.恐惧　与担心疾病发展等有关。

5.有皮肤受损的危险　与长期卧床、凝血功能障碍等有关。

6.潜在并发症　肝性脑病、出血、肾衰竭。

三、护理措施

1.常规护理　患者应绝对卧床休息,给予高糖、低脂、富含维生素、适量蛋白质(25g/d)、易消化的饮食。有腹腔积液者限制钠盐的摄入,有肝性脑病者可予鼻饲流质饮食,根据病因采取相应的隔离措施。

2.专科护理

(1)预防感染:感染常是促进病情恶化的常见诱因,环境卫生和饮食卫生都应严格要求,所有医源性操作要严格掌握适应证和遵守操作规程。注意观察体温、血常规及各器官感染的表现,常见的感染部位是口腔、肺部、腹腔、肠道等,可出现相应的症状和体征,应注意观察,并做好口腔护理,定时翻身,清除呼吸道分泌物,防止口腔和肺部感染。发生感染后遵医嘱使用抗菌药物。

(2)重视清洁肠道,保持大便通畅:消化不良、肠蠕动减弱、便秘等都可增加肠腔毒素的吸收,不利于肝病的恢复,特别是革兰阴性杆菌内毒素经肠吸收可诱发上消化道出血、肝肾综合征和弥散性血管内凝血。一般患者可通过调整饮食,如多食蔬菜、喝菜汤、暂时减少蛋白质摄入量、口服乳酸杆菌或双歧杆菌等微生态制剂解决。便秘可用温0.9%氯化钠溶液加适量醋保留灌肠,也可口服乳果糖。

(3)做好心理护理和生活护理:安排环境舒适的病房,合理的生活制度。随时了解患者的心理活动,及时与之交谈,讲解有关疾病的知识,起到疏导、抚慰和鼓励的作用。做好皮肤的护理,满足患者生活上的需要,确保其身心得到充分休息。

3.病情观察

(1)严密观察生命体征:如体温、脉搏、呼吸、血压及神志、瞳孔、尿量的变化,必要时给予心电监护。及时发现和处理肝性脑病、肝肾综合征、脑水肿等。

(2)及时发现和纠正出血倾向:保持口腔、鼻腔和皮肤的清洁,不用手挖鼻,不用牙签剔牙,延长注射部位压迫时间,仔细观察出血部位、性质、程度及有关症状、体征,并及时准确记录,及时取血、查血型并配血备用,有消化道出血时按消化道出血护理。

(3)观察患者有无性格和行为的改变,定向力和计算力有无下降,神志情况,及时发现肝性脑病先兆,并通知医师,及时去除诱因和给予治疗。

4.健康指导

(1)注意用药安全,尤其是在使用含有对乙酰氨基酚、氟烷等成分的药物时一定要严格按照医嘱,避免药物中毒。

(2)注意饮食安全,不要食用不熟悉的蕈类,严防蕈中毒。

(3)及时治疗病毒性肝炎、疱疹病毒感染及腺病毒感染等疾病,预防病毒性急性肝衰竭的发生。

(4)禁烟、戒酒,避免暴饮暴食等加重肝脏负担的活动。

第五节　急性胰腺炎

一、疾病概述

急性胰腺炎(AP)是指多种病因引起的胰酶激活,继以胰腺局部炎症反应为主要特征,伴或不伴其他器官功能改变的疾病。临床以急性上腹痛及血淀粉酶或脂肪酶升高为特点。大多数患者的病程呈自限性,20%~30%的患者临床经过凶险,总体病死率为5%~10%。

1.临床特点

(1)腹痛:95%的急性胰腺炎患者腹痛为首发症状。多数位于中上腹及左上腹部,也可位于右上腹部,并向腰背部放射,进食可加剧疼痛,不能被一般解痉药缓解。水肿型者腹痛一般持续3~5天即缓解。出血坏死型腹痛剧烈,延续时间长,由于腹腔渗液扩散,可弥散至全腹,少数患者尤其是老年体弱者,可仅有轻微腹痛或无疼痛,极少数无腹痛患者突然休克或昏迷,预后极差。

(2)恶心、呕吐:起病后80%~90%出现恶心、呕吐,吐出食物或胆汁,少数可吐出蛔虫,呕吐不能使疼痛缓解。

(3)发热:多数患者有中度以上发热,持续3~5日。发热不退或逐渐升高,应怀疑有继发感染,如胰腺脓肿或伴胆道感染。

(4)黄疸:轻型急性胰腺炎少数可出现轻度梗阻性黄疸,数日内黄疸即消失。若黄疸持续不退并加深,应考虑合并胆道结石。

(5)低血压或休克:少数急性胰腺炎患者,随着病情加重而出现血压下降乃至休克。多数为出血性坏死性胰腺炎。极少数患者休克可突然发生,甚至发生猝死。

(6)体征:急性水肿性胰腺炎腹部体征减轻,多数有上腹压痛,伴肌紧张和反跳痛,可有腹胀和肠鸣音消失,一般无移动性浊音。出血性坏死性胰腺炎出现急性腹膜炎体征,伴麻痹性肠梗阻且有腹胀,肠鸣音弱甚至消失,可能叩出移动性浊音,腹腔积液常为血性,淀粉酶明显增高。起病后2~4周发生胰腺及周围脓肿或假性囊肿时,上腹可能触及肿块,有时可出现左侧或双侧胸腔积液体征。

2.辅助检查

(1)血清酶学检查:①血清淀粉酶在起病后6~12小时开始升高,48小时开始下降,持续3~5天。血清淀粉酶超过正常值3倍可确诊为本病;②血清脂肪酶常在起病后24~72小时开始升高,持续7~10天。血清脂肪酶活性测定与血清淀粉酶测定有互补作用,其敏感性和特异性均略优于血清淀粉酶,同样,血清脂肪酶活性与疾病严重程度不呈正相关,部分患者此两种酶可不升高。

(2)血清标志物检查:①C-反应蛋白(CRP)是组织损伤和炎症的非特异性标志物,有助于评估与监测急性胰腺炎的严重性。发病72小时后CRP>150mg/L提示胰腺组织坏死;②动态测定血清IL-6水平增高提示预后不良。

(3)影像学检查:在发病初期24~48小时行腹部超声检查,是急性胰腺炎的常规初筛方式,可以初步判断胰腺组织形态学变化,同时有助于判断有无胆道疾病,但受急性胰腺炎时胃肠道积气的影响,对急性胰腺炎不能做出准确判断。推荐CT作为诊断急性胰腺炎的标准影像学方法,且发病1周左右的增强CT诊断价值更高,可有效区分液体积聚和坏死的范围。

3.治疗原则　应根据病因、病情的轻重及分型选择正确的治疗方法。如胆管结石所致的急性胰腺炎应尽可能早期行经内镜逆行性胰胆管造影术、内镜介入取石或手术治疗,目的是解除胰腺炎的诱因;如胰腺坏死合并感染或出现腹腔间隔室综合征,应该选择外科手术治疗。

(1)内科治疗

1)抑制胰液的分泌,可采用以下方法:①禁食及胃肠减压:以减少胰液的分泌;②抑制胃酸分泌:可用H_2受体阻滞药、质子泵抑制剂,通过减少胃酸,从而抑制胰液分泌;③生长抑素及其类似物:为治疗坏死性胰腺炎效果较好的药物,用药后发热、腹痛减轻,并可缩短病程,减少并发症,降低病后24小时的病死率。生长抑素14肽(施他宁)首剂250μg静脉注射,随后每小时静脉滴注250μg,持续5~7天;生长抑素8肽(奥曲肽)首剂100~200μg静脉注射,继以每小时静脉滴注25μg,持续5~7天,注意以上药物在持续静脉滴注期间不可中断。一般水肿性胰腺炎预后良好,不需应用生长抑素及其类似物;④胰酶抑制剂:抑肽酶每次 10 万U,每天 2 次,静脉滴注 5~8 天;加贝酯 100~200mg 加入 500mL 葡萄糖盐水中静脉滴注,每天 1~2 次,氟尿嘧啶 200~500mg 静脉滴注,每天 1 次。

2)镇痛与镇静:镇痛可用盐酸哌替啶肌内注射,忌用吗啡,也可用普鲁卡因溶于葡萄糖氯化钠溶液 500~1000mL 静脉滴注,每天 1 次。镇静可用地西泮 10mg 肌内或静脉注射。

3)抗生素治疗:本病虽属无菌性炎症,但因易并发感染或属胆源性胰腺炎,可适当选用抗生素治疗。除青霉素、氨苄西林、头孢菌素外,尚可选用氧氟沙星、环丙沙星等,最好能服用甲硝唑,以杀灭厌氧菌。重型急性胰腺炎应预防性使用抗生素治疗,最好选用能透过血胰屏障的抗生素,如喹诺酮类、头孢他啶或碳青霉烯类等。重症患者长期使用广谱抗生素后,要特别警惕继发真菌二重感染的可能。

4)纠正水、电解质平衡:一般需每天补液 3000~4000mL,其中糖盐比约 2:1。丢失电解质应予以及时补充,尤其是钾的补充。对于重型胰腺炎所需补液量可能更大,特别要注意补充胶体液。

5)抗休克:除早期应用抑制胰酶活性药物外,主要是补充血容量,予以输血、血浆、清蛋白或血浆代用品等,必要时测量中心静脉压,根据压力变化来调整输液量,以保护心肺功能。

6)营养支持治疗:早期患者需要适当的胰腺休息,因此以全肠外营养(TPN)为主,以维持热量及营养供应。恢复肠道运动后,可采用低脂饮食,从流质饮食逐渐过渡到普通饮食。但针对重型胰腺炎患者,病情稳定或得到控制后应尽可能早期予以空肠营养(超过 Treitz 韧带 30cm 以上),以减少肠道菌群失调、移位及继发感染的可能。

7)内镜治疗:急性胆源性胰腺炎现多主张早期内镜下取石和胆管引流。

8)防治并发症:对出现的消化道出血、肾衰竭、ARDS 及 DIC 等应予以及时而恰当的处理。

(2)外科治疗:急性坏死性胰腺炎经内科积极治疗病情无好转或恶化时,应及时手术治疗;并发腹腔内脓肿或胰腺脓肿者亦应外科手术。目前认为外科手术干预的适应证为:胆源性急性胰腺炎、胰腺坏死感染或包裹性坏死感染、腹腔间隔室综合征、后期并发症(如胰瘘或假性囊肿)等。

二、主要护理问题

1.疼痛　与胰腺及周围组织炎症有关。

2.有体液不足的危险　与呕吐、禁食及感染性休克有关。

3.营养失调,低于机体需要量　与禁食、炎症渗出、机体消耗大有关。

4.体温升高　与感染及坏死组织吸收有关。

5.知识缺乏　缺乏疾病相关知识。

三、护理措施

1.常规护理

(1)嘱患者卧床休息,保持睡眠及环境安静,以降低代谢率及胰腺、胃肠分泌,增加脏器血流量,促进组织修复和体力恢复,改善病情。

(2)协助患者选择舒适卧位,如弯腰、屈膝仰卧,鼓励患者翻身。因剧痛在床上辗转不宁者,要防止坠床。

(3)严密监测患者生命体征、尿量变化,观察神志变化。

2.专科护理

（1）胃肠减压的护理：胃肠减压可以引流出胃液，从而减少胰液的分泌，并可减轻呕吐和腹胀。因此，急性胰腺炎发作期间，应给予禁食，并留置胃肠减压。留置胃肠减压期间，应保持负压吸引的有效状态。负压一般是 $-15 \sim -12 \text{cmH}_2\text{O}$，各连接部位不能漏气，妥善固定，以防止患者在活动时胃管脱出；保持胃管通畅，每天应用0.9%氯化钠溶液冲洗胃管，每次30～50mL；观察胃液的颜色、性质和量并准确记录，急性胰腺炎患者胃液一般呈黄绿色，如合并应激性溃疡，则呈红色或咖啡色，如果每天引出的胃液量少于100mL，且患者呕吐、腹痛或腹胀症状不缓解，应怀疑胃管是否堵塞、插入是否太浅等；如果胃液量多，应注意患者的电解质变化，过多的胃酸被吸出，可能会出现代谢性碱中毒。此外，每天应给予2次雾化吸入和口腔护理。

（2）饮食的护理：急性胰腺炎发作期间，应禁食以减少胰酶的分泌。由于禁食、呕吐、胃肠减压和疾病消耗，患者会出现营养状况差，水、电解质紊乱等，因此，护士应观察患者营养状况和水、电解质水平，如每周测体重，观察患者皮肤弹性，准确记录每天出入量，了解电解质检查的结果。根据患者的出入量、营养状况和电解质检查的结果，给予静脉营养支持，补充水、电解质、葡萄糖、各种氨基酸、脂肪乳、维生素等。当急性胰腺炎症状消退，可进无脂、低蛋白流质食物，如果汁、藕粉、米汤、面汤等；病情进一步好转，进低脂流质饮食，如鸡汤、豆浆、蛋汤等；以后逐渐进低脂半流质饮食，每天5～6餐；痊愈后，还应严禁暴饮暴食，禁烟酒，忌辛辣食物，脂肪不超过50g/d，以免复发。护士应向患者及其家属讲解各阶段饮食的内容和意义，并观察患者进食情况；要了解患者家属为患者提供的食物，及时纠正他们对饮食的错误认识。

（3）用药的护理：①解痉镇痛药：可给予阿托品或山莨菪碱肌内注射，每天2～3次，疼痛剧烈者，可同时加用哌替啶（50～100mg）。避免使用吗啡，因吗啡可引起Oddi括约肌痉挛；②减少胰腺外分泌药物；③抗胆碱药，如阿托品、山莨菪碱等。抗胆碱药能够起到减少胰腺分泌的作用，但可引起口干、心率加快等不良反应。青光眼、前列腺肥大和肠麻痹者不宜使用阿托品，因阿托品可加重青光眼和排尿困难的症状，有松弛胃肠道平滑肌的作用；⑥ H_2 受体阻滞药（如西咪替丁）或质子泵抑制剂（如奥美拉唑）可以抑制胃酸分泌，使胰液减少，还可预防应激性溃疡的发生。西咪替丁，每次200～600mg，静脉注射，每天2次；奥美拉唑40mg，静脉注射，每天2次。西咪替丁的不良反应主要表现在消化系统、造血系统、心血管系统、内分泌系统和中枢神经系统等，从而出现腹胀、腹泻、口干、白细胞计数减少、血小板减少、男性乳房发育、女性溢乳、性欲减退、面色潮红、心率减慢、心律失常、头晕、头痛等。在治疗急性胰腺炎过程中，用药并非长期大量，因此，很少有上述不良反应发生。但在静脉给药时，偶有血压降低、心搏呼吸停止等，所以，在给药时，速度不宜过快。观察患者的反应，注意有无异常表现和不适主诉等；④生长抑素类似物：奥曲肽能抑制各种因素引起的胰酶分泌，减轻Oddi括约肌痉挛。首次剂量100μg静脉注射，以后每小时用250μg持续静脉滴注，持续3～7天，并应尽早使用；③抗菌药物：大多数急性胰腺炎常合并细菌感染，如大肠埃希菌、变形杆菌、肠杆菌、肠球菌感染等，合理使用抗生素可以有效防止或控制感染。常用药物有氧氟沙星、环丙沙星、克林霉素、亚胺培南、头孢噻肟钠及甲硝唑和替硝唑，后两者对各种厌氧菌均有强大杀菌作用；④抑制胰酶活性药物：常用的有抗胰蛋白酶类药物如抑肽酶，20万～50万 U/d，分2次溶于葡萄糖液中静脉滴注；抗弹力纤维酶（爱普尔）有抑制蛋白酶的作用，用量为 2 万~4 万 U,每天 2 次,静脉滴注,该药物可产生抗体,有过敏可能;氟尿嘧啶可抑制 DNA 和 RNA 的合成,减少胰液分泌,用法是氟尿嘧啶 250~500mg 加入葡萄糖液中,每天 1 次,静脉滴注。

3.病情观察

(1)严密观察患者体温、脉搏、呼吸、血压、神志的变化。

(2)认真听取患者主诉,腹部疼痛的部位、性质、时间及引起疼痛的原因等。

(3)使用胃肠减压时应观察引流液的颜色、内容物及量。

(4)注意观察患者有无出血倾向,如脉速、出冷汗、血压下降等休克表现,以及患者有无腹胀、肠麻痹、脱水等症状,发现异常及时报告医师。严密观察病情,及时发现坏死性胰腺炎、休克和多器官(心、肺、肝、肾)衰竭。①密切观察神志、生命体征和腹部体征的变化,特别要注意有无高热不退、腹肌强直、肠麻痹等重症表现,及时发现坏死性胰腺炎的发生;②观察呼吸,抽血做血气分析,及早发现呼吸衰竭。及时给高浓度氧气吸入,必要时给予呼吸机辅助呼吸;③观察尿量、尿比重,监测肾功能,及时发现肾衰竭;④观察有无出血现象,监测凝血功能的变化;⑤观察有无手足抽搐,定时测定血钙。

4.健康指导

(1)饮食指导:发病时患者应禁食,待腹痛基本消失,肠鸣音恢复后,再进少量的流质饮食,从低脂、低糖、低蛋白流质饮食开始,以后逐步增加饮食,但应禁忌高脂肪食物,食物以少量多餐为主。

(2)活动与休息指导:患者应绝对卧床休息,以降低机体代谢率,增加脏器血流量,促进组织修复和体力恢复。取弯腰、屈膝侧卧位,以减轻疼痛。

(3)用药指导:胰腺炎患者主要应积极治疗胆囊炎、胆石症及胆道蛔虫等慢性胆道疾病。少用或不用引起急性胰腺炎的药物,如吲哚美辛、糖皮质激素等。应用利胆片时,应餐后半小时服用。

(4)日常生活指导:避免暴饮暴食,选择易消化、低脂、无刺激性食物,如有类似病史,尤为注意。积极治疗胆道疾病,如胆道结石或狭窄、胆道寄生虫等,如有吃生鱼史,应定时查大便集卵,如有肝吸虫感染,及时到医院驱虫治疗,并改变吃生鱼的不良饮食习惯。避免喝酒,因为乙醇有刺激胰腺分泌增多,引起胰管水肿导致梗阻及对胰腺的直接毒性作用。胃/胆道手术后、内窥镜行胆管造影后,应采取相应的禁食,以减轻胰腺的负担,并按时测定血尿淀粉酶的变化,有异常及时处理。注意身体锻炼,增强体质。腮腺炎病毒、肝炎病毒感染时易累及胰腺,如未有抗体者,应及时接种疫苗。避免使用一些药物,如口服避孕药,长期应用雌激素和维生素 A、利尿药、吲哚美辛、硫唑嘌呤等,均可诱发本病。保持心情舒畅,精神情绪激动时,可使 Oddi 括约肌功能失常,引发本病。

第十三章　血液系统急危重症

第一节　弥散性血管内凝血

弥散性血管内凝血(DIC)不是一个独立的疾病,而是一种在多种疾病发病过程中的病理状态,是一组因多种疾病所致人体内凝血与抗凝血机制平衡失调,而主要表现为出血、休克、栓塞、溶血的临床综合征。

一、分类与诊断

国际血栓与止血学会(ISTH)提出了显性 DIC 和非显性 DIC 的概念。显性 DIC 是指出现了临床症状的止血功能紊乱,有凝血紊乱依据但缺乏临床症状的则被称为非显性 DIC。临床上诊断 DIC 可以遵循以下步骤:首先需发现并证实有引发 DIC 的基础疾病,主要包括严重感染、实体肿瘤、造血系统疾病、妊娠并发症、外科手术、血管畸形等;其次要确认有止血受损的实验室检测依据;最后借助于经过验证的诊断积分系统进行评估,以标准化 DIC 诊断。国际上常用的积分系统包括:ISTH 标准、日本血栓与止血协会(JSTH)标准、日本卫生福利标准(JMHW)和日本急诊医学学会标准(JAAM)。2017 年中华医学会血液学分会血栓与止血学组建立了中国 DIC 诊断积分系统(CDSS),并写入《弥散性血管内凝血诊断中国专家共识(2017 年版)》。值得强调的是,ISTH 积分系统只适用于在确认有诱发 DIC 的基础疾病时的疑诊 DIC 患者,目前尚无"特发"型 DIC 病例的描述。这一点也是 DIC 定义中强调的重点。然而,引发 DIC 相关的疾病谱很难详细列出并被广泛接受,取得共识的疾病目前主要包括败血症和恶性血液病。不同于败血症和创伤,恶性肿瘤伴发的 DIC 临床表现更隐匿、迁延,常毫无征兆地发生凝血弥散性活化,凝血因子和血小板消耗缺乏导致的出血很可能成为首发症状,且常常发生于肿瘤或转移癌所在部位。当然,静脉血栓栓塞、血栓性微血管病(TMA)也可能是其临床表现之一。

二、临床表现

1.出血　是 DIC 最常见的早期症状之一。多突然发生,少数可隐袭出现。以皮肤和黏膜、伤口及注射部位渗血多见。严重者可有胃肠道、呼吸道、泌尿道乃至颅内出血。晚期出血可长时间不凝。

2.微循环障碍　表现为低血压和休克,多见于急性型。因休克而引起多脏器衰竭。晚期可出现不可逆性休克。

3.栓塞　DIC 的严重患者,初期因高凝状态造成全身微血管栓塞,若持续时间过长,常使肺、脑、肝、肾和胃肠道因不同程度的坏死而出现相应症状、出血乃至衰竭,以及皮肤的栓塞性干性坏死。

4.溶血　微血管内广泛存在的微血栓和纤维蛋白使红细胞在血流的冲击下损伤、破裂、导致溶血。但一般较轻,临床上体征不明显。不过周围血涂片检查红细胞形态,可见盔形、多角形、三角形、碎片等不规则形态。

三、鉴别诊断

DIC 与 TMA 均可引起微血管栓塞、血小板减少和出血倾向及器官衰竭,鉴别存在一定困难。通常临床上 DIC 较 TMA 更为常见,TMA 患者常合并 DIC,但仅有 15% 的 DIC 患者诊断时同时存在 TMA。绝大多数 DIC 患者可以观察到纤溶亢进,而绝大多数 TMA 患者可以观察到微血管病性溶血性贫血(MHA)。血栓性血小板减少性紫癜(TTP)和溶血性尿毒症综合征(HUS)是 TMA 的经典类型。对 TTP 诊断有帮助的是血管性血友病因子裂解酶(ADAMTS13)活性下降。大肠埃希菌的检出有益于 HUS 的诊断,补体系统异常是非典型 HUS 的病理机制,这些大致可以成为 TMA 的生物标志物用于诊断和分类鉴别。然而,DIC 的诊断却没有特异性的生物标志物。DIC 存在凝血活化、纤溶活化和血小板活化,而 TMA 通常仅存在血小板的明显活化。

DIC 和肝病并发凝血异常的鉴别非常具有挑战性,二者的凝血异常变化方向相同。超过 75% 肝硬化患者存在血小板减少($<150×10^9$/L),肝衰竭时,除了凝血因子Ⅷ和血管性血友病因子(vWF)外,其余所有凝血因子水平均下降,由于同时存在生理性凝血因子抑制物水平的降低,故常呈现出一种止血失衡状态下“再平衡”现象。相对于 DIC 而言,严重肝病患者的血小板计数尽管比较低,但通常较为稳定,纤维蛋白降解标志物 D-二聚体仅轻度增加。尽管肝脏产生的ⅩⅢβ亚单位水平下降,但其α亚单位产自巨核细胞和白细胞,所以ⅩⅢ水平保持相对稳定,但 DIC 患者ⅩⅢ水平通常是低的。从临床症状而言,肝细胞性黄疸、肝性脑病、肝肾综合征、脾脏肿大、腹腔积液等更支持肝脏疾病的诊断。严重肝病合并感染或肠道源性内毒素入血时,还可以诱发 DIC,造成更为复杂的状况,通过对病史和既往资料的回顾分析,有益于鉴别是肝脏疾病合并 DIC,还是 DIC 造成的肝脏受累。

四、治疗要点

临床实践中,一部分医师在诊断 DIC 时,较为重视凝血指标的动态变化,另一部分则较依赖目前的积分系统。理解的不统一性也造成了诊断标准选择的差异,目前已有的 DIC 诊治指南并非为临床医师完全遵循,启动治疗的时机也并非完全统一。如在缺乏出血和血栓形成的依据时,绝大多数医师选择不治疗。即使是有血栓或出血并发症的发生,大多数医师选择不干预或者仅预防性输注血小板和新鲜冰冻血浆等,除非有很严重的情况出现,这些处理方式的差异很大程度上由 DIC 的复杂特性所造成。当然,还有部分医师潜意识地将 DIC 微血栓广泛形成造成的器官受损作为临床表现,故选择了积极的抗凝治疗措施,即使可能存在出血风险。当前的 DIC 治疗基本原则可以概括为以下三个方面:①基础病因的处理;②针对消耗的止血组分的替代治疗;③控制血栓形成或纤溶进程。

五、急救与护理

1.急救护理　绝对卧床休息,意识障碍者应采取保护性措施。给予高营养、高蛋白质、高维生素、易消化的半流质或流质饮食。有消化道出血者应酌情进冷流质饮食或禁食。昏迷患者鼻饲,并做好鼻饲的常规护理。对原发病给予相应的护理。急症患者,应及时通知患者家属有关患者病危的情况。密切观察病情变化,做好记录并及时通知医师。

2.症状护理　密切观察 DIC 的出血表现,特别注意有无皮肤、黏膜、口腔、鼻腔、消化道、呼吸道、泌尿道、阴道等部位的出血及出血而不凝的现象。应详细记录出血量,并执行出血的一般护理常规和各相应系统出血的护理常规。注意静脉采血时有无血液迅速凝固的早期高凝状态的表现,如有应及时通知医师。定时测量血压、脉搏,并注意皮肤、甲床等处的微循环变化,若有休克的表现,应及时执行休克的护理常规。注意有无微血管栓塞表现,仔细观察患者尿量和意识情况,若有明显少尿和(或)无尿和(或)意识障碍、抽搐,应警惕肾栓塞和(或)脑栓塞,及时通知医师,并执行急性肾衰竭和(或)急性脑栓塞的护理常规。

3.用药观察护理

(1)肝素抗凝治疗

目的:阻止高凝状态继续发展。但使用不当可加重出血,应予重视。

使用原则:早期应用、足够剂量、足够时间。

剂量与用法:肝素首剂 25～50g(1mg=125U)加 0.9%氯化钠溶液或葡萄糖液 40mL 静脉注射或莫菲管内滴入。后以每 6～12 小时肝素 50～100mg 的速度维持静脉滴注。在肝素治疗期间,应密切观察临床表现,每 4 小时测定凝血时间(试管法)一次,要求凝血时间控制在正常值的两倍,即 16～30 分钟,根据病情变化和凝血时间及时调整肝素用量和滴注速度。肝素治疗一般需连用 3～7 天,具体视原发病是否得以消除或控制而定。如原发病已被控制,凝血酶原时间恢复正常,血浆纤维蛋白原含量回升,FDP 减少,则可逐渐减量停药。一般不宜骤停,以免复发,尤其在原发病因未控制时。停用肝素后 4 小时及 8 小时,应分别测定血小板计数、凝血酶原时间、APTT、血浆纤维蛋白酶原含量各一次,如无异常变化,则认为 DIC 已停止。

注意事项:对 DIC 诊断明确,病因尚未控制,而出血症状进行性加重的患者应使用肝素;肝素用量过大有加重出血的危险。使用中注意观察出血程度的变化。准备好鱼精蛋白,必要时及时进行对抗治疗;肝素可能引起发热、过敏反应、脱发、血小板减少等不良反应,应注意观察;使用肝素过程中,尽量减少肌内注射及各种穿刺检查,必须进行时,应局部指压 5 分钟以上,以免出血不止或形成血肿。在下列情况下,一般不用肝素:仅 3P 试验阳性,而其他实验室检查指标无明显异常;临床无出血倾向时;DIC 进入后期,表现以继发性纤溶亢进为主时;原有严重出血性疾病时;合并有肺结核咯血、溃疡病出血、颅内出血时;术后不久、创面未愈合时。对肝、肾功能不良者慎用肝素。

(2)纤维蛋白溶解剂:仅在纤溶不足而有广泛栓塞时应用。适用于已形成微血管栓塞,而在继发性纤溶占优势时不宜应用。

剂量与方法:一般首剂 25 万～50 万 U 加入 50～100mL 输液中静脉滴注,20～30 分钟滴完。随后每小时 2.5 万～10 万 U,持续滴注,视患者情况和凝血酶时间(控制在 2～4 倍)随时调整剂量,连用 3～7 天。

不良反应:部分患者可有寒战、高热、嗜酸性粒细胞增多、药物疹或血清病样反应,甚至发生过敏性休克,用药前可注射异丙嗪 25mg 或静脉注射地塞米松 10mg,以减轻上述不良反应。注意溶栓指征,要求要严。

(3)抗纤溶药物:适用于因继发性纤溶亢进引起的广泛出血患者。DIC 处于消耗性低凝血期,如已存在纤溶亢进,则可与足量肝素同时使用,但剂量偏小。常用氨甲苯酸 100～300mg,每 6～8 小时 1 次,静脉注射。

4.补充凝血因子　凝血因子消耗而水平显著低下的患者,应补充凝血因子,输新鲜血浆及血小板。但在 DIC 未终止时,可给予化学冰袋放置前额处冷敷镇痛,止血治疗。手术后第二天给予患者半卧位,以利于鼻腔分泌物的引流,减少头、面部充血,减轻头疼症状。患者手术后鼻腔阻塞,常表现为张口呼吸,可造成口腔黏膜干燥,此时应嘱患者多饮水,口鼻处覆盖湿纱布,缓解口腔黏膜干燥现象。保持鼻导管通畅,防止鼻导管移位、脱出。嘱患者不要用手碰触鼻导管,避免擤鼻。当患者感觉到要打喷嚏时,指导患者将舌尖抵住上腭或者张口做深呼吸,抑制打喷嚏。

5.健康教育　加强体育锻炼,增强机体抵抗力,避免过度疲劳。进食营养丰富的饮食,补充维生素等营养物质,增强体质。改善居住环境,经常开窗通风,尽量避免上呼吸道感染。避免挖鼻、拔鼻毛等不良习惯,减少直接感染的机会。积极治疗原发病,以减少并发症的发生。出院后定期门诊复查。

第二节　急性白血病

白血病是一种起源于造血干细胞的恶性克隆性肿瘤。过度增多的异常白血病细胞在体内广泛浸润,并损坏骨髓的正常造血功能,产生相应临床表现,如贫血、出血、感染和组织浸润,周围血液中各种细胞成分亦发生质和量的异常。白血病约占癌症总发病率的5%,好发于儿童和青壮年,是儿童和35岁以下人群肿瘤死亡的首位病因。

急性白血病起病急、症状重、病情发展迅速,自然病程短。骨髓及外周血中以异常原始及早期幼稚细胞为主,原始细胞比例超过骨髓有核细胞的20%。

一、临床表现

1.正常骨髓造血功能受抑制表现

(1)贫血:患者就诊时多有中至重度贫血,尤其是继发于骨髓增生异常综合征者;部分就诊时可无贫血,但随病情进展贫血进行性加重。

(2)出血:患者整个病程都有出血或出血倾向,以皮肤瘀点、瘀斑、鼻出血、牙龈出血、月经过多常见。颅内出血是急性白血病的主要死因。急性早幼粒细胞白血病易并发弥散性血管内凝血(DIC)而出现全身广泛出血。

(3)发热和感染:少数白血病本身可以发热,但高热往往提示有继发感染。表现为不同程度的发热,伴有畏寒、出汗等。感染表现以口腔炎、牙龈炎、咽峡炎最常见,可发生溃疡或坏死,也可有肺部感染、肠炎、肛周炎、肛周脓肿等,严重时可致菌血症或败血症。感染是急性白血病常见的死亡原因之一。

2.白血病细胞增生浸润的表现

(1)肝脾和淋巴结肿大:淋巴结肿大以ALL较多见,纵隔淋巴结肿大常见于T细胞ALL;肝脾大多为轻至中度,除慢性髓系白血病急变外,很少见到巨脾。

(2)骨骼和关节:骨骼疼痛和四肢关节疼痛为白血病细胞浸润的常见症状,以胸骨下端局部压痛较为常见。

(3)皮肤及黏膜:牙龈增生、肿胀,皮肤出现蓝灰色斑丘疹,局部皮肤隆起变硬,呈紫蓝色结节,多见于急性粒-单核细胞白血病和急性单核细胞白血病。

(4)中枢神经系统白血病(central nervous system leukemia,CNSL):多发生于治疗后缓解期,以ALL最多见,儿童尤甚。轻者表现为头痛、头晕,重者有呕吐、颈项强直,甚至抽搐、昏迷。

（5）其他部位：睾丸受浸润时多为一侧无痛性肿大，常见于 ALL 化疗缓解后的男性幼儿或青年，是仅次于 CNSL 的白血病髓外复发的根源。眼部可见白血病细胞浸润眼眶骨膜（称为粒细胞肉瘤或绿色瘤），可引起眼球突出、复视或失明。此外，白血病还可浸润心、肺、胃、肠等部位，但不一定出现相应症状。

3.其他表现

（1）白细胞淤滞综合征：外周血白细胞 $>200×10^9/L$，血流缓慢淤滞，血管堵塞，组织器官出现缺血、出血的症状，如呼吸困难、低氧血症、呼吸窘迫、反应迟钝、言语不清、颅内出血等。

（2）肿瘤溶解综合征（tumor lysis syndrome，TLS）：由于化疗后大量白血病细胞杀伤，细胞内物质大量快速释放入血引起，主要表现为高尿酸血症、高血钾、高血磷及低血钙和少尿、急性肾衰竭等，可导致患者快速死亡。

二、诊断标准

根据患者有出血、发热、贫血、骨痛等临床表现，结合血常规和骨髓象特点，一般可做出诊断。但需进一步做形态学、细胞化学、免疫学、染色体和基因检查等，来明确急性白血病的类型。

三、治疗要点

1.对症及支持治疗

（1）防治感染：①化疗前局灶性感染要予以根除，注意个人卫生和环境清洁、消毒；②当体温 $>38.5℃$ 时，可按感染处理，使用敏感的抗生素；③当中性粒细胞 $≤0.5×10^9/L$ 时，应采取保护性隔离。化疗后白细胞显著减少，可应用粒细胞集落刺激因子（G-CSF），必要时静脉用丙种球蛋白。

（2）纠正贫血：严重贫血时可输注红细胞悬液或浓缩红细胞，但白细胞淤滞时输血暂缓。

（3）控制出血：血小板 $<20×10^9/L$ 并伴有出血情况，或血小板 $<10×10^9/L$ 时可输注单采血小板。如并发 DIC 应积极做相应处理。

（4）防治高尿酸血症：大量输液并碱化尿液，鼓励患者多饮水，化疗期间可口服别嘌醇，每次 100mg，3 次/天，抑制尿酸的合成。

（5）紧急处理高白细胞血症：白细胞 $>100×10^9/L$ 时，应紧急使用血细胞分离机，单采清除过高的白细胞（M3 型不首选），同时给予水化和碱化尿液。按白血病分类诊断实施化疗前短期预处理：ALL 用地塞米松 $10mg/m^2$ 静脉注射；AML 用羟基脲 $1.5～2.5g/6h$（总量 $6～10g/d$）约 36 小时，然后进行联合化疗。需预防白血病细胞溶解诱发的肿瘤溶解综合征、凝血异常等并发症。

（6）补充营养，维持水、电解质平衡。

2.抗白血病治疗　分为诱导缓解和缓解后治疗两个阶段。

（1）诱导缓解：通过联合化疗使患者达到完全缓解（complete remission CR）。CR 即患者白血病的症状、体征消失；血常规中性粒细胞 $>1.5×10^9/L$，血小板 $>100×10^9/L$，白细胞分类中无白血病细胞；骨髓中相关系列的原始细胞和幼稚细胞之和 $≥5\%$，无 Auer 小体；无髓外白血病。理想的 CR 为初诊时免疫学、细胞遗传学和分子生物学异常标志消失。

（2）缓解后治疗：患者获得 CR 后,体内尚留有 $10^8 \sim 10^9$ 的白血病细胞,成为疾病复发的根源,故仅需缓解后治疗,包括化疗和造血干细胞移植。

四、主要护理问题

1.活动无耐力　与贫血、化疗、白血病引起的代谢增高有关。

2.有感染的危险　与正常粒细胞减少和机体抵抗力下降有关。

3.体温过高　与感染、肿瘤细胞代谢亢进有关。

4.有损伤的危险——出血　与血小板减少、白血病细胞浸润有关。

5.潜在并发症　与化疗药物的不良反应有关。

6.舒适的改变　与本病引起骨痛、淋巴结肿大压迫、放化疗毒性等因素有关。

7.悲哀　与病情严重、预后不良有关。

8.营养失调,低于机体需要量　与白血病代谢增高、高热、化疗导致胃肠反应进食减少等有关。

9.知识缺乏　缺乏疾病相关的知识。

10.照顾者角色困难　与疾病致家庭意见冲突及经济条件等有关。

五、护理措施

1.病情观察

（1）观察体温及血压变化,记录体温变化及热型,有无感染征象。发热时注意有无伴随症状,如畏寒、寒战、咽痛、肛周不适等,体温达 38.5℃ 以上时可予以温水擦浴或冰块物理降温,观察降温效果,及时更换汗湿的衣服及床单。血压降低时,要密切观察患者神志变化,保证输液通畅,观察尿量变化,防治休克。

（2）观察患者营养状况、活动情况、排便情况等。

（3）定期检测血常规变化,以便了解病情的发展及药物治疗的效果,随时调整药物剂量。

（4）观察化疗的不良反应：胃肠道反应现象包括恶心、食欲缺乏、腹泻、腹痛等。99% 的急性白血病患者通过化疗之后,都会出现胃肠道反应症状,情况严重的患者会延缓推迟甚至拒绝后续的化疗。现阶段,白血病化疗可以有效地抑制恶心、呕吐的办法就是应用止吐药物,在临床上医护工作人员常常使用的止吐药物为恩丹西酮、格雷司琼、阿扎司琼等。在对患者护理时需要随时观察患者的病情变化,便于及时精准地让患者服用止吐药物,例如甲氧氯普胺片等,若患者的胃肠道反应过于激烈,可以让患者服用抗组胺、吩噻嗪类等药物。与此同时,还要为患者构建优良的进食空间,尽可能让患者多食用热量较高、蛋白较高、维生素较为丰富的、容易助消化的食物,如豆类、蔬菜类、水果类等。

2.血管护理　由于治疗急性白血病的化疗药物对患者的血管组织会造成极大的损害,医护工作人员自身要具备高水平的穿刺技术,有计划、有目地选取弹性强、管腔粗的血管,利用先远端后近端、四肢相互交换的穿刺方式。如阿霉素、柔红霉素等致疱性药物,在外渗的过程中会导致患者的皮肤出现不同程度的红肿症状,并伴有疼痛感,7 ~ 10 天后出现红肿疼痛部位的皮肤会逐渐出现溃疡症状,严重时会出现糜烂的现象。通常情况下,穿刺过程如下：其一,选用 0.9% 氯化钠溶液对患者展开穿刺置入,明确血管之后再向血管推注化疗药物,如若选择两种或两种以上的化疗药物时,在途中要在静脉中输入 100mL 的 0.9% 氯化钠溶液,达到冲管的作用,进而有效降低对周围血管的刺激作用;其二,注射之后,利用 250mL

的 0.9%氯化钠溶液冲洗,稀释药物对血管壁的穿刺浓度,如若出现外渗现象,需要立刻停止输液并将其抽回,选择硫酸镁的湿敷方法,其硫酸镁的浓度为 25%。若出现刺激性药物的外渗现象,应该立即停止输液,利用注射器将外渗性液体吸出,同时运用 100mg 氢化可的松,加上地塞米松,利用局部注射的方法,分别以六点到八点注射的方式,将纱布盖在患者的伤患处,每天对其进行查看。

3.感染的护理

(1)保持病室整洁,定时通风,保持空气流通,温度在 18～22℃,相对湿度在 60%。定时空气和地面消毒,维持环境清洁。避免或减少探视。工作人员及探视者在接触患者之前要认真洗手。定期进行室内空气及患者常用器具的细菌培养,监测环境的洁净度。定时洗澡更衣及更换床上罩单,重病患者行床上擦浴,保持皮肤清洁,必要外出检查时,戴口罩预防呼吸道感染。根据气温变化,随时增减衣物,防止受凉感冒。对于接受超大剂量化疗、免疫抑制剂治疗、干细胞移植治疗期间患者,必要时采用保护性隔离护理,移居单间或空气层流洁净病房,实施全环境保护。

(2)保持口腔及皮肤清洁卫生,预防感染。于进餐前后、睡前晨起用 0.9%氯化钠溶液漱口,睡前晨起应用软毛刷刷牙;粒细胞缺乏时给予复方氯己定含漱液、制霉菌素含漱液漱口;定期洗澡更衣,勤剪指甲;女性患者应注意会阴部清洁,经期应增加清洗次数;保持大便通畅,便秘者可给予轻泻剂,如蜂蜜、番泻叶等,防止发生肛裂。便后用温水、盐水、艾利克(聚维酮碘溶液)稀释液或 1∶5000 高锰酸钾溶液洗坐浴,预防肛周感染。

(3)除体温观察外,还应注意咽、鼻腔、腋下、外阴、肛门等的隐匿感染。

(4)实施各种注射、穿刺检查治疗技术,应严格遵守无菌技术操作原则,皮肤消毒要彻底,操作后局部以无菌敷料保护不少于 24 小时。

4.药物护理

(1)向患者讲解药物的作用、不良反应及有关的注意事项。

(2)化疗药物一般需新鲜配制,根据不同药物药理特点,在相应时间内用完,以免影响疗效。确保剂量准确。例如,蒽环类化疗药物、长春碱类宜较快输注;阿糖胞苷、高三尖杉酯碱宜缓慢滴注。氟达拉滨静脉输注要求是 50mg 药+0.9%氯化钠溶液 100mL,30 分钟内输完,严防药物渗漏。

(3)化疗药物输注时首选深静脉导管,如选用外周浅表静脉,应选择弹性较好、血流丰富且避开关节、反复穿刺及有瘢痕的静脉,轮换使用。先用 0.9%氯化钠溶液建立输液通道,确保无误后再进行化疗药物的输注。化疗过程中加强巡视,防止药物外渗,并做好患者的相关教育,如发现化疗药物有外渗、外漏,应立即停止滴注,并回抽 2～3mL 血液,以吸除部分药液,然后拔出针头更换注射部位。外渗局部冷敷后再用硫酸镁湿敷,亦可用 2%利多卡因+地塞米松局部做环形封闭,观察局部的变化。

(4)对症处理化疗不良反应:如使用甲氧氯普胺、昂丹司琼等药,最低限度减少恶心、呕吐的发生。预防尿酸性肾病。根据心脏功能等因素,化疗过程适当补液,保证每天尿量在 3000mL 以上,对入量足够而尿仍少者,给予利尿药。

(5)骨髓抑制的防护:多种化疗药物有抑制骨髓作用,一般化疗后 7～14 天血常规可降至最低点,恢复时间为之后的 5～10 天,并逐渐恢复。故从化疗开始至结束后 2 周应加强预防贫血、出血和感染的护理。定期复查血常规,化疗结束后复查骨髓象,以便了解骨髓抑制情况及评价疗效,并根据病情给予对症支持治疗。

(6)鞘内注射药物后应去枕平卧位 4~6 小时,以免头痛。

5.饮食护理

(1)给予高蛋白、高维生素、高热量、营养丰富、易消化的饮食。注意饮食卫生,忌生冷及刺激性食物,防止发生肠道感染。不要进食产气过多和辛辣的食物,避免饭后立即平卧。口腔溃疡疼痛明显时,可予利多卡因漱口液含漱(0.9%氯化钠溶液 250mL+2%利多卡因 10~20mL),以减轻疼痛。

(2)化疗期间鼓励患者多饮水,每天 2000~3000mL,若为高白细胞血症,每天饮水量应在 3000mL 以上。并遵医嘱给予别嘌醇及小苏打口服,以碱化、水化尿液,防止化疗期间细胞破坏引起的尿酸性肾病。注意监测患者的电解质、人血清蛋白等生化指标,维持水电解质平衡,必要时采用肠外营养的方式补充营养。

(3)化疗期间由于药物影响,患者进食少,应给予清淡合乎口味的饮食,注意食物的色、香、味,鼓励患者进食。避免在治疗前后 2 小时内进餐,恶心、呕吐时应暂缓进餐,保持口腔清洁。

(4)血小板减少时,应指导患者进食少渣的软食,禁辛辣、生硬、刺激性食物,以防止口腔黏膜擦伤引起出血。

6.心理护理 由于急性白血病对于任何一个人或者家庭来说都是巨大的打击,不但会对患者的生活带来不良影响,还会让患者及家属产生极大的精神压力。因此医护人员可以向患者及家属说明,长时间处于情绪不佳的状态会对患者带来不良的因素,帮助患者树立战胜病魔的决心。同时结合患者的心理特点,为患者事先做好化疗前的心理疏导,多为患者介绍一些关于白血病治疗的最新科学进展及治疗后的成功病例,加强患者针对化疗的依从性心理,积极带动患者与疾病做斗争的主动性,提高患者的治疗配合度,让患者拥有一个放松的心态去面对化疗。

急性白血病作为血液系统当中最为常见的恶性肿瘤,化疗是目前治疗效果较好的方法,但是会对患者自身造成极大的伤害,进而引发一系列的不良反应症状。现如今,随着医疗水平不断提升,科学技术创新发展,对于急性白血病的治疗有了较高的水准,因此大家应该相信科学医疗手段,注重对急性白血病化疗的护理环节,对其化疗过程中出现的多种不良反应现象及并发症等,需要及时向医师汇报,并对其提出最佳的治疗护理方法,尽可能减轻患者的痛苦,提高急性白血病的化疗效果。

第三节 血栓性血小板减少性紫癜

血栓性血小板减少性紫癜(thymotic thrombocytopenic purpura,TTP)是一种较少见的弥散性微血管血栓-出血综合征。临床特点是以血小板减少性紫癜、微血管病性溶血、神经精神症状、肾损害和发热为典型表现的五联征。虽然本病的发病率低,但大多起病急,进展迅速,预后较差。在血浆置换推广前,其病死率高达 66.6%~95%。近年来血浆置换术(PE)成为 TTP 首选治疗方法,使急性 TTP 的存活率达到 90%以上,并且避免了器官的永久性损害。

一、病因和发病机制

1.病因

（1）遗传性：是抑制血管性血友病因子裂解蛋白酶（ADAMTS-13）基因突变，导致酶活性降低或缺乏所致，常在感染、应激或妊娠等诱发因素作用下发病。

（2）获得性：根据有无原发病分为特发性和继发性。特发性 TTP 因患者体内存在抗 ADAMTS-13 自身抗体（抑制物），导致 ADAMTS-13 活性降低或缺乏，是主要的临床类型。继发性 TTP 是因感染、药物、肿瘤、自身免疫性疾病、造血干细胞移植等因素引发，发病机制复杂，预后不佳。

2.发病机制　本病发病机制至今尚未完全阐明。目前认为血浆中超大相对分子质量的 vWF 多聚体的异常积聚是引发 TTP 的主要发病机制，涉及血管性血友病因子（vWF）裂解蛋白酶（ADAMTS-13）活性缺乏、血管内皮细胞 vWF 异常释放、血小板异常活化等方面。

二、诊断要点

1.临床表现　出血和神经精神症状为该病最常见的表现。以皮肤黏膜和视网膜出血为主，严重者可发生内脏及颅内出血。神经精神症状可表现为头痛、意识紊乱、淡漠、失语、惊厥、视力障碍、谵妄和偏瘫等。微血管病性溶血表现为皮肤、巩膜黄染，尿色加深。肾脏损害表现有血尿、蛋白尿及不同程度地肾功能损害。半数患者出现发热。但并非所有患者均具有五联征表现。

2.辅助检查

（1）血涂片及血常规：除血红蛋白降低，网织红细胞明显升高，白细胞计数可增高，中性粒细胞增多和显著血小板减少外，最具特征性的变化是外周血中检出增多的破碎红细胞，对破碎红细胞的比例无确切界定，但为提高诊断效率，减少漏诊，将破碎红细胞比例定为 1%。

（2）骨髓检查：红系显著增生，巨核系正常或增多。

（3）溶血全套：主要是血管内溶血的表现，如结合珠蛋白降低，血红蛋白尿，尿 Rous 试验阳性。

（4）生化检查：总胆红素升高，以间接胆红素为主，LDH 常明显升高。

（5）DIC 检查：一般为阴性。

（6）瘀点区皮肤病理活检：表现为微血管透明血栓形成并含大量 vWF，阳性率为 50%。

3.诊断标准　以下 2 个主要表现加上任意一个次要表现即可考虑 TTP。

（1）主要表现：①溶血性贫血，外周血涂片可见红细胞碎片或异形红细胞；②血小板计数 $<100×10^9/L$。

（2）次要表现：①发热，体温超过 38℃；②神经精神症状；③肾脏损害，肌酐 $>177\mu mol/L$，或血尿、蛋白尿、管型尿。

（3）鉴别诊断：TTP 应注意与溶血尿毒综合征（HUS）、弥散性血管内凝血（DIC）、Evans 综合征、系统性红斑狼疮（SLE）、阵发性睡眠性血红蛋白尿（PNH）和妊娠高血压综合征相鉴别。

4.ADAMTS-13 在诊断血栓性微血管病中的价值　目前认为血浆中 vWF 多聚体的异常积聚是引发 TTP 的主要发病机制。通常血浆中的 vWF 金属蛋白裂解酶能降解大分子质量的 vWF 多聚体。现在已知这种金属蛋白酶是 ADAMTS-13，主要在肝脏中产生，通过切割 vWF 单体的肽链而降解多聚体。ADAMTS-13 的缺乏或活性降低，会导致血浆中出现异常的超大相对分子质量的 vWF 多聚体，而 vWF 多聚体相对分子质量越大，激活血小板的能力就越强,最终导致血小板在微循环异常地激活、聚集形成弥散性的微血栓。通过测定 AD-AMTS-13 以诊断血栓性微血管病,需要快速、简便的实验方法,并且该实验方法可在多数临床实验室进行。目前几个小组正在进行相关研究。应用这一底物的测试可适用于测定 AD-AMTS-13 抑制因子,但仍很需要更敏感的抑制物检测。一些表现为增加血液中 ADAMTS-13 的清除而无抑制作用的病理性抗体,检测这些非中和性抗体和 ADAMTS-13 抗原也很有意义。

三、治疗要点

1.治疗原则　该病进展迅速,病死率高,一旦确诊或高度怀疑该病,都应尽早开始积极治疗。首选血浆置换术,其次可选用新鲜(冰冻)血浆输注和药物治疗。对高度疑似和确诊病例,输注血小板应十分谨慎,仅在出现危及生命的严重出血时才考虑使用。

2.血浆置换术　采用新鲜血浆、新鲜冰冻血浆。血浆置换量推荐为每次 2000mL(或为 40~60mL/kg),每天 1~2 次,直至症状缓解,PLT 及 LDH 恢复正常,以后可逐渐延长置换间隔。对暂时无条件行血浆置换治疗或遗传性 TTP 患者,可输注新鲜血浆或新鲜冰冻血浆,推荐剂量为 20~40mL/(kg·d),注意液体量平衡。严重肾衰竭时,同时进行血液透析。

3.免疫抑制药　在血浆置换的同时可联合激素治疗或免疫抑制剂治疗。激素可选择静脉给予大剂量甲泼尼龙(200mg/d)或地塞米松(10~15mg/d)3~5 天,病情缓解后逐步减量。用长春新碱或环磷酰胺等免疫抑制剂可减少自身抗体产生,重症患者可以选用。复发和难治性 TTP 患者也可加用抗 CD20 单克隆抗体,清除患者体内抗 ADAMTS-13 自身抗体,减少复发。

4.成分输血　严重贫血者可输注浓缩红细胞,血小板输注可能会加重 TTP 血栓形成,仅用于重要器官活动性出血的患者。

四、主要护理问题

1.有出血的危险　与血小板减少有关。

2.活动无耐力　与贫血有关。

3.有受伤的危险　与神经精神异常有关。

4.语言沟通障碍　与微血管病变及大脑病变有关。

五、护理目标

1.患者皮肤、黏膜出血范围缩小至停止出血,血小板数量接近正常或正常。

2.患者活动无力的症状减轻或消失,血红蛋白数量接近正常或正常。

3.患者感知恢复正常,无受伤发生。

4.患者能够恢复语言沟通。

六、护理措施

1.病情观察　了解患者主诉,经常询问患者有何不适,观察头痛、言语不清、性格改变、定向障碍和神志异常等精神异常症状;观察皮肤黏膜出血的部位、范围和出血量;观察黄疸、贫血及尿色;了解化验结果。

2.休息和活动　置患者于安静、安全、舒适的环境中卧床休息;在病情允许的情况下,有计划地适量活动。计划每天活动的强度、持续时间、次数,对不允许活动的患者,制订被动活动计划,多与患者交谈,消除患者的紧张、焦虑感。

3.饮食指导　进食高蛋白、高维生素、高热量、少渣、易消化软食,以防口腔黏膜擦伤;餐前餐后漱口,保持口腔清洁。

4.预防出血　血小板计数小于 $20×10^9/L$,常有自发性出血,护理患者时要注意内脏及脑出血。要注意少渣饮食,预防消化道出血。便秘、咳嗽可引起颅压升高,有可能引起颅内出血,因此要及时处理。便秘者可给予缓泻剂、开塞露。剧咳者可酌情给予镇咳药、化痰药物治疗。

5.心理护理　对性格改变、言语不清、失语等患者,护理人员应以尊重、体谅、和蔼的态度对待。与患者进行非语言沟通时,要耐心、双眼注视患者,通过读唇语获得患者要表达的信息,提出的问题尽量使患者能用简单的动作作答,如点头、摇头、眨眼、用手指等。

6.安全护理　将呼叫器置于患者易接触的地方,尽量安排熟悉患者情况的护士提供连续性护理,加强安全防护措施,确保患者安全。对昏迷患者要加强基础护理,防止并发症的发生。

7.发热的护理　对高热患者,可行物理降温,如冰袋降温、温水擦浴等,切忌使用乙醇,必要时给予药物降温。

8.肾功能损害患者护理　对于肾功能损害患者,应准确记录 24 小时出入量。

9.血浆置换术的护理

（1）术前护理

1）心理护理:由于 TTP 罕见,多数患者起病急,病情危重,而且血浆置换术作为一种有创性治疗,可引起出血、感染、低血压等,这些都可引起患者和家属的焦虑、悲观、无助等复杂心理。护士在血浆置换术前需要了解患者的心理状态,帮助和鼓励清醒患者稳定情绪,树立信心。因多数 TTP 患者有不同程度的神经精神障碍,故血浆置换术前向家属说明血浆置换术治疗 TTP 的必要性和并发症及操作规程,以取得家属的配合是重要的。

2）术前评估和用物准备:血浆置换术前测量生命体征、体重,查血常规及生化全套,了解患者的心肺功能,对心肺功能不全者严格控制输入量和输入速度,初步确定每次血浆置换量。备齐血浆置换术用物、血浆,准备好抢救用品,以备置换过程中发生不良反应和意外情况时使用。

3）血管通路建立:血浆置换术时需要建立两条静脉通道,宜选用充盈、粗直、显露的静脉进行穿刺,选择的静脉口径应略大于穿刺针的口径,一般采用较易固定的两臂肘前静脉穿刺,如患者外周静脉较难穿刺时,可以行中心静脉置管,以建立有效的循环通路。

（2）术中护理

1）病情观察:注意观察患者脉搏、血压等生命体征的变化。

2）保证有效的循环通路:如血流不畅,及时查找原因,可能的原因包括静脉回路血栓形成、穿刺部位血肿形成、穿刺针穿破静脉壁等。严格执行无菌操作,连接血管通路和更换血浆时避免污染,并按输血的一般护理常规查对血浆。

3）预防枸橼酸中毒:观察有无枸橼酸中毒及严重低钙血症的反应,即观察患者有无口周麻木,严重者可出现肢体抽搐、寒战、胸部压迫感、恶心呕吐等。应立即补钙,降低流速。为了预防枸橼酸中毒,在分离过程中每使用 200mL 的枸橼酸溶液,即补充 10% 葡萄糖酸钙 10mL。

4)注意防治过敏反应:为了预防过敏反应的发生,对既往有过敏史的患者,宜在输注血浆前肌内注射或静脉注射抗过敏药物。如出现过敏反应,应立即停止输注血浆,并肌内注射异丙嗪或静脉使用地塞米松抗过敏。

5)注意防止发生血容量失衡:在置换过程中,若去除速度过快,去除血量过多,可出现低血容量症状,如胸闷、头晕、心悸、脸色苍白、出冷汗、血压下降等。若回输速度过快,回输量过多,可出现循环血量超负荷症状,如胸闷不适、头昏、头痛、呼吸困难、血压升高,甚至出现心力衰竭、急性肺水肿。以上并发症严重时都可导致死亡,必须及时抢救。血浆置换过程中应特别注意,加强监护。

(3)术后护理

1)血浆置换术后嘱患者卧床休息,穿刺点加压止血,以防渗血。对使用静脉留置针或深静脉置管的患者,每天给予肝素钠稀释液封管,观察穿刺部位有无渗血、红肿,深静脉置管穿刺处每天换药。

2)定期观察生命体征的变化,复查与疾病有关的各项指标,观察患者的相关实验室检查数据及临床症状有无改善。

参考文献

[1]刘南.中西医结合内科急症学[M].广州:广东高等教育出版社,2019.

[2]毛艳春,苏洁.重症医学科疾病观察与护理技能[M].北京:中国医药科技出版社,2019.

[3]邵小平.实用急危重症护理技术规范[M].上海:上海科学技术出版社,2019.

[4]马辉,叶斌,陈友燕,等.中西医结合临床康复分级诊疗[M].上海:上海科学技术出版社,2020.

[5]齐文升.中西医结合重症医学手册[M].北京:中国医药科技出版社,2018.

[6]崔乃杰,秦英智,傅强.中西医结合重症医学[M].武汉:华中科技大学出版社,2009.

[7]方邦江.中西医结合急救医学[M].北京:中国中医药出版社,2017.

[8]马志华,狄树亭,金松洋.急危重症护理[M].武汉:华中科技大学出版社,2019.

[9]史铁英.急危重症临床护理[M].北京:中国协和医科大学出版社,2018.

[10]徐凤玲.危重症护理技术操作规范[M].合肥:中国科学技术大学出版社,2019.

[11]陈林静、江艳芬.脓毒血症诊治进展[J].现代中西医结合杂志,2016,25(11):1244.

[12]Singer M,Deutschman CS,Seymour CW,et al.The third international consensus definitions for sepsis and septic shock(Sepsis-3)[J].Jama,2016,315(8):801-810.

[13]陈雪梅,余勰,张贵方,等.Sepsis3.0定义下脓毒症中医证型分布特点及与预后的相关性研究[J].中国中医急症,2020,29(11):1926-1929.

[14]王庆,赖国祥,吴文燕.中西医对脓毒症发病机制的研究[J].现代中西医结合杂志,2007,16(20):2940-2942.

[15]中国中西医结合学会急救医学专业委员会.脓毒症中西医结合诊治专家共识[J].中华危重病急救医学,2013,25(4):194-197.

[16]刘清泉.对脓毒症中医病机特点及治法的认识[J].北京中医,2007,26(4):198-200.

[17]王今达,李志军,李银平.从"三证三法"辨证论治脓毒症[J].中国危重病急救医学,2006,18(11):643-644.

[18]曹书华,王今达,李银平.从"菌毒并治"到"四证四法"——关于中西医结合治疗多器官功能障碍综合征辨证思路的深入与完善[J].中国危重病急救医学,2005,17(11):641-643.

[19]张淑文,王宝恩.中医药配合西医疗法治疗感染性多脏器功能不全患者225例临床观察[J].中医杂志,2001,42(1):25-27.

[20]罗国钧.中医毒学说及其临床应用[J].山西中医,2011,27(6):1-4.

[21]李淑芳,庞辉群.脓毒症中医证型研究的思路和探讨[J].中国中医急症,2014,23(9):1683-1688.

[22]王今达.脓毒症:感染性MODS的预防[J].中国危重病急救医学,1999,11(8):453-455

［23］宋红梅,张泰标.血必净注射液治疗脓毒血症的临床观察［J］.中国中医急症,2010,
19（8）:1305,1333

［24］梁群,关迪新,车思桦.血必净注射液治疗脓毒症的研究进展［J］.天津中医药,
2019,36（7）:641-644.

［25］张红伟.血必净注射液对脓毒症患者血流动力学及血清炎症因子的影响［J］.中国
医师杂志,2019,21（1）:140-142.

［26］陶兰亭.扶正固本法治疗脓毒症的临床观察［J］.广州中医药大学学报,2019,10
（36）:1535-1539

［27］陈雪,姜树民,王哲.生脉注射液对脓毒症大鼠血液流变学指标影响［J］.实用中医
内科杂志,2013,27（7）:63-64.

［28］金兰.大黄的药理作用及临床运用进展［J］.中国医药指南,2013,11（11）:487-489.

［29］张丽娟,张广清.脓毒症肠功能障碍的中医外治法研究进展［J］.江西中医药,2015,
11（46）:395.

读书笔记